社区认知障碍诊治指南

主　编　张占军

主　审　王永炎

副主编　李　健　卫东锋

编　者　（按姓氏笔画排序）

卫东锋（中国中医科学院中医临床基础医学研究所）

刘　晨（北京师范大学认知神经科学与学习国家重点实验室）

李　健（北京中医药大学中医学院）

李　鹤（中国中医科学院中医临床基础医学研究所）

杨财水（北京师范大学认知神经科学与学习国家重点实验室）

张占军（北京师范大学认知神经科学与学习国家重点实验室）

张淑娟（首都医科大学宣武医院）

陆　惠（中山大学附属第七医院）

徐　凯（山东第一医科大学脑科学与类脑研究院）

人民卫生出版社

·北　京·

图书在版编目（CIP）数据

社区认知障碍诊治指南 / 张占军主编 . -- 北京 ：人民卫生出版社，2024. 10. -- ISBN 978-7-117-36804-9

I. R749. 1-62

中国国家版本馆 CIP 数据核字第 2024UG1670 号

人卫智网	www.ipmph.com	医学教育、学术、考试、健康，购书智慧智能综合服务平台
人卫官网	www.pmph.com	人卫官方资讯发布平台

社区认知障碍诊治指南

Shequ Renzhi Zhang'ai Zhenzhi Zhinan

主　　编：张占军
出版发行：人民卫生出版社（中继线 010-59780011）
地　　址：北京市朝阳区潘家园南里 19 号
邮　　编：100021
E - mail：pmph @ pmph.com
购书热线：010-59787592　010-59787584　010-65264830
印　　刷：河北宝昌佳彩印刷有限公司
经　　销：新华书店
开　　本：787 × 1092　1/16　**印张：**20
字　　数：294 千字
版　　次：2024 年 10 月第 1 版
印　　次：2024 年 11 月第 1 次印刷
标准书号：ISBN 978-7-117-36804-9
定　　价：98.00 元

打击盗版举报电话：010-59787491　E-mail：WQ @ pmph.com
质量问题联系电话：010-59787234　E-mail：zhiliang @ pmph.com
数字融合服务电话：4001118166　E-mail：zengzhi @ pmph.com

序

心若少年，岁月不老

记不清从什么时候开始，自己会不经意地冒出一句"真是老了，说扫帚忘笤帚的，记性是越来越差了！"每当这个时候，我们就慨叹岁月催人老，人生如过客，青阳逼岁除。

衰老是自然规律，生、长、壮、老，已是人生常态，无论你愿不愿意，它都会在某个特定的阶段不约而至，谁都无法抗拒。面对衰老，我们应该树立怎样的信念和态度才算是正确的呢？关于这个话题，唐代大诗人白居易和刘禹锡曾有过一番深刻的讨论。白居易看待衰老和死亡是消极、悲观的，他给刘禹锡写了一首诗：

咏老赠梦得

白居易（唐）

与君俱老也，自问老何如。

眼涩夜先卧，头慵朝未梳。

有时扶杖出，尽日闭门居。

懒照新磨镜，休看小字书。

情于故人重，迹共少年疏。

唯是闲谈兴，相逢尚有馀。

大概意思是说，人老了，身体消瘦、头发稀疏、眼力不济、腿脚不便、身体大不如从前，喜欢窝在家里。变得不注重个人形象了，也不爱读书了，晚景凄苦，人生鲜有趣味……刘禹锡读完白居易的诗，立即回复了一首诗来劝慰他，全诗如下：

酬乐天咏老见示

刘禹锡（唐）

人谁不顾老，老去有谁怜。

身瘦带频减，发稀冠自偏。

废书缘惜眼，多灸为随年。

经事还谙事，阅人如阅川。

细思皆幸矣，下此便翛然。

莫道桑榆晚，为霞尚满天。

换作现代语言，刘禹锡希望白居易能树立正确的老年观，从自怨自艾、自怜自叹的情绪中摆脱出来，像年轻人一样充满朝气、有所作为，别总说太阳照到桑榆的时候就已经是晚景了，要看到夕阳洒出来的霞光还可以照得满天彤红、灿烂无比。自此"莫道桑榆晚，为霞尚满天"成为千古传诵的名句，用来描写老有所为、老当益壮的积极老龄化的老人。

如果用脑认知科学的理论来评估白居易写《咏老赠梦得》时的状态，可以诊断为"认知衰弱"。如果您对这个词感觉陌生，并不奇怪，因为这是认知神经科学新出现的概念。认知衰弱在2013年才有了相对明确的定义。国际营养和老龄化学会（IANA）指出，认知衰弱是指身体衰弱导致的认知功能障碍，同时排除阿尔茨海默病和其他类型痴呆，其特征为同时存在身体衰弱和认知障碍。在2015年，又有专家对这个概念做了补充修订，将其分为可逆性和潜在可逆性两种亚型。可逆性认知衰弱的主要特征是主观认知下降（SCD），但未出现客观的认知功能损害和／或临床诊断标志。而潜在可逆性认知衰弱则表现为轻度认知功能障碍，如果得不到及时纠正，可能进展成认知症（阿尔茨海默病）。

坦率地说，直到今天，有关认知、认知功能、认知衰弱、认知障碍等专业词汇的内涵和外延究竟如何界定，不同专业或学术流派一直争论不断，甚至还有人利用这些概念制造"焦虑"，贩卖各种毫无用处的"产品"，一遍遍让认知能力不足的人们缴纳"智商税"。

在心理学中，认知的定义通常指个体经由意识活动而对事物产生认识与理解的心理历程。通俗的理解，认知是一系列高级脑功能活动，是人体通过各种感官获取外界信息，经过大脑的加工、处理、编码、操作、提取和使用的过程，包括感觉、知觉、记忆、思维、想象和语言等高级神经心理功能。如果这些功能出现不同程度的损害、下降，就称作认知功能障碍，简称认知障碍。在认知神经科学中研究较多的认知障碍包括：记忆障碍、定向障碍、语言障碍、视空间能力受损、计算能力下降以及解决问题能力下降。

随着年龄增大，人体各个器官和系统会衰老，认知功能也随之减弱或受损，出现认知衰弱。在 100 年前，人类平均寿命不足 50 岁，人们等不到认知衰弱和认知障碍就已经去世了。随着医药科技和医疗技术的进步，全球已有 20 多个国家和地区的人均预期寿命超过 80 岁，例如中国香港地区人均寿命已达到 84.3 岁。根据国务院办公厅印发的《"十四五"国民健康规划》，到 2035 年，我国人口人均预期寿命将超 80 岁。于是，一个无法回避的问题摆在面前：怎样做才能减缓认知衰弱、避免患认知障碍相关疾病，让自己健康地变老，实现成功老龄化？

坦率地讲，这个问题也是当今医学、神经科学面对的最大挑战。凭借现有的科技水平，人类尚无法揭示认知障碍相关疾病确切的发病机制,还无法找到根治诸如阿尔茨海默病的药物和治疗方案,一旦确诊发病,就像是被卷进时间的逆流里,认知功能被打回到几岁孩童的水平,记忆逐渐被擦除,忘记亲人,甚至也忘记自己是谁,生活不能自理,变成家庭和社会的沉重"负担",只有等候死亡的到来。

早在 2008 年,北京师范大学脑与认知科学国家重点实验室张占军教授发起并牵头组织实施北京老年脑健康促进计划(BABRI)社区临床队列研究,采用加速追踪研究设计,发布了北京社区老年人群的轻度认知障碍(MCI)患病率,确定了认知障碍的高危因素,并建立了老年认知衰退模型,揭示中国老年人群认知衰退轨迹和关键期,为评定老年个体痴呆风险程度提供了重要理论基础。此外,通过多年研究,该计划构建起适用于我国的本土化老年脑健康体检工作体系,2019 年在北京市卫生健康委员会的工作需求带动下,率先在北京市开展老年脑健康体检(痴呆风险筛查)工作,连续五年为100 万中老年人群进行脑健康评估和数字化诊疗干预工作,解决了大范围普及脑健康体检所需的技术体系、人才培养与培训和脑健康知识普及等方面的关键要素。BABRI 还产出了一系列科技成果,即构建起中国本土化的、以大脑衰老和认知老化为切入点的 BABRI脑健康计划社区队列数据库和脑认知"常模",并基于该"常模"成功开发了数字化记忆门诊工具以及数字化认知康复训练和管理系统。

2018 年,北京大学国家发展研究院开展了一项中国老年健康与养老追踪调查(CHARLS),涉及全国 28 个省的 150 个县、450 个社区,共计覆盖 1.24 万户家庭中的 1.9 万名 45 岁及以上中老年人。调查结果显示:我国有约 31.5% 的老年人存在不同程度的认知功能障碍。年龄是认知障碍的最大风险因素,教育水平低、居住环境差、经济状况差、医疗观念浅薄、饮食行为习惯不健康、离群寡居、焦虑抑郁等也是认知障碍的高风险因素。调查结果发布后,立即引起全社会的广泛关注,如何延缓老年人认知功能下降,有效预防老年痴呆发生,已经从医学问题上升为社会问题和影响国计民生的战略问题。

2022年7月22日,中国"脑健康行动"正式启动,脑病医生和认知神经科学专家们提出防控认知障碍疾病的"三早"原则和认知障碍"三级"预防策略。三早即"早筛查、早诊断、早干预",目的是延缓甚至阻断痴呆症的发生、发展。三级预防指的是:通过一级预防,早期干预可控的危险因素。做到预防病毒感染,减少铝等重金属中毒,加强文化修养,减少头外伤,积极防治糖尿病、高血压、进行心理疏导、多运动、减肥、戒烟酒等。通过二级预防,做到早发现、早诊断和早治疗,倡导老年人每年定期参加脑健康体检和痴呆风险筛查。通过三级预防让确诊阿尔茨海默病的患者最大限度延缓认知功能减退,尽可能鼓励患者参与社会日常活动,包括脑力和体力活动,接受认知康复训练。专家指出,"三早"和"三级"预防的重心在基层社区,目标人群是年龄60岁以上的老年人群,以及年龄50岁以上合并糖尿病、高血压、高血脂、心脑血管病等慢性病的人群。

尽管我们还没有治愈老年期痴呆的药物和治疗方案,但是越来越多的证据表明,长期保持规律的工作、学习和健康的生活方式,长期保持良好的心理状态,和谐的社会活动,可以对抗大脑认知损伤,实现成功老龄化。美国明尼苏达大学流行病学家斯诺登博士以678位修女为研究对象,探究了生活、行为习惯、心理状态与阿尔茨海默病的关系。斯诺登发现,有68名高龄修女死后脑组织病理检测呈现明显的大脑萎缩、神经元坏死、β-淀粉样蛋白沉积及神经原纤维缠结等阿尔茨海默病患者脑组织具有的典型病理改变,然而这些修女生前没有任何认知障碍的迹象,正常工作、优雅生活。斯诺登博士的"修女研究"揭示了维持大脑健康、延缓衰老和预防阿尔茨海默病的"秘密",那就是:保持健康的生活方式,规律的运动,积极乐观的心态,坚持用脑、学习,坚持大脑认知训练。这也是教给我们每一位中老年人保持脑健康、预防认知障碍的有效方法。

生命原本是一场不断蜕变的过程,时间带走了我们的青春,岁月改变了我们的容颜,生活摧弯了我们的腰身。然而,岁月可以因为沧桑而丰盈,人生可以因为积极心态而改变,"老骥思千里,飞鸿阅九州",心若不老,岁月不老,青春常在。

中国工程院院士　王永炎
2024 年孟夏

前　言

　　进入 21 世纪,世界范围内人口老龄化加剧,慢性非感染性疾病成为主要健康风险,脑相关的神经精神疾病是目前全球负担最重的疾病种类之一。其中,脑血管病、痴呆、焦虑障碍、抑郁障碍、精神分裂症、双相障碍等成为影响脑健康的主要疾病,而孤独症(自闭症)等心理发育障碍更是从人生早期就影响了脑的健康发展。2020 年,因新冠疫情全球新增 5 320 万例抑郁障碍和 7 620 万例焦虑障碍患者,再次改写了神经精神疾病的病因、病理机制。

　　在过去的 100 年里,尽管脑科学在生理、心理、认知和疾病研究领域均取得了令人振奋的成就,然而其理论、研究技术和研究方法等方面仍缺少关键性突破,脑科学问题依旧是宇宙中最复杂的科学问题和人类科技的终极挑战。如今,我们还无法彻底揭示脑的工作原理,没有可以根除神经退行性疾病的治疗方案,对认知心理等现象的研究也缺少关键技术和研究手段,这是对人类的巨大挑战,也是脑科学的魅力所在,让我们对"了解脑、保护脑、开发脑"的事业满怀期待、孜孜以求。

　　如今,人口老龄化、老龄化社会已经成为影响世界各国政治、经济的首要社会问题。

　　由于人口基数大、农村人口占比高、经济发展城乡差别显著等原因,我国的人口老龄化呈现未富先老的趋势,老龄人口规模庞大,老龄化速度快,高龄化趋势明显,农村人口老龄化更严重。

面对人口老龄化问题,党和政府通过实施健康中国战略,积极应对人口老龄化,大力倡导健康老龄化和成功老龄化,让人口老龄化不再成为制约中国发展的阻碍,最终化危为机,将老龄人口转化为促进中国健康发展的强大动力。而破解人口老龄化危机的核心问题是脑健康的维护。按照"脑健康行动"方案的说法,脑健康是指保持最佳的大脑完整性和良好的心理状态及认知功能,并且没有明显的神经精神疾病。该定义包涵了四个维度:

1. 从广义上讲,脑健康是指不存在任何脑病以及神经系统引起的一些亚健康状态。

2. 从狭义上讲,脑健康特指脑结构完整无损和生理、生化、代谢处于相对平衡状态。

3. 从认知心理学角度讲,脑健康就是外部刺激与脑的反应过程和结果之间具有相对的一致性和维持着动态平衡。

4. 从个体经验和社会含义来讲,脑健康就是脑的相对稳定的经验系统与不断变化着的社会现实之间的动态平衡。

总之,脑健康是一个过程,是脑在相互关联、相互影响的层面上的动态平衡过程,而健康状态就是这一过程中的相对稳定状态。受中国传统文化、习俗的影响,我国的认知障碍相关疾病存在"一高三低"的特点,即发病率高、知晓率低、诊断率低、治愈率低。要从根本上解决上述难题,需要建立公众正确脑健康观,从基层社区入手,开展大范围脑健康体检、认知障碍筛查、脑健康监测等工作,建立多层级脑健康服务网络,提升危害脑健康的相关脑疾病的早期诊断率和治疗率,在广大农村、城镇社区形成关注全周期脑健康的新气象,构建神经精神系统疾病精准预防和诊治的健康中国崭新建设格局。

目前,我国社区脑健康管理、认知障碍筛查及防治工作尚处于起步阶段。一方面,需要加强社区医疗卫生服务人员及健康管理机构从业人员的能力建设;另一方面,需要对基层社区的群众开展科普宣传,尽快提升社区居民的健康素养。为此,我们组织行业内的专家学者编写这本《社区认知障碍诊治指南》,期望帮助社区医护工作者全面了解并掌握促进社区居民脑健康管理及认知障碍防治的基础知识、基本流程。通过对社区居民的脑健康体检、认知障碍风险筛查、认知障碍相关疾病早期诊断,形成社区卫生服务机构、二级医院、三级医院的"三级"诊疗体系,打造医保、医药、医疗"三医"联动的健康管理模式。

从 2009 年开始,我带领科研团队不断开拓创新,研发了数字化记忆门诊工具以及数字化认知康复训练和管理系统。2019 年至今,团队连续 5 年承接了北京市卫生健康委员会发起的"老年人脑健康体检项目",数字化痴呆风险筛查工具及认知康复训练和管理系统 5 年来也得以快速成长。迄今为止,我们拥有大规模循证医学的证据,形成了《中国数字化记忆门诊临床应用专家共识(2021)》,而且即将推出一系列认知障碍数字化测评、诊断、康复训练行业标准。脑健康与认知障碍筛查与康复工作站,也在以北京为中心,向天津、河北、辽宁、山东、海南等省市辐射,建成了多家脑健康与认知障碍工作站和区域中心。

中国"脑健康行动"及健康中国战略实施的主阵地在基层社区,脑健康管理和认知障碍防治工作的重心也在基层社区。开展大面积、广覆盖的脑健康体检,认知障碍风险筛查,脑健康管理及认知障碍防治工作,将实实在在地延缓认知障碍患者的病情转化率,提升患者及其家庭的生活幸福感,减缓照料者经济与心理压力及降低社会成本。这本书内容涵盖脑的结构和功能、认知障碍相关疾病的诊治方法、中医药防治认知障碍的理论和实践、便于在社区推广的认知障碍非药物疗法、认知障碍家庭和社区健康管理等内容,必将成为社区医务工作者、养老照护及健康管理机构从业人员开展脑健康体检和认知障碍评估、防控工作的实用工具书。但愿这本书能让读者开卷有益,更希望同行们指出书中存在的不足,以便我们进一步修改和完善。

张占军
2024 年 8 月

目　录

第一章　脑老化

脑老化（brain aging）是脑生长发育进入衰老阶段，出现的一系列生理、形态、功能的缓慢改变，常常伴随一定程度的认知功能减退。脑老化属于正常的生理退行性现象，符合"生长—发育—衰老"的自然法则，是老年阶段脑的必然表现和结果，因此又称自然脑老化。

在人群中，脑老化存在明显的异质性。有些人发生的早、程度严重，有些人则表现轻微、迟缓，年岁已高却耳聪目明、头脑灵活，称为成功老龄化（successful aging）、健康老龄化（healthy aging）或积极老龄化（active aging）。

第一节 脑的形态结构

一、脑的解剖结构

人脑的重量约为 1.5kg,容积大约 1.5L(女性的脑容量略小一些),由端脑、间脑、脑干、小脑构成。间脑又分为背侧丘脑、后丘脑、下丘脑和垂体 4 部分,脑干又分为脑桥、中脑、延髓 3 部分(图 1-1)。

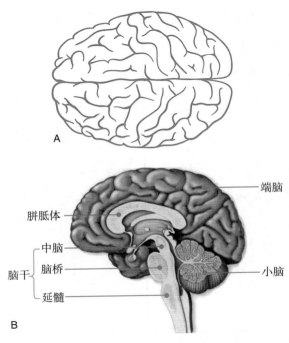

图 1-1 脑的基本结构
A. 左右半球;B. 脑的组成部分。

大脑的形状像核桃仁,由左右两个半球构成,每个大脑半球被 3 条明显的沟,即外侧沟、中央沟、顶枕沟,分成 5 个叶。中央沟以前和外侧沟以上的部分是前额叶,中央沟和顶枕沟之间、外侧沟以上的部分是顶叶,顶枕沟以后的部分(小脑的上方)是枕叶,位于外侧沟以下的部分是颞叶,位于外侧沟深部的是岛叶。左右半球和 5 个脑叶之间由胼胝体、神经纤维束联结成一个整体,既有分工又有合作。大脑内部还有一些散在的结构,如杏仁核、海马等,统称为边缘系统。大脑内部有 4 个空腔性结构,称为脑室,其中充满脑脊液。

额叶皮质是人类大脑最高级的部位,主要负责计划、组织各个脑区协调工作,共同完成一项任务,并且还是负责专注力和情感控制的脑区。颞叶是听觉中枢,主要负责语言和记忆功能。顶叶前面的脑区主要负责躯体运动,后面的脑区则是躯体感觉中枢,负责处理疼痛、冷热、味觉等感知觉。枕叶是视觉中枢,假如摔倒或撞击损伤到这里,人会出现视觉盲区,眼睛虽然正常,但是无法正常观察面前的景物。岛叶又称脑岛,生理功能非常复杂,脑科学家至今也没能完全揭示其功能(图 1-2)。

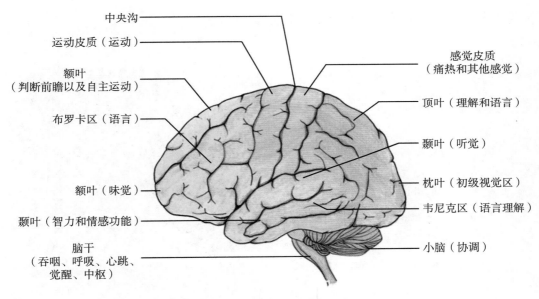

图 1-2　大脑皮质分区及功能定位

二、脑的组织学结构

脑的物质基础是神经组织(nervous tissue),由神经元(neuron)和神经胶质细胞(neuroglial cell)组成。

(一)神经元

神经元(neuron)是神经系统的结构和功能单位,由胞体和突起两部分组成,是高度分化的细胞,形态多样,数量巨大(成年人的脑大约有 860 亿个神经元),

彼此互相联系形成复杂的神经网络,通过感受体内外刺激,整合信息和传导神经冲动,将信息传递到肌纤维和腺体等效应器发挥作用。

神经元的胞体主要位于大脑和小脑的皮质、脑干和脊髓灰质以及神经节内,形态各异,常为星形、锥体形、梨形和圆形等。大小不一,直径为5~150μm。胞体是神经元的功能、代谢和营养中心。神经元的细胞膜上镶嵌有不同功能的膜蛋白,有些膜蛋白是控制特定离子通过的离子通道,有些是可与相应的神经递质结合的受体。当受体与相应的神经递质结合后,可使某种离子通道开放,使膜内外电位差发生改变,引起细胞膜产生相应的神经冲动。细胞质除了有发达的高尔基复合体、滑面内质网,丰富的线粒体、溶酶体及脂褐素等,光镜下可见神经元的特征性结构:丰富的尼氏体和神经原纤维(图1-3)。

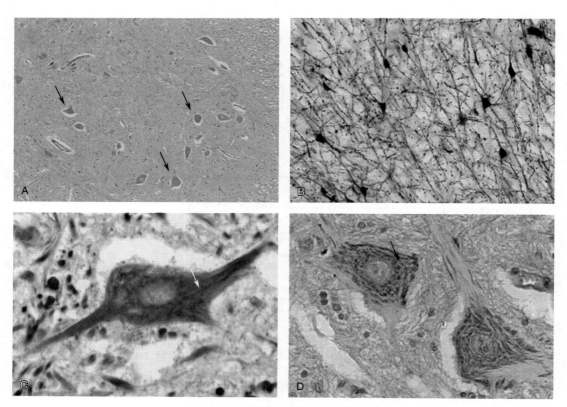

图1-3 神经元光学显微镜结构

A. 脊髓前角运动神经元;B. 大脑皮质锥体细胞;C. 神经元硝酸银染色(Cajal 染色)示
神经原纤维;D. 神经元尼氏染色示尼氏体

1. 尼氏体　尼氏体(Nissl body)呈嗜碱性的斑块状或颗粒状,存在于神经元的胞体和树突内。尼氏体通常在大神经元的胞质内更丰富,如脊髓前角运动神经元内,数量多,呈斑块状。而在小脑浦肯野细胞和脊神经节的神经元内,呈颗粒状,散在分布。电镜下,尼氏体由许多平行排列的粗面内质网和游离核糖体组成。尼氏体是神经元合成蛋白质的部位,合成细胞更新所需的结构蛋白、神经递质及肽类的神经调质。神经元受损时,尼氏体减少或消失;损伤恢复时,尼氏体重新出现并恢复功能。尼氏体的形态结构可作为判定神经元功能状态的一种标志。

2. 神经原纤维　神经原纤维(neurofibril)在镀银染色切片标本的神经元胞质内,呈棕黑色的丝状结构,交织成网,并延伸入树突和轴突内,达到突起的末梢部位。电镜下,神经原纤维由神经丝、微丝和微管集聚成束而成。神经丝(neurofilament)是神经元内的中间丝,直径介于微丝和微管之间。神经丝、微丝和微管构成神经元的细胞骨架,除具有支持作用外,还参与物质运输。当发生神经退行性病变时,神经元胞体中的神经原纤维会出现变性、缠结。这也是阿尔茨海默病典型的病理学特征之一。

3. 树突　树突(dendrite)可有一个或多个。从胞体发出后反复分支而变细,形如树枝状。树突的结构与细胞质相似。在银染标本上,树突表面可见许多棘状突起,称树突棘(dendrite spine),是形成突触的主要部位。树突的分支和树突棘可扩大神经元接受刺激的表面积。树突接受刺激并将冲动传入神经元胞体。

4. 轴突　轴突(axon)一般只有一个。长短不一,短者几微米,长者可达1m,通常较树突细,直径均一,表面光滑,分支较少。胞体发出轴突的部位多呈圆锥形,称轴丘(axon hillock);末端分支较多,称轴突终末(axonal terminal),与其他神经元或效应细胞接触。轴突表面的细胞膜,称轴膜(axolemma),其内的胞质,称轴质(axoplasm)。光镜下轴突和轴丘内无尼氏体,借此可以与树突区分。轴突将神经冲动由胞体传至其他神经元或效应细胞。神经冲动在轴丘处的轴膜发生,并沿轴膜传导。

轴突内的物质转运称轴突运输（axonal transport）。胞体内新合成的蛋白质、神经递质等，由胞体向轴突终末输送为顺向轴突运输；轴突终末内的代谢产物或由轴突终末摄取的神经营养因子等运输到胞体，为逆向轴突运输。某些病毒或毒素（如狂犬病毒、脊髓灰质炎病毒和破伤风毒素）可通过逆向轴突运输侵犯神经元胞体。微管、微丝和多泡体与轴突运输作用有关。

5. 神经元分类

（1）根据神经元突起的数量分为：

1）假单极神经元（pseudounipolar neuron）：从胞体发出一个突起，继而在离胞体不远处呈 T 形分支，其中一支细长，伸向周围组织或器官，称周围突（peripheral process）；另一分支伸向中枢，称中枢突（central process）；如脑神经节和脊神经节细胞等。

2）双极神经元（bipolar neuron）：有两个突起，一个是树突，另一个是轴突；如耳蜗神经节细胞和视网膜的双极细胞等。

3）多极神经元（multipolar neuron）：有一个轴突和多个树突，是数量最多的一种神经元，如脊髓前角运动神经元和大脑皮质的锥体细胞等。

（2）根据轴突的长短，多极神经元可分为：

1）高尔基Ⅰ型神经元：轴突长（可长达 1m 以上），胞体大，如脊髓前角运动神经元。

2）高尔基Ⅱ型神经元：轴突短（仅数微米），胞体小，如脊髓后角神经元以及大、小脑内的联合神经元。

（3）根据神经元的功能分为：

1）感觉神经元（sensory neuron）：又称传入神经元（afferent neuron），胞体位于脑、脊神经节内，其突起构成传入神经，可接受体内、外刺激，并将信息传入中枢；多为假单极神经元。

2）运动神经元（motor neuron）：又称传出神经元（efferent neuron），胞体多位于中枢神经系统的灰质和自主神经节内，突起构成传出神经，将神经冲动传至肌纤维和腺细胞；多为多极神经元。

3）中间神经元（interneuron）：又称联络神经元（association neuron），胞体位于中枢神经系统的灰质内，其突起一般位于灰质，在前两种神经元之间起联络和调节作用；多为多极神经元。中间神经元的数量和种类是动物进化程度的重要标志，人类的中间神经元占神经元总数的 99%。

（4）根据神经元所释放的神经递质或神经调质的化学性质分为：

1）胆碱能神经元（cholinergic neuron）：释放乙酰胆碱，如脊髓前角运动神经元等。

2）胺能神经元（aminergic neuron）：释放多巴胺、5- 羟色胺和组胺，如交感神经节内的神经元等。

3）氨基酸能神经元（amino acidergic neuron）：释放谷氨酸、γ- 氨基丁酸和甘氨酸等，如脑和脊髓中的神经元等。

4）去甲肾上腺素能神经元（noradrenergic neuron）：分泌去甲肾上腺素，调节注意力、记忆和应激反应、情绪等。

5）肾上腺素能神经元（adrenergic neuron）：释放肾上腺素，参与情绪调节、记忆等多种神经活动。

6）肽能神经元（peptidergic neuron）：释放脑啡肽、P 物质等肽类物质，如下丘脑和肌间神经丛内的一些神经元等。

（二）突触

突触（synapse）是神经元之间建立联系和实现生理活动的关键性结构，可分为化学突触和电突触。通常所说的突触是化学突触。突触可分布于神经元与神经元之间或神经元与效应细胞（肌纤维、腺细胞）之间（图 1-4）。

1. 化学突触 化学突触（chemical synapse）以神经递质作为通信的媒介。根据两个神经元间形成突触部位的不同，突触有不同的类型，最常见的为轴 - 树突触、轴 - 体突触和轴 - 棘突触。神经元可以通过突触将信息传递给其他神经元或效应细胞，也可通过突触接受多个神经元传来的信息。

电镜下，化学突触由突触前成分（presynaptic element）、突触间隙（synaptic cleft）和突触后成分（postsynaptic element）组成。突触前成分和突触后成分相对应的细胞膜略增厚，分别称突触前膜（presynaptic membrane）和突触后膜（postsynaptic

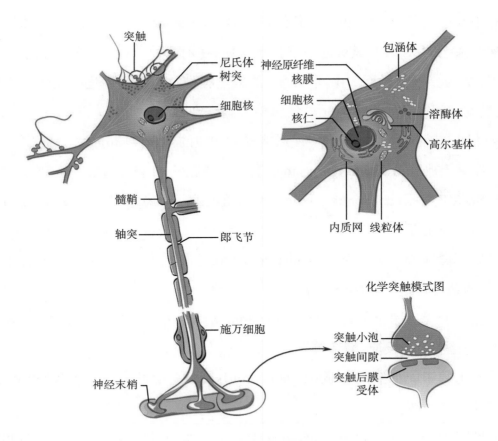

图 1-4　神经元与突触模式图

membrane）。突触前成分一般是神经元的轴突终末,呈球状膨大,在镀银染色的标本呈棕黑色的圆形颗粒,称突触小体(synaptic knob)。突触前成分内含许多突触小泡(synaptic vesicle)及少量的线粒体、滑面内质网、微丝和微管等。突触小泡是突触前成分的特征性结构,内含神经递质或神经调质。突触前膜胞质面有排列规则的致密突起,其性质为蛋白质,突起间的空隙可容纳突触小泡。突触间隙位于突触前、后膜之间,宽 15~30nm,内含糖胺聚糖、糖蛋白和一些横跨间隙的细丝,可促进递质由突触前膜移向突触后膜;并且含有消化和水解神经递质的酶。突触后成分主要是指突触后膜。突触后膜较厚,膜上有与神经递质特异性结合的受体和与受体偶联的化学门控离子通道。

突触小泡表面附有一层与小泡相关的蛋白质,称突触素。突触素能将小泡集合并与细胞骨架连接在一起。当神经冲动传至突触前膜时,引起突触前膜上

的 Ca^{2+} 通道开放,Ca^{2+} 由细胞外进入突触前成分,在 ATP 的参与下促使突触小泡脱离细胞骨架,移至突触前膜,通过胞吐作用,释放其内神经递质,进入突触间隙。突触后膜上的受体与特异性的神经递质结合后,引起膜上的离子通道开放,相应的离子经通道进入突触后部,改变突触后膜内外两侧的离子分布,使突触后膜呈现兴奋性或抑制性变化,从而影响突触后神经元(或效应细胞)的活动。使突触后膜发生兴奋的突触,称兴奋性突触;反之,称抑制性突触。突触的兴奋或抑制取决于神经递质及其受体的种类。神经递质在产生上述效应后,立即被相应的酶灭活或吸收入突触前成分内被分解,迅速消除该递质的作用,以保证突触传递的灵敏性。

2. 电突触 电突触(electrical synapse)实质为缝隙连接。也有突触前膜、突触后膜及突触间隙。电突触以电流传递信息,不依赖于神经递质,故可双向快速传递。

(三) 神经胶质细胞

神经胶质细胞广泛分布于神经系统,包括星形胶质细胞、少突胶质细胞、小胶质细胞和室管膜细胞等多种类型。神经胶质细胞也有突起,但无轴突和树突之分,也无传导神经冲动的功能(图 1-5)。

1. 星形胶质细胞 星形胶质细胞(astrocyte)是体积最大的一种胶质细胞,胞体呈星形,核大,染色较浅。胞质内有交织走行的神经胶质丝。突起的末端常膨大形成脚板(end foot),附着于毛细血管基膜,或伸到脑和脊髓的表面形成胶质界膜。星形胶质细胞可分为两种:原浆性星形胶质细胞(protoplasmic astrocyte)和纤维性星形胶质细胞(fibrous astrocyte)。前者多分布于灰质,其突起不规则,分支多而短粗,胞质内神经胶质丝少。后者多分布于白质,其突起呈放射状,细长而直,分支少;胞质内胶质丝丰富。

星形胶质细胞参与构成血 - 脑屏障。血 - 脑屏障(blood-brain barrier,BBB)由脑的毛细血管内皮细胞、基膜和星形胶质细胞的突起末端脚板组成的胶质界膜构成。脑的毛细血管属连续型,毛细血管内皮细胞之间有紧密连接,内皮外有完整的基膜,神经胶质界膜包绕毛细血管的面积达 85% 以上。内皮细胞之间的

紧密连接是血 - 脑屏障的主要结构基础,基膜和胶质界膜起辅助作用。血 - 脑屏障可以防止血液中毒素和其他有害物质进入脑内,以维持神经系统内环境的稳定;但营养物质和代谢产物可以顺利通过。

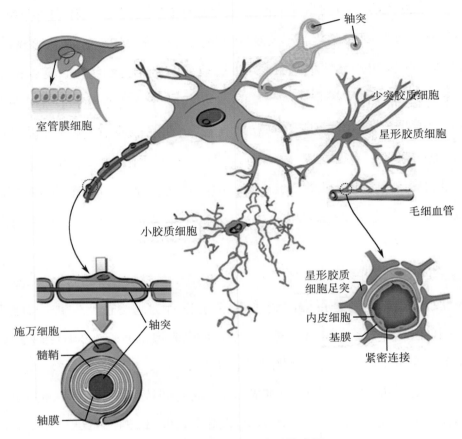

图 1-5　神经胶质细胞模式图

星形胶质细胞还可以分泌神经营养因子和多种生长因子,对神经元的分化发育、功能的维持及损伤时细胞的可塑性变化等都有重要影响。在脑和脊髓损伤时,星形胶质细胞可增生,形成胶质瘢痕填补缺损区。

2. **少突胶质细胞**　少突胶质细胞(oligodendrocyte)分布于灰质及白质内,胞体较星形胶质细胞小,呈圆形或椭圆形,核染色稍深。在镀银染色标本中,突起较少。少突胶质细胞形成中枢神经系统有髓神经纤维的髓鞘。

3. **小胶质细胞**　小胶质细胞(microglia)分布于灰质及白质内,约占胶质细胞的 5%。胞体较小,呈长椭圆形,常由胞体长轴的两端伸出两个较长的突起,并反复分支。胞核小,染色较深。小胶质细胞属于单核吞噬细胞系统,当中枢神经系统损伤时,可以转变为巨噬细胞,清除细胞碎屑及退化变性的髓鞘。此外,小胶质细胞还是中枢神经系统的抗原提呈细胞和免疫效应细胞,参与免疫应答。

4. 室管膜细胞 室管膜细胞(ependymal cell)是覆盖在脑室和脊髓中央管壁的一层立方或柱状细胞。具有保护和支持作用,并参与脑脊液的形成。

5. 施万细胞 施万细胞(Schwann cell)又称神经膜细胞(neurilemmal cell),参与周围神经系统神经纤维的构成,其包卷在神经纤维轴突的周围,形成髓鞘和神经膜。此外,施万细胞产生神经营养因子,在神经纤维的再生中起诱导作用。

6. 卫星细胞 卫星细胞(satellite cell)又称被囊细胞(capsule cell),包绕在神经节细胞周围,是一层扁平或立方形细胞,核染色较深。具有营养和保护神经节细胞的功能。

(四)神经纤维

神经纤维(nerve fiber)由神经元的长轴突和其外面包绕的神经胶质细胞组成。根据神经胶质细胞是否形成髓鞘,分为有髓神经纤维和无髓神经纤维。

1. 有髓神经纤维 周围神经系统的有髓神经纤维(myelinated nerve fiber)由施万细胞包绕轴突而成。施万细胞的质膜呈同心圆状包绕轴突形成髓鞘(myelin sheath),被挤压在髓鞘外的细胞质膜及其基膜,称神经膜(neurilemma)。髓鞘主要是由类脂质和蛋白质组成,有保护和绝缘作用,可防止神经冲动的扩散。中枢神经系统的有髓神经纤维由少突胶质细胞包绕轴突而成。

2. 无髓神经纤维 周围神经系统的无髓神经纤维(unmyelinated nerve fiber)为较细的轴突穿行于施万细胞表面凹陷而成的纵沟内。施万细胞沿轴突连续排列,但不形成髓鞘也无郎飞结。中枢神经系统的无髓神经纤维轴突完全裸露。无髓神经纤维的神经冲动传导是沿着轴突连续性进行,其传导速度比有髓神经纤维慢得多。自主神经的节后纤维和部分感觉神经纤维属于无髓神经纤维。

(五)神经

神经(nerve)由周围神经系统的若干条神经纤维聚合在一起,被疏松结缔组织、血管和淋巴管包裹而成。多数神经同时含感觉和运动神经纤维。包裹在神经表面的致密结缔组织称神经外膜（epineurium）。神经外膜的结缔组织向内延伸到神经束间包绕形成神经束膜（perineurium），每条神经纤维表面的薄层结缔组织称为神经内膜（endoneurium）。

（六）神经末梢

神经末梢（nerve ending）是周围神经纤维的终末部分终止于全身各种组织或器官内所形成的特殊结构。按其功能分为感觉神经末梢和运动神经末梢。

1. 感觉神经末梢（sensory nerve ending） 即感觉（传入）神经元（假单极神经元）周围突的终末部分，该终末与周围组织共同组成感受器（receptor）。它能接受内、外环境中的各种刺激，将刺激转化为冲动，传至中枢而产生感觉。感觉神经末梢按其结构可分为游离神经末梢、触觉小体、环层小体和肌梭。

游离神经末梢（free nerve ending）由较细的神经纤维终末失去髓鞘，裸露的轴突末端反复分成细支而成。其广泛分布于表皮、角膜等的上皮细胞之间以及骨膜、脑膜、牙髓等的结缔组织中，能感受疼痛和冷热的刺激。

触觉小体（tactile corpuscle）呈椭圆形，周围有结缔组织被囊，内有许多横列的扁平细胞。有髓神经纤维在进入小体时失去髓鞘，并分成细支盘绕在扁平细胞间。触觉小体分布在皮肤的真皮乳头内，以手指掌面和足趾底面最多，主要是感受触觉（图1-6）。

环层小体（lamellar corpuscle）多呈圆形或椭圆形，大小不一，小体的被囊由数十层扁平细胞呈同心圆排列组成，中轴为一均质性的圆柱体。神经纤维失去髓鞘后穿行于圆柱体内。环层小体分布广泛，多见于真皮深层、皮下组织、肠系膜和胰腺的结缔组织中，主要是感受压力、振动觉（图1-7）。

肌梭（muscle spindle）是分布于骨骼肌中的细长梭形小体，表面有结缔组织被囊，内有数条较细的骨骼肌纤维，称梭内肌纤维。感觉神经纤维进入肌梭时失去髓鞘，终末分支环绕在梭内肌纤维的中段，或呈花枝状分布于梭内肌纤维的近中段处。此外，肌梭内还有一种来自脊髓前角小型神经元的细运动神经纤维，其终末分支分布于梭内肌纤维的两端。肌梭位于肌纤维束之间，当肌肉伸缩时，梭内肌纤维被牵拉,从而刺激神经末梢,产生神经冲动,传向中枢而产生感觉,进而调节骨骼肌纤维的张力。故肌梭是感觉肌肉的运动和肢体位置变化的本体感受器(图 1-8)。

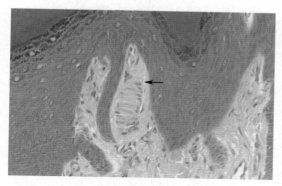

图 1-6　人手指皮肤石蜡切片 HE 染色光镜
观察示触觉小体

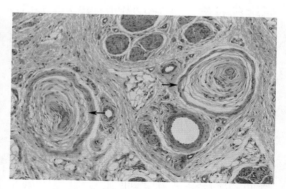

图 1-7　人关节囊组织石蜡切片 HE 染色
示环层小体

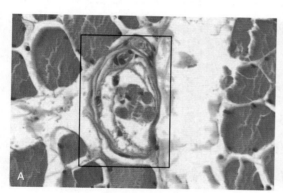

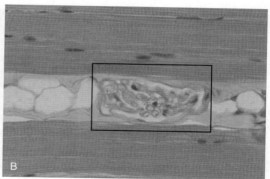

图 1-8　人骨骼肌石蜡切片 HE 染色示肌梭
A. 骨骼肌横切面;B. 骨骼肌纵切面;□ 示肌梭

2. 运动神经末梢　运动神经末梢(motor nerve ending)是运动神经元传出神经纤维的终末部分,终止于肌组织及腺体等共同构成效应器(effector),支配肌纤维的收缩或腺体分泌。运动神经末梢分为躯体运动神经末梢和内脏运动神经末梢。

躯体运动神经末梢(somatic motor nerve ending)是分布于骨骼肌的运动神经末梢。来自脊髓前角或脑干的运动神经元发出的神经纤维到达所支配的骨骼肌后失去髓鞘,反复分支,每一分支形成葡萄状终末与骨骼肌纤维的肌膜形成化学突触,此处呈椭圆形板状隆起,称运动终板(motor end plate),或称神经肌肉接头(neuromuscular junction)(图 1-9)。一个运动神经元及其支配的全部骨骼肌纤维合称一个运动单位(motor unit)。一个运动神经元支配的肌纤维数量越少、运动单位越小,所产生的运动就越精细。

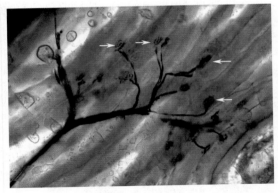

图 1-9　人骨骼肌压片硝酸银染色示运动终板

内脏运动神经末梢(visceral motor nerve ending)是分布于内脏及血管的平滑肌,以及分布于心肌和腺细胞等处的运动神经末梢。这些内脏传出纤维多为无髓神经纤维,轴突较细,分支末端呈串珠样膨大,称膨体(varicosity),是与效应细胞建立突触的部位。当神经冲动到达膨体时,膨体内的突触小泡释放神经递质,引起平滑肌和心肌收缩以及腺体分泌。

第二节　脑老化的生物学特征

脑老化(brain aging)是一种正常的生理退行性现象,包括一系列形态结构和功能变化,生理及心理的改变,其表现以功能降低、减弱和消失为特征,属于正常生理现象,即生物老化现象。

脑衰老(brain senescing)是指脑的结构和功能发生急骤下降为主要特征的病理变化,或生物个体的认知、心理和社会行为出现异常改变,属于疾病范畴。

换言之,脑老化是生理性的,是不可避免的发展规律,由生命周期所决定。脑衰老是病理性的,是由于机体内部或外在因素的共同作用,加剧和加速了脑老化进程,触发了神经退行性病变。前者无法抗拒,后者却是可能避免或可以干预的。

脑老化研究具有重大现实意义,既有利于全面阐明生命现象的本质,改善和提高老年人的健康和生活质量，也有助于了解并掌握脑功能减退的规律，评估脑功能老化的程度，从而早期识别异常脑老化，开发更多、更好的药物和干预方法，尽最大限度延迟脑老化过程，避免过早出现脑衰老。

如今，脑老化的研究逐渐发展为一门新兴学科——脑老化科学（brain aging science），其研究内容涉及脑老化过程、机制，阿尔茨海默病的防治，健脑养生方法等多个领域。在《脑老化科学》一书中，作者提出"研者寿""读书乐""顺其自然""三餐为本""适度运动""艺术睡眠""重在自防"的健脑、养生观点，值得我们借鉴。

一、脑老化的直观特征

脑老化的直观表现是脑萎缩（brain atrophy），这是一个病理学名词，指由各种原因导致脑组织本身发生器质性病变而产生萎缩的一种现象，表现为脑组织体积缩小、细胞数目减少、脑室和蛛网膜下腔扩大，可分为弥漫性脑萎缩（包括皮质萎缩、小脑萎缩及皮质、小脑、脑干萎缩）、局限性脑萎缩（见于局限性脑器质性病变后，如外伤、血管病、颅内局限性感染等）。

早在一百年前，解剖学家解剖遗体捐献者大脑时发现：与年轻人的大脑比较，老年人大脑体积普遍变小、脑回缩小、脑沟变宽，呈现萎缩状态。

近些年，颅脑影像技术发展很快，一系列先进的脑结构探测设备进入临床和科学研究领域，如计算机断层扫描（CT）、结构磁共振成像（sMRI）、基于体素的形态测量（VBM）、弥散峰度成像（DKI）、正电子发射断层扫描（PET）、功能磁共振成像（fMRI）、磁共振成像液体抑制反转恢复序列（FLAIR）等。借助这些神经影像观察设备，神经科医生可以直观地观察大脑老化的形态特征和变化过程，包括：大脑皮质脑沟增宽、蛛网膜下腔增宽、脑室系统扩大、部分神经核团体积缩小或萎缩，部分脑区，如前额叶、颞叶、顶叶皮质下、小脑等出现灰质"局灶性萎缩"，胼胝体变薄，脑白质连接减少等（图 1-10）。因此，脑萎缩是许多疾病的神经影像学表现。

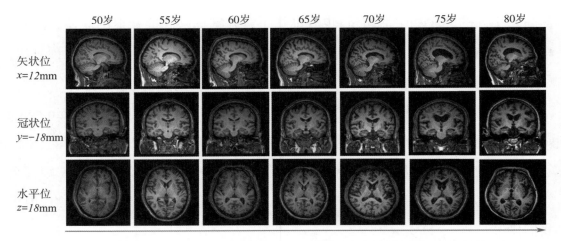

| 50岁 | 55岁 | 60岁 | 65岁 | 70岁 | 75岁 | 80岁 |

矢状位
x=12mm

冠状位
y=−18mm

水平位
z=18mm

图 1-10　冠状位 FLAIR 成像显示健康老年人皮质脑沟及脑室系统的增龄性变化

借助颅脑影像技术，研究者发现某些大脑区域对年龄因素敏感，随增龄变化萎缩趋势和程度更显著，如内嗅皮质、海马体、壳核和中央前回。而有些区域，包括杏仁核、丘脑、伏隔核和尾状核，则萎缩程度缓慢。脑灰质变化在人的一生中最为明显，大脑皮质厚度在童年时期（2~6 岁）达到峰值，在随后的发育过程中，大脑皮质在缓慢变薄。其中，以额叶和顶叶区域的大脑皮质萎缩最快。这个现象符合"后进先出"假说（图 1-11）。

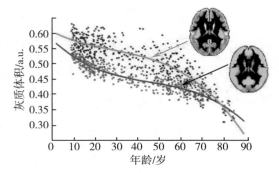

图 1-11　灰质皮质发育"后进先出"理论灰质体积（蓝色线）与总体灰质体积（灰色线）相比，在青春期发育相对缓慢，但在老年时却加速退化

[**认知科学知识点**]　后进先出假说（last in first out hypothesis）：通常指在生物演化过程中，端脑结构，如额叶皮质，出现最晚，会率先退化；与呼吸、心跳、体温调节、情绪调节等基础生命活动有关的脑区，如基底核、边缘系统等出现最早，老化的却最晚。来自神经网络的研究也证实，初级感觉网络（PSN）在初级信息处理中起着关键作用，而注意力网络（AN）、额叶网络（FPN）、默认模式网络（DMN）等在高阶认知控制功能中起着关键作用。大脑发育从 PSN 转移到高阶认知控制网络，与衰老相关神经网络则从高阶认知网络开始，也遵循"后进先出"理论。这个现象提示，与人类高级认知功能直接相关的脑区域需要较长的发育

时间,也最早和最严重地受到衰老的打击。

随着脑老化的发生,脑白质神经纤维的完整性同样有年龄相关的改变,尤其运动系统的退化被认为是脑老化的起始因素,如:位于内囊后肢的皮质脊髓束和前额叶的联合纤维老化通常早于灰质老化。研究者应用基于体素的形态测量方法(VBM)可以定量计算脑白质的体积和密度,从而显示脑白质的形态改变,发现伴随增龄变化,全脑白质体积的变化曲线呈倒"U"形。在40岁左右,人的白质达到成熟,50岁达到最大值,随后脑白质体积及重量以每10年5%的速率减少,70岁以后下降速度会明显增加,表明白质体积与年龄具有高度的相关性。白质的退化同样遵循"后进先出"的规律,额叶区白质与年龄相关性最强,枕叶受年龄影响最弱。而小脑、中脑、脑桥及延髓的白质随年龄变化未出现显著的关联。

需要强调的是,随着增龄变化,大脑存在退化,也伴随发展和自我补偿。换言之,老年大脑仍然存在继续发展和自我代偿的能力,依然具有神经可塑性。这也为老年群体继续学习、坚持认知训练、维持认知功能的年轻态提供了理论依据。

二、脑老化的组织、细胞水平特征

(一) 神经元与脑老化

借助各种染色技术,在光学显微镜和电子显微镜下,可以在细胞、组织水平观察大脑随年龄变化而出现的形态、结构改变,如神经元数量显著减少、树突退化、神经细胞内蜡样脂褐素沉积显著增多、淀粉样小体增多、神经细胞空泡变性及少量神经原纤维缠结等。

1. 神经元数量减少 脑老化过程是否伴随神经元数量的显著变化,如今在学术界尚存在很大争议。主流观点认为,由于人脑神经元的基数过于庞大,随着年龄增长,神经元萎缩和丢失的数量显得微不足道。而且,即便神经元数量减少了,但是神经元之间的突触连接非但未减少,反而显著增多了。考虑到大脑自身具有代偿机制和神经可塑性,神经细胞数量减少与脑老化的关系也许需要重新定义和探究。

2. 脂褐素增加 脂褐素（lipofuscin）又称老年色素，是细胞内溶酶体作用后剩余的残余体，神经元内脂褐素增多是脑老化最显著的特征之一。脂褐素沉积最显著的脑区在大脑皮质和海马部位，提示记忆力减退与脂褐素沉积有关。

临床上，有一种称作神经元蜡样质脂褐质沉积症（NCL）的神经系统变性病，也称 Batten 病，其基本病理特征就是神经元内脂褐素大量沉积。该病属于遗传病，在儿童期就可能发生，患儿表现为癫痫、抽动症、视力丧失等。透射电子显微镜下，脑老化动物海马区神经细胞可见线粒体肿胀、核糖体减少、内质网扩张、微管溶解和突触结构破坏。此外，脑老化还伴随大量神经元凋亡、自噬、生长停滞及衰老标志物 $p16$、$p21$ 和 $p53$ 基因表达水平升高（该衰老相关基因的过表达可显著增加动脉粥样硬化、骨质疏松、糖尿病等疾病的风险）。

早期研究工作已经发现，胚胎期胎儿脑内神经元数量庞大，在建立神经联系的阶段，大量冗余的神经元发生凋亡、死亡，有些区域高达 50% 神经元凋亡，称作"神经元大剪切"。这个过程是来自靶细胞的生物活性因子缺乏造成的，这一假设被称作"神经营养因子学说"，即在发育过程中，神经元投射靶区域的大小决定了神经元存活的数目。

第一个被确定的神经营养因子是神经生长因子（NGF），它释放并逆向作用于相应的交感神经元，以支持神经元的存活。第二个被确定的神经营养因子是脑源性神经营养因子（BDNF），随后发现了神经营养因子 -3（NT-3）和神经营养因子 -4/5（NT-4/5）等。神经营养因子与相应的受体结合（P75、Trk 等），其中 P75 是低亲和力 NGF 受体，Trk（tropomyosin related kinase，原肌球蛋白相关激酶）是 NGF 直接同源受体，其家族成员有 TrkA、TrkB、TrkC，在神经元的存活和死亡命运决定上发挥调节作用（决策分子）。

3. 突触的改变 在老年大脑中，突触数量和结构均发生改变，神经元突触前膜内的突触素表达明显降低。突触素（synapsin）也叫突触体素，是突触囊泡膜上的特异性蛋白质，可作为突触的特异标志物之一。突触素主要位于神经突触前膜的突触小泡内，参与突触囊泡的形成和胞吐，参与钙离子依赖性神经递质的调节与神经递质的释放，参与突触的可塑性。突触素不仅可作为研究神经系统发育、损伤及再生的标志物，而且可作为神经内分泌细胞的标志物。

（二）胶质细胞与脑老化

大脑老化过程不仅有神经元参与，还有神经胶质细胞，如星形胶质细胞、少突胶质细胞和小胶质细胞的共同作用。神经胶质细胞简称神经胶质，其有连接、支持、营养、修复和吞噬等作用，构成了神经元赖以生存的微环境。

1. 小胶质细胞 小胶质细胞（microglia）属于单核 - 吞噬细胞系统的成员之一，是胚胎发生过程中来源于中胚层的血管周细胞或软膜细胞迁移至脑内形成，是中枢神经系统常住巨噬细胞，也是最主要的一道免疫防线，对入侵的病原体或损伤神经元提供免疫监视并介导先天免疫反应。也有研究者认为，在大脑出现"炎症"状态时，血液中的单核细胞能迁移出血管进入脑内。

一方面，小胶质细胞是通过"神经元 - 小胶质细胞"相互作用，清除细胞碎片、清除冗余和没必要的突触、促进的神经元更新，从而调节大脑发育和稳态。另一方面，小胶质细胞也能分泌神经营养因子和调节性细胞因子，对神经组织保护起积极作用。

最新研究表明，在衰老及衰老相关认知功能障碍疾病中，衰老的小胶质细胞逐渐累积。同时小胶质细胞在密度、形态、蛋白表达、代谢和功能上均出现了变化。具体表现为反应性小胶质细胞密度增加、胞体增大，突起变厚变短、伸展和收缩能力下降，但胞体运动能力增加，这会导致细胞逐渐聚集、分布不均，使其对损伤的反应性下降。

在未发病的健康大脑中，小胶质细胞能够清除少量 Aβ（β- 淀粉样蛋白）斑块，同时接收来自神经元的信号，分泌神经保护因子，控制突触强度，修剪不活跃的突触。随着年龄的增长，小胶质细胞数量减少、功能异常，对刺激做出反应的能力显著减弱，致使髓鞘的稳定性降低，极易受损；而在阿尔茨海默病（AD）病理发展后期，小胶质细胞发生老化后吞噬功能下降，无法清除过度累积的 Aβ 斑块，而这些斑块会长期激活并损伤神经元和小胶质细胞，反过来促进 Aβ 的沉积。反复的恶性循环进而导致中枢神经系统轴突运输减少、突触强度减弱和突触过度消除,最终认知功能产生障碍。

2. 少突胶质细胞 少突胶质细胞(oligodendrocyte)由少突胶质前体细胞(OPC)分化而来,可在中枢神经系统中包绕轴突,形成髓鞘,包裹神经元的轴突形成有髓神经纤维,是神经元之间信号快速传导的重要结构基础。髓鞘的存在确保了信号的跳跃式传导,提高神经传导的效率、防止离子泄露、减少能量消耗,保证各种高级神经活动,如学习、记忆等功能的正常发挥。

研究显示,髓鞘的破坏与脱失影响了高度依赖神经冲动同步化的大脑功能,进而造成大脑不同区域功能断联以及神经元的损伤和丢失,此过程大多发生于发育早期。髓鞘的破坏可导致与年龄相关的认知处理速度减慢,同时随着年龄增长,髓鞘更容易受到环境和遗传因素等影响,并慢慢开始分解。在人体各种类型的细胞中,少突胶质细胞的含铁量最高。在婴幼儿发育阶段,铁不足可导致婴幼儿髓鞘形成不良和智力损害。成年后,少突胶质细胞中铁含量随年龄的增长而增多,铁含量异常增高,刺激细胞产生大量氧自由基,加速少突胶质细胞的损伤,导致髓鞘修复受阻。认知障碍疾病与少突胶质细胞数量减少、氧化损伤、凋亡或死亡有关。上述病理变化称作脑白质病变,往往早于神经元变性而出现。

有研究发现,成年人的大脑中还具有可分化为少突胶质细胞的少部分OPC,当髓鞘受损后,OPC通过迁移到达受损部位,增殖、分化形成新的少突胶质细胞,实现髓鞘再生。

3. 星形胶质细胞 星形胶质细胞(astrocyte)是大脑中含量最丰富的细胞类型,是中枢神经系统损伤(包括感染、创伤和神经变性)的主要反应者,负责神经元功能和可塑性的调节。星形胶质细胞除了充填神经元之间的空隙、保持神经元之间的结构联系外,还与脑脊液容量的调节、学习和记忆、癫痫的发生、损伤修复、生殖内分泌功能调节以及许多神经变性疾病的发生有关。星形胶质细胞的退化会导致外周炎症因子的侵入,加剧神经元的损伤。

星形胶质细胞是构成血-脑屏障的主要成分,对维持大脑内环境稳定至关重要。在生理条件下,星形胶质细胞的突起包绕着大部分神经元的胞体、树突以及神经末梢,构成神经元间相互作用的理化屏障。当机体受到脱水刺激时,星形胶质细胞的突起可以快速地从神经元周围撤离；当刺激解除后，又可恢复到刺激前状态。当星形胶质细胞的突起发生回缩时，神经元间的屏障被移除，神经元之间的距离变近，中间缝隙连接的密度也明显增加。与此同时，神经末梢与突触后神经元形成更广泛的接触，单一神经末梢可以同时接触多个突触后神经元，形成共享突触。这样，核团内全部或大多数神经元都能接受相同强度的刺激，从而使其对环境刺激的反应更加协调而有效。

在诸多研究星形胶质细胞与神经元相互作用的模型中，下丘脑视上核的星形胶质细胞与神经内分泌神经元之间的相互作用，具有高度代表性。视上核拥有丰富的血管网，而这些血管网与绝大多数神经元并不直接接触。星形胶质细胞介于两者之间，既可以通过水通道蛋白 -4 等细胞膜蛋白吸收神经元周围的生物活性物质和水分，将这些物质转运到血管，又能将血管内物质转运到脑内，从而保证血液与脑组织之间的信息交流，实现脑水的转运和脑水含量的调节，并维持脑组织营养与渗透压平衡。在视上核内，催产素神经元多位于背侧区，而加压素神经元多位于腹侧区。当细胞体位于视上核腹侧而突起伸向背侧的星形胶质细胞突起回缩时，催产素神经元的活动将首先受到影响。这也就解释了为什么高渗刺激可以同时增加加压素与催产素的分泌，而吸吮刺激仅影响催产素的分泌。催产素不仅可以调节授乳与分娩，而且可以影响社会行为、脑发育、生殖、两性分化、内分泌、免疫、学习、记忆、疼痛、能量平衡和几乎所有外周器官系统的功能。加压素不仅具有抗利尿和缩血管功能，还能够影响学习与记忆、社会行为和应激反应等。催产素和加压素神经元对各种刺激的兴奋性或抑制性反应，主要取决于特定刺激及其所激发的突触传入的性质；但是非突触因素，特别是星形胶质细胞与神经内分泌神经元的相互作用也起到非常关键的作用。显然，星形胶质细胞在催产素和加压素神经元对内外刺激的反应中，发挥着关键性的调节作用。

（三）脑微血管与脑老化

脑微血管系统通常指由直径<300μm 的脑微血管所组成的血管网络，包括毛细血管前微动脉、毛细血管和毛细血管后微静脉。脑微血管系统在中枢神经

系统中发挥了重要作用,包括为组织输送 O_2、营养物质,提供 CO_2 及其他代谢废物交换的场所,并可以将代谢的废物、错误折叠的蛋白排出颅外,构成脑微血管系统的细胞和分子(内皮细胞、血管平滑肌细胞、基膜、细胞外基质和周细胞)组件也是形成血 - 脑屏障的主要成分。

既往的研究认为,衰老相关的脑微血管病理改变涉及脑小动脉硬化,脑小静脉胶原病,毛细血管密度、数量及结构的改变,以及血管壁成分的改变,如细胞外基质(ECM)蛋白的表达量、管壁中膜胶原沉积、静脉壁非炎性胶原增厚等。其中,脑小动脉硬化是血管衰老的典型表现之一,主要特点包括微动脉管壁失去弹性、逐渐僵硬,这并不同于动脉粥样硬化,应加以区分。

随着脑影像技术的发展,微小梗死、腔隙、脑小动脉硬化、脑小静脉胶原病、脑缺血性坏死、血管源性水肿等一系列脑微血管病变都能得到很好的诊断和鉴别,有助于认知障碍疾病的早期诊断。

国内外的研究结果一致表明,脑内微循环的改变是目前所知人脑老化中明确的组织学证据。进一步观察可见,老年人大脑的毛细血管多呈现迂回、扭曲、球型及线绳样改变,偶见毛细血管内皮细胞减少。

老年大脑毛细血管结构及密度改变的原因至今尚未揭示,我们推测与慢性代谢性疾病(糖尿病、高血脂、高血压)诱发脑血管壁老化、脑组织低灌注、低代谢等状态有关。

总之,大脑老化过程伴随脑内微小血管形态、数目及相对面积的改变。脑老化过程中,额叶、枕叶、壳层毛细血管数目及面积相对下降,推测这些脑区血流量下降,可能是脑组织代谢下降及功能减退的原因之一。

三、生物化学水平的脑老化特征

脑老化过程中,脑组织内神经肽、乙酰胆碱和单胺类神经递质调控失衡,大脑皮质乙酰胆碱酯酶(AchE)活性升高,乙酰胆碱降解作用增强。此外,脑组织内多巴胺的含量和活性显著降低,单胺氧化酶(MAO)活性增高。单胺氧化酶可使多种胺类氧化脱氨,从而造成神经递质大量破坏,去甲肾上腺素(NE)、血清素

（5-HT）、多巴胺（DA）也会被灭活。脑老化过程还伴随脑组织中超氧化物歧化酶（SOD）活性明显降低，丙二醛（MDA）、脂质过氧化物（LPO）含量显著增高。此外，衰老过程中大脑神经元型一氧化氮合酶（nNOS）的活性降低而诱导型一氧化氮合酶（iNOS）的表达增加，其表达增加会导致脑组织中 NO 的过量生成，从而引起神经毒性，导致神经元损伤和死亡。此外，iNOS 的过度激活还可能与炎症反应相关，进一步加剧脑组织的损伤。

除了上述原因，过度糖化、自由基破坏、紫外线、射线引发光老化等均可诱发神经细胞内 DNA 损伤、生物大分子不稳定，从而加速脑老化的发生，其相关机制在本章的第三节中详细论述。

中国神经生物学家用模式动物线虫（caenorhabditis elegans）作为实验材料，研究发现神经胶质细胞的 *rgba-1* 基因会编码产生 4 种不同类型的神经多肽，其从胶质细胞中释放出去，与由神经元细胞基因 *npr-28* 表达的受体结合起来，调控线虫的衰老速度。RGBA-1 神经肽会激活多巴胺能神经元和血清素能神经元上的 NPR-28 受体，加速细胞衰老。这条信号通路还可减少线粒体非折叠蛋白反应（UPRmt）激活，具体是通过激活 SIR-2.1 通路，加速细胞的衰老。

四、分子水平脑老化特征

从分子水平来看，脑老化主要是神经细胞蛋白的老化。老化的蛋白被分解为肽和氨基酸，经过代谢过程或被机体重新利用，或排出体外，或发生沉淀吸附滞留在神经元内，例如路易小体、脂褐素等。有些代谢物则聚集在细胞外，形成老年斑，如 β- 淀粉样蛋白（Aβ）等。

研究发现，与脑老化组织形态学改变相关的蛋白质主要有 tau 蛋白、α- 突触核蛋白（α-Syn）、Tar DNA 结合蛋白 43（TDP-43）、β- 淀粉样蛋白（Aβ）等。其中，tau 蛋白是一种微管相关蛋白（MAP），主要分布在神经元，其次是神经胶质细胞。在正常成年人脑组织中，tau 蛋白是一种磷酸化蛋白质。磷酸化的 tau 蛋白具有稳定微管的作用，在轴浆运输过程中发挥重要生理功能。但过度磷酸化或异常部位磷酸化则导致 tau 蛋白相关细胞骨架变形、聚集，进而失去正常功能。

α-Syn 蛋白是由 123~143 个氨基酸组成的小分子蛋白质,由于其最初定位于突触前膜末梢和神经元核膜,故得此命名。α-Syn 蛋白家族共有 3 个成员,分别为 α 型、β 型、γ 型,在突触生理活动、神经元可塑性和细胞黏附中发挥重要作用。

TDP-43 蛋白是由位于第 1 号染色体上的 TARDBP 基因编码的 414 个氨基酸构成的蛋白质。正常情况下,TDP-43 蛋白主要贮存、表达并定位于细胞核,参与细胞分裂、mRNA 稳定和神经元可塑性调节等生物学过程。

Aβ 是 β 淀粉样前体蛋白(APP)分解产物。APP 是一种在多种组织中表达的内在膜蛋白,集中分布于神经元突触,可被 α、β 和 γ 蛋白酶所分解;其中 β 和 γ 蛋白酶的连续作用可使 APP 分解并产生 Aβ。有研究显示,在 Aβ 聚集物中,其不同长度片段的比例(Aβ40/Aβ42)决定该蛋白质在脑组织中沉积的部位是脑血管还是脑实质。

第三节　自然脑老化机制假说

大脑老化的原因是研究者最为关心并希望得到解答的问题,然而迄今为止,研究者尚未完全揭示脑老化的发生机制。如同衰老学说一样,关于脑老化的原因,已提出的学说(假说)不下几十种,如内分泌学说、自由基与线粒体衰老学说、神经细胞凋亡和糖皮质激素的细胞毒性作用衰老学说、端粒衰老学说、死亡激素学说、大脑衰老中心学说、微量元素失衡学说、脂代谢和糖代谢异常、遗传程序学说、应激学说、钙稳态学说等。可谓众说纷纭、各有依据,都从不同方面揭示了脑老化的机制,但是都没能给出完满的解释。总之,脑老化是一个复杂的、多因素的过程,近年来的研究大致有几个达成共识的倾向,可以作为今后研究脑老化的基本出发点。

一、自由基与线粒体衰老学说

衰老学说中最具影响力的就是美国学者 Harman 于 1956 年提出的自由基学说及 Miquel 在 1980 年提出的线粒体假说。该学说认为,大脑氧化代谢会产生一定水平的自由基。自由基过量会造成组织、细胞、DNA和其他大分子的损伤，导致退行性改变、恶性损伤及细胞凋亡和死亡。

线粒体是细胞的能量工厂，生命体中最重要的能量载体ATP就在线粒体中合成。线粒体在行使氧化磷酸化的过程中产生大量自由基，如活性氧（ROS），包括单线态氧、超氧化物、过氧化物、羟基、次氯酸及一氧化氮等，在神经细胞的新陈代谢中就可能通过交联或分裂反应，使细胞结构发生永久性改变。ROS的积累导致线粒体DNA（mtDNA）、脂类、蛋白质和核酸的氧化损伤，引起细胞、组织、器官的异常，最终加速衰老的进程。此外，研究者在病理性脑老化，如阿尔茨海默病脑组织中还发现线粒体复合物Ⅳ活性下降、抗氧化酶活性增加、线粒体膜电位下降及病理性钙超载等病理改变。

生理条件下的活性氧物质能够刺激细胞生长，并有抗氧化酶等抗氧化系统与其抗衡，如超氧化物歧化酶（SOD）、谷胱甘肽过氧化物酶（GSH-Px）、过氧化氢酶（CAT）等。但是当氧化还原的平衡状态被破坏，自由基等大量聚集，就会引起人体脂质过氧化以及蛋白质变性，对机体造成氧化损伤，形成各种不良结果，对人体造成危害。ROS对于脂质和蛋白质的攻击，导致细胞膜的流动性和通透性发生改变，引起细胞结构和功能的改变。大脑的独特生理功能使其对氧化应激的损伤尤其敏感，ROS对大脑的损伤，常用脂质、蛋白及核糖核酸的变化来衡量。大脑是人体氧消耗最多的器官之一，约消耗供应给人体的20%的氧。但脑组织谷胱甘肽含量较少，只有中等量的抗氧化酶。加上血-脑屏障的作用，身体其他部位的抗氧化物质很少进入脑内，因此脑组织清除自由基的能力相对较弱，导致神经元的膜成分极易被氧化、破坏。

当然，自由基和线粒体衰老学说一直受到质疑和挑战。有研究者用自由基清除剂维生素E喂养老年大鼠1年后发现，神经元里的脂褐素显著减少，但大鼠的寿命并未显著增加。2014年，加拿大麦基尔大学的科学家用线虫研究发现，自由基（氧化剂），不仅能增强细胞的防御力，而且能增加细胞的寿命，几乎完全推翻了自由基衰老学说。也有科学家们给小鼠注入了过量的自由基，希望制备出衰老模型，结果却完全相反，小鼠的皮肤变得更有弹性，活动度和学习能力也更强。研究者把年轻细胞的细胞核置换给衰老细胞后,观察到衰老细胞重新焕发年轻态,直接表明决定细胞衰老的"成分"在细胞核里,而不在线粒体。上述这些研究表明,也许是一种生物钟的装置在调控细胞的各项生化和代谢过程,显然线粒体不具备有计时功能的生物钟的特征。

二、端粒衰老学说

端粒(telomere)是存在于染色体末端的一小段 DNA- 蛋白质复合体,其作用是保持染色体的完整性和控制细胞分裂周期。端粒在染色体定位、复制、保护和控制细胞生长及寿命方面具有重要作用,端粒长度的缩短可以激发细胞的衰老(图 1-12)。

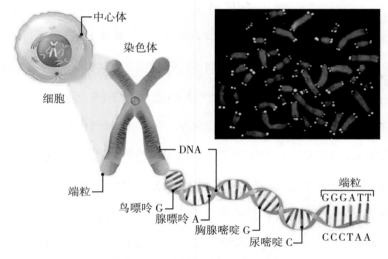

图 1-12 端粒形态和表征图

2009 年,3 位美国科学家因发现端粒和端粒酶是如何保护染色体的这一研究成果获得了诺贝尔生理学或医学奖。其中布莱克本还撰写了一本《端粒效应》的科普书,详细普及了端粒的知识。这本书中有这样一段话:人刚出生的时候在端粒上有 1 万个碱基对,但是到了 35 岁,就只有 7 500 个碱基对,到了 60 岁,只有 4 800 个碱基对。端粒越短的人患病率、死亡率也就越高。

人类一生中细胞分裂是有限的,平均分裂次数为 50 次,每一次分裂产生的新细胞平均存活 2.4 年。也就是说,理论上 120 岁就是人类寿命的极限。而细胞每分裂一次,染色体末端的端粒都要缩短,端粒缩短,细胞修复的速率变慢,损伤逐渐积累,从而导致细胞功能越来越差,我们的身体机能也随之变差,这就是衰老的端粒理论。

在细胞的每一次分裂中维持染色体的稳固,但端粒的长度在此过程中逐渐缩短。当端粒足够短的时候,细胞便无法分裂而走向死亡。经典理论认为,当端粒缩短到临界长度时,细胞便不再分裂,因此端粒可作为一项细胞衰老的标志。

端粒衰老学说可以解释衰老的许多问题,包括肌力下降、皱纹产生及免疫力减退等。有研究表明T淋巴细胞和B淋巴细胞端粒长度的缩短与阿尔茨海默病发病有关,提示端粒的缩短可能通过降低机体免疫功能而影响阿尔茨海默病的发病。

三、神经细胞凋亡和糖皮质激素的细胞毒性作用

神经内分泌理论认为神经元和相关激素的功能消耗是衰老的根本原因,随着年龄增长,海马神经元脱失越多,则血浆糖皮质激素浓度越高。下丘脑 - 垂体 - 肾上腺轴(HPA)是衰老的主要调控者。研究表明HPA与AD密切相关。海马组织和细胞存在高密度糖皮质激素受体(GR),是淀粉样蛋白及神经原纤维缠结(NFT)等神经退变性病变形成的主要部位,参与肾上腺 - 垂体系统的负反馈调控,抑制肾上腺分泌过多糖皮质激素,具有调节HPA和影响学习记忆的作用。过度激活的HPA产生过量皮质醇可导致海马体积萎缩,加剧认知能力衰退。

四、脂代谢和糖代谢异常

脂代谢异常引起的高脂血症可促使脑动脉硬化,加速大脑衰老。载脂蛋白ApoE基因型是目前所知的散发和迟发型阿尔茨海默病的最大危险因子,是中枢神经系统主要的胆固醇转运载体,又是极低密度脂蛋白(VLDL)的组成成分。ApoE与阿尔茨海默病密切相关,基因突变、活性改变均可诱导阿尔茨海默病。晚期糖基化终末产物(AGE)累积到一定量可导致炎症反应、动脉阻塞、白内障、皱纹和皮肤松弛及肾脏和神经系统损伤。糖类(如血糖)和蛋白质的

组成单位氨基酸可产生 AGE。研究发现阿尔茨海默病患者脑内含有高水平的 AGE,脑内老年斑(SP)和神经原纤维缠结(NFT)中均有 AGE 的聚积,阿尔茨海默病患者脑内 NFT 和 tau 蛋白有 AGE 的修饰,与阿尔茨海默病病理改变有关的异常结构成分如 VLDL、急性期蛋白、ApoE、ApoA 均存在糖基化现象。最近还发现甘油醛衍生性 AGE(glycer-AGE)可诱发培养的皮质神经元细胞发生凋亡。

当然,也有研究者围绕基因调控异常、蛋白合成和修饰异常、突触可塑性、Ca^{2+} 稳态失调等角度开展脑老化机制的研究,不断有新的发现和观点补充进来。随着新技术的应用,我们期待有突破性的研究成果和实质性进展。

五、脑老化基因假说

研究发现,人类存在脑老化相关基因。研究较多的脑老化基因有载脂蛋白 E 基因(*ApoE*)、早老蛋白(*PSEN*)基因 1 和 2、淀粉样前体蛋白(*APP*)、基因血管紧张素转换酶(*ACE*)、*Klotho* 基因等。

1. ***ApoE* 基因**　这是一类编码合成载脂蛋白 E 的基因,位于 19 号染色体,编码一个 299 个氨基酸的 ApoE 蛋白。该蛋白在人群中主要有 3 种,即 ApoE2、ApoE3 和 ApoE4。3 类蛋白的本质区别是 112 位和 158 位的两种氨基酸残基即精氨酸(Arg)和半胱氨酸(Cys)位置互换。ApoE2 在这两个位置上都是 Cys,ApoE3 在 112 位是 Cys、158 位是 Arg,ApoE4 在这两个位置上都是 Arg。在人群中,ApoE3 表型最高,分布约占人群的 70%。ApoE 调节胆固醇的运输和脂类代谢,ApoE 敲除的小鼠会有自发的动脉粥样硬化症状产生。中国科学院的科研人员研究发现,ApoE 进入细胞核后可与核膜以及异染色质相关蛋白相互作用,促进核纤层及异染色质蛋白的自噬性降解,进而破坏核周异染色质稳定性,导致多种来源的干细胞衰老,可能是诱发脑老化的根本原因。

近年来,科学家应用"阿尔茨海默病人工智能"技术研究了影像基因组学的大数据,在 100 万个标记基因中发现了 15 个基因位点,其中就有 *ApoE* 基因。这项研究的结果在线发表在 2022 年 4 月的 *Nature Neuroscience* 上。

2. 早老蛋白基因 表达早老蛋白的基因包含 2 个亚型：*PSEN1* 和 *PSEN2*。人类的 *PSEN1* 位于 14 号染色体（14q24.2），全长 87kb，跨越 14 个外显子。目前已知的 *PSEN1* 的突变有 318 种，而且还在不断更新中，其中 300 种都与阿尔茨海默病有关，还有一部分与其他神经疾病如 Pick 病、额颞叶痴呆、肌萎缩侧索硬化（ALS）等有一定关联。该基因的一些突变会造成更具毒性的 Aβ 片段产生，导致家族性阿尔茨海默病的形成。

3. *ACE* 基因 血管紧张素转换酶（ACE）是一种广泛分布于循环系统的限速酶，属于肾素 - 血管紧张素系统。ACE 可通过对血管紧张素 Ⅰ 的促进作用使其转化为血管紧张素 Ⅱ，从而由无活性向高度血管吸收活性转变，促进醛固酮分泌，最终作用于心脑血管，影响老年人认知功能、运动能力和寿命。

人类的 *ACE* 基因位于 17 号染色体长臂 2 区 3 带，长 21kb，含有 26 个外显子和 25 个内含子，为单拷贝基因。其第 16 个内含子上存在一个 287 碱基对（base pair，bp）的 Alu 插入 / 缺失序列，使 *ACE* 基因呈现插入（Ⅰ）、缺失（D）的多态性，构成插入纯合型（Ⅱ）、缺失纯合型（DD）及插入 / 缺失杂合型（ID）3 种基因型。其中 DD 型人群更容易发生脂代谢紊乱，导致总胆固醇（CHO）、甘油三酯（TG）和低密度脂蛋白（LDL）水平升高，高密度脂蛋白（HDL）水平降低。关于 ACE 基因与脑老化的研究存在相互矛盾的结论。部分研究表明，DD 型人群脑老化进程相对增速，患认知障碍的风险显著增高。当然，也有一部分学者持反对态度。

4. *Klotho* 基因 *Klotho* 基因是最早发现的脑衰老基因，其主要功能是协助成纤维细胞生长因子 -23（FGF-23）介导的抗衰老作用。该基因受抑制、低表达能加速细胞老化过程。动物实验发现，*Klotho* 基因表达异常可使小鼠表现出类似人类早衰的症状，如活动减少、生育能力丧失、骨质疏松、动脉硬化等。如果将正常的 Klotho 蛋白注入衰老动物体内，可以改善全身性衰老症状，由此可判定 Klotho 蛋白本身就是一种抗衰老体液因子。

5. 其他基因 美国哥伦比亚大学医学中心的研究人员发现一个名为 *TMEM106B* 的基因变异与大脑衰老关系密切。人到 65 岁左右，*TMEM106B* 基因变异就会发挥作用,尤其以额叶皮质的老化程度更为突出。中国科学院昆明动物研究所研究人员用 4 只年轻猕猴和 3 只老年猕猴为实验材料,发现了 9 个脑区表现出连接性增强。这可能意味着在衰老过程中,某些大脑区域之间的交流和协同作用变得更加紧密,这可能是大脑对老化的一种适应性变化。这项研究还解析出神经网络连接的关键驱动基因 PGLS(6- 磷酸葡萄糖酸内酯酶),其在老年猴中表达上调,可能对大脑衰老有重要作用。通过在小鼠体内过表达 PGLS,发现可导致小鼠出现衰老的表型,例如认知能力下降、运动能力下降和厌食等。进一步的生物学实验也证明,PGLS 过表达导致突触丢失和细胞凋亡。因此,研究人员推断它很可能是大脑衰老的一个新的标记基因。中国的神经科学家以线虫、小鼠和人为研究对象,发现了 2 个保守的表观遗传调控因子 BAZ-2 和 SET-6。当抑制这两个基因的功能,可以显著提高老年动物的神经递质水平,延缓衰老过程中伴随的行为、功能退化。BAZ-2 和 SET-6 对应的人类基因分别为 BAZ2B 和 EHMT1,在神经元线粒体中发挥重要调控作用,其表达量随着年龄变化而逐渐增加,与阿尔茨海默病病情进展呈正相关。这项研究发现,抑制或降低 BAZ2B 和 EHMT1 基因能提高老年小鼠的认知功能,证明其为重要的调控衰老进程的因子,成为最新发现的抗衰老靶标基因。

第四节　影响脑老化的因素

一、年龄因素与脑老化

老龄是导致脑老化的直接因素。人到 40 岁以后,脑神经细胞的数目和脑重量都逐渐减少,大脑开始萎缩,还伴随记忆力减退、情绪容易失控。根据临床观察,超过 50 岁的人,都会出现大脑退行性变化,如能量代谢降低、神经递质合成分泌减少、锥体外系功能和平衡感降低等。

1. 流体智力减弱　流体智力(fluid intelligence)是一种以生理为基础的认知能力,如知觉、记忆、运算速度、推理能力等,随年龄的老化而减退。流体智力属于人类的基本能力,受先天遗传因素影响较大,受教育文化影响较少。流体智力的发展与年龄有密切关系:一般人在20岁以后,流体智力的发展达到顶峰,30岁以后随着年龄的增长而降低(图1-13)。

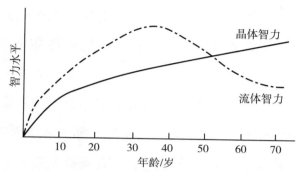

图1-13　人流体智力和晶体智力随年龄变化曲线

与流体智力相对的概念是晶体智力,主要指学会的技能、语言文字能力、判断力、联想力等,通常不随年龄的老化而减退。研究表明,多数60岁以上的健康的老人并不存在智力降低的问题,反而还有明显的增加,主要得益于晶体智力的提升。

流体智力和晶体智力的概念是心理学家雷蒙德·卡特尔(Raymond Cattell)在1963年提出来的。心理学家约翰·卡乔波(John Cacioppo)研究发现,当我们有了更多的晶体智力储备,可以提高流体智力。这意味着我们可以通过终身学习,持续刺激大脑认知功能,有效提高流体智力。

2. 老年的界定　我国传统的老年人年龄划定标准是60岁,通常认为是遵照孔子"吾十有五而志于学,三十而立,四十而不惑,五十而知天命,六十而耳顺,七十而从心所欲,不逾矩"的论述而约定俗成的。在我国,老人60岁称耳顺之年,意思是心智完全成熟,不再理会逆耳的话语了。根据中国的历法,60年为一个循环,称为一个甲子,也叫花甲子。为此,老人60岁又称花甲之年。这是按照日历计算的日历年龄,也叫年代年龄或时序年龄。

随着科技进步,尤其是医学技术的发展,人的健康状况普遍变好,平均寿命不断延长。评估一个实际年龄60岁的人,其健康状况可能不够50岁,当然也可能超过70岁。因此,医学上引入了生理年龄的概念,表示一个组织结构和生理功能的实际衰老程度,可以用来预测未来健康状况,估计人的寿命。

世界卫生组织经过对现代人健康状况、平均寿命进行测定,对老年人的年龄界限重新做了划定:60~74 岁为年轻的老人(young-old);75~89 岁为老老年人(old-old);90 岁以上为长寿老人(oldest-old)。根据这个年龄划分标准,75~89 岁才真正算是老年人,60~74 岁只能算老年前期。有些国家把 45~74 岁的人统称中年人。

3. 大脑年龄 大脑年龄简称脑龄(brain age),是近些年才兴起的新词汇。研究者借助磁共振成像技术,预测脑龄和实际脑龄之间的差异。例如,如果一个 70 岁老人的脑龄得分是 +5 分,那么这个人大脑萎缩近似一个 75 岁老人。首都医科大学附属北京天坛医院的研究人员利用近万人健康脑 3D MRI 的影像数据,构建了稳定、准确的大脑年龄预测模型。利用该模型可以预测神经免疫疾病的进展,如视神经脊髓炎谱系疾病(NMOSD)和多发性硬化(MS),从而指导神经免疫患者的临床诊疗。

在一项研究中,研究者利用结构磁共振成像技术,用脑龄预测方法提前 36 个月预测了受试者从轻度认知障碍(MCI)向痴呆症转化。而对 2 型糖尿病人群的研究发现,脑龄平均增加了 4.6 年,意味着比正常生理年龄早老了 4.6 年。该项研究同时还检测了吸烟、饮酒、抑郁对脑龄的影响,大脑老化依次提早了 3.4 年、4.1 年和 5.4 年。

二、性别与脑老化

国内外有研究显示,男性大脑的萎缩速度快于女性,男性大脑比同龄女性平均衰老 3.8 年。从新陈代谢的角度来看,女性大脑比相同年龄男性大脑年轻约 3 岁,这可能是女性比男性更容易保持精神敏锐的原因之一。

北京师范大学 BABRI(北京老年脑健康促进计划)团队的研究人员发现,男性和女性在大脑灰质和白质的大部分区域均表现出了显著的随年龄萎缩现象。但是,老年女性在大脑灰质随年龄萎缩的区域较男性更广泛,主要分布在负责高级认知功能的大脑联合皮质上,包括内侧和背侧前额叶皮质、颞顶联合皮质和外侧颞叶皮质。这一发现或许可以为理解女性老年痴呆症患病率高于男性提供一些线索（图 1-14）。该研究还发现,在大脑白质老化中,女性老化特异损伤的白质区域相对比较集中,而男性老化特异损伤的白质区域分布较为广泛且分散。高血压、高脂血症、糖尿病、吸烟、酗酒、冠心病等均是影响大脑白质病变的高危因素,而这些心血管危险因素在男性中存在比率较女性更多,这或许也能解释男性心脑血管健康情况远差于女性（图 1-15）。

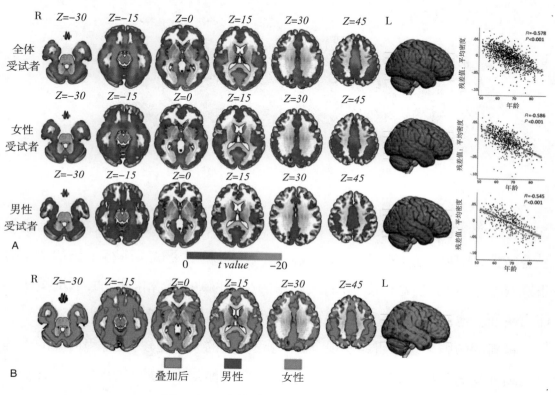

图 1-14　脑灰质随年龄变化 MRI 影像

三、教育程度与脑老化

越来越多的证据表明,受教育程度越高的人大脑老化的速度和程度越低,成功脑老化（successful brain aging）的概率也就越大。成功脑老化是一个多维度概念,通俗讲,随着年龄增长,大脑出现了生理性老化或衰老,但是该个体依旧保持认知功能正常、社会参与良好、大脑可塑性强、环境适应性良好等特征。来自

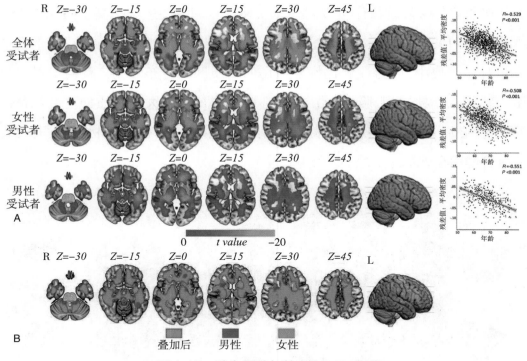

图 1-15　脑白质随年龄变化 MRI 影像

苏黎世大学的研究人员发现，受教育程度高的老人认知功能普遍较高，大脑退化显著减慢，成功脑老化的比例相对较高。研究人员对受试者进行了长达 7 年的跟踪观察，发现受教育程度越高，大脑中的神经网络也会相应增加，抵抗损伤的能力越强。他们推测：接受良好教育可以保护大脑避免痴呆症发生。

最新的颅脑影像学研究发现，与教育程度低的人群比较，教育程度高的人群脑萎缩和脑老化程度并没有减轻，但是脑认知功能却维持较好的水平。这说明，教育并不能阻止与老化有关的大脑变化，而是帮助人们拥有更多的"认知储备"，这意味着即使大脑组织本身在老化，他们也能保持较好的智力。除了认知储备理论，教育还可能有其他的间接益处，如心理、情绪更稳定，对身体和环境的改变适应能力更强，更容易主动接受医学、养生等知识，更容易养成健康的生活、行为习惯等，可能在一定程度上保护其免受痴呆症风险因素的影响。此外，受过良好教育的人通常也是高收入、高社会地位阶层，享有更好的医疗卫生资源，有条件选用更健康的饮食、更优质的运动设施、更好的养生环境等。从某种意义上讲，良好的教育能提高老年人的认知储备。

四、生活、行为习惯与脑老化

在健康管理学中,健康行为是指人们为了增强体质和维持身心健康而进行的各种活动,如饮食、睡眠、运动等。如果这些行为有利于健康,就称作促进健康行为,反之就是危害健康行为。目前,学术界公认的可诱发脑老化的生活行为习惯包括:饮食不健康(不吃早餐、过量甜食、暴饮暴食、高热量等)、过度饮酒、吸烟、久坐不动、不爱动脑、不喜欢学习新事物、沉默寡言、作息不规律、长期熬夜、沉迷网络等,被称作加速大脑老化的"加速器"。反之,合理膳食、适度运动、充足睡眠、勤动脑、常听音乐、经常参与社交活动等健康的生活、行为习惯能有效抵抗脑老化,维护脑健康。

诚然,个体生活行为习惯的养成受很多因素影响,适合自己的才是合理的。评价一种行为是否有利于健康,可以对照以下 6 个特征:有利性、规律性、可接受性、适宜性、一致性、和谐性。

五、心理因素与脑老化

如今学术界已有定论,消极的心理因素(应激)通过影响血糖、血脂、血压和机体微环境(如慢性炎症),显著增加心脑血管疾病的风险。常见的消极心理,如慢性应激、愤怒、悲观、焦虑、抑郁、对当前生活不满等不仅导致自主神经系统功能紊乱、神经内分泌失调和免疫系统功能下降,而且还影响脑认知功能,诱发痴呆和认知障碍相关疾病(如阿尔茨海默病)。

20 世纪 90 年代,美国斯坦福大学的心理学家 Laura Carstensen 提出过一种理论,称作社会情感选择性理论,描述了个体在整个成年期的动机转变。该理论详细说明了情绪等心理因素如何影响健康,加速脑老化。有一些研究指出,心理因素,如压力、孤独、心理健康和对衰老的负面感知,可能对由身体参数推导出来的衰老时钟产生显著影响。其他可能加速衰老时钟的社会心理因素包括消极的生活事件、现代生活方式和较低的社会地位。这些研究结果表明,在机体衰老过程中,压力的效应器是糖皮质激素,如果长期维持在高水平,不仅会使海马区萎缩,影响记忆功能,而且扰乱参与食欲控制的几种激素,导致身体超重、肥胖。

此外,身体长期处在应激状态会导致血压升高、搅乱睡眠、诱发消极思维模式等,都会间接造成大脑功能的损害。如今,心理学领域常提及"黄昏心理"的概念,特指老年人的消极心理,如情感消沉、精神退变,产生诸如冷落遗弃感、累赘包袱感、枯燥无聊感、颓废无为感、黄昏末日感、孤独寂寞感等不良心理状态。已经有研究证实,具有"黄昏心理"的老人,衰老加速并诱发认知功能减退,严重者可导致认知功能障碍。

六、环境因素与脑老化

空气污染对老年人的认知功能有负面影响,如室内居住环境中固体(煤炭)和生物质(木材、草)燃料的使用会造成老年人认知得分下降,这与其产生的高浓度颗粒物(PM)和其他污染物可能会增加脑部炎症和 β- 淀粉样蛋白(神经元功能障碍的标志)的积累有关。

有研究发现,PM2.5 能透过血 - 脑屏障在神经细胞内沉积,刺激神经元和小胶质细胞释放大量的炎症分子(如 TNF-α),并且降低中老年人的语言学习能力、执行能力以及逻辑记忆力。

2016 年的一项流行病学统计研究,包含中国、美国、英国、德国、瑞典的研究数据。研究证明,空气污染和痴呆有直接的关联。空气污染物颗粒越细,认知下降速度越快。同样在 2016 年,发表在 *PNAS* 杂志上的一项研究显示,科学家在人类大脑中发现了空气污染造成的微小磁性颗粒,这些颗粒可能是引发阿尔茨海默病的原因之一。2017 年 1 月,*Science* 杂志发表的一篇文章也称,空气污染可能会损伤大脑,加速认知老化,甚至还可能增加罹患阿尔茨海默病与其他痴呆疾病的风险。更可怕的是,雾霾可以使年轻人的大脑产生类似阿尔茨海默病的病变,甚至会损害儿童的大脑。

除了污染物,噪声对老年人认知功能损伤较大,如居住在繁华街道附近的人,长期暴露于交通噪声中,其认知功能障碍的发生概率会显著增高。反之,居住在安静"绿色"区域的老人,其情绪水平、认知状况都能保持良好。事实上,住在繁华街道附近的人不仅时刻遭受交通噪声,还有汽车尾气、可吸入颗粒物等污染物的综合作用,大脑损伤、认知老化速度自然会显著增加。

七、低氧状态与脑老化

低氧通常指血氧分压低,长期低氧会导致机体组织、器官缺氧,其与脑老化关系的研究,近些年成为热点话题。脑组织对低氧最敏感,当机体短时间处于低氧状态时,可能出现烦躁、头痛、疲惫等现象。随着处于低氧状态的时间延长,可能进一步出现精神问题,表现为灵敏度降低、反应迟钝、记忆力减退,严重时可能对脑细胞产生不可逆的损伤。一项 2020 年的研究发现,长时间缺氧会导致组织功能障碍。特别是在许多疾病中,缺氧会损害大脑中的干细胞,包括卒中、与早产有关的脑瘫、呼吸窘迫综合征、多发性硬化症和血管性痴呆。即使由COVID-19 引起的重大神经系统损害也可归因于缺氧。有研究发现,高海拔旅居人群以及阻塞性睡眠呼吸暂停低通气综合征(OSAHS)患者中脑老化程度加重,发生认知障碍的风险显著增高。只不过,研究人员并不清楚低氧状态所诱发的细胞功能异常的病理机制。

然而,有一些研究却得出相反的结论。国外的研究人员用大鼠实验证实,间歇性低氧 - 高氧调节可改善脑血流量,对心脏和神经有较好的保护作用。并且,间歇性低氧训练能够改善老年人的认知功能,有望作为治疗脑老化相关疾病的一种手段。

第五节　脑健康的科学内涵

脑是人类一切高级活动的基础,日常的每一个选择,每天的学习和工作,人生重大决定和走向……都离不开一颗健康的大脑。"脑健康"是整体健康观念的核心组成部分,健康的大脑不仅会带来健康的身体,而且帮助我们构建健康的精神世界。然而,长期以来,脑健康一直被人们忽视,直到突发各种脑病的时候,才悔恨自己过去没能关注大脑的健康。脑健康的字面意思就是大脑健康无疾病,既包括脑形态、结构的完整和正常,也包括脑功能,如认知功能、精神心理的正常。脑健康的定义可从广义和狭义两个角度表述。

广义上,脑健康指不存在任何脑病以及神经系统引起的一些亚健康状态。神经系统亚健康由一组临床症状组成,如头晕、头痛、耳鸣、肢体无力、麻木、疼痛、瘫痪、疲劳、抽搐、昏迷、反应迟钝、经常性发呆、发愣、记忆力减退、注意力降低等。有人习惯将上述症状概括成神经衰弱和神经系统失衡。而脑病的范畴极其宽泛,如头晕、头痛、前庭病变、各种脑炎、各种脑血管病(脑卒中、蛛网膜下腔出血、血管性认知障碍等)、锥体外系统疾病(帕金森病、亨廷顿病等)、颅脑损伤(癫痫、发作性睡病等)、先天性脑病(脑瘫、脑积水等)、自身免疫病(多发性硬化等)、神经变性疾病(阿尔茨海默病、多系统萎缩、运动神经元病)、颅内肿瘤、精神障碍等。广义的脑健康概念提示,人有压抑感、无力感时大脑功能异常的表现,亚健康状态在很大程度上是脑健康出现异常的结果。因此,大脑决定健康,脑健康才是真健康。

狭义上,脑健康特指脑没有器质性损害,结构完整,生理、生化、代谢等处于相对平衡状态,对外部刺激做出的反应相对一致、有稳定的定向性。这个定义反映脑的结构与功能的关系,即脑在相互关联、相互影响层面上的动态平衡过程,而健康状态就是这一过程中的相对稳定状态。

通俗的脑健康定义可概括为:大脑无伤残,没有头疼脑热、眩晕、脑血管病等神经系统疾病,以及认知功能正常。脑的结构和功能一旦出现异常,将会引发各种异常的精神、神经活动,导致其他器官功能调节出现紊乱,不仅会损害本人的健康,还会给家庭乃至社会造成影响。可以说,脑健康是个体健康的前提,脑健康对于老年人个体尤其重要,拥有脑健康的老人能够不依赖他人、独立完成日常生活,能够参与相应的社会活动,实现健康老龄化和积极老龄化,对维持老年人的身体健康、心理健康和社会适应能力有重要意义。

一、脑健康是人类健康的本质

脑健康是人类健康的本质,脑资源是新时代创新社会最重要的资源,关系民生福祉、关乎民族未来,也将带动科技发展和中国式现代化的实现和中华民族伟大复兴的宏伟、新兴经济高质量发展。

脑健康问题已经不再是个体和单一家庭的问题,而成为全社会面临的严峻挑战。这不只是健康问题,还涉及社会、经济、国家发展战略的各个方面。只有在全社会普遍关心和重视下,全方位、多层次关注脑健康管理,我们每一位同胞的生命最后一程才美满、幸福。也许我们无法决定生命的长度,但是可以影响生命的质量和丰度。

如今,中国已经进入老龄化社会,60 岁及以上人口约为 2.64 亿,占总人口的 18.7%。其中,65 岁及以上人口为 1.9 亿人,约占 13.5%。专家预测,到 2050 年,中国 65 岁及以上的老年人口将增加到 4 亿,其中 80 岁以上高龄老年人将达到 1 亿。在老年人群中,各类认知障碍相关疾病发病率不断攀升,已经成为威胁国计民生的重大挑战。积极应对人口老龄化,实施老年人失能预防与干预、关爱老年人心理健康、预防认知障碍和老年痴呆是实现健康中国战略的关键。实施健康中国战略,把人民健康放在优先发展的战略地位,为人民群众提供全方位全周期健康服务,已经上升为党和国家的基本国策。因此,脑健康是"头等大事"。加强基层社区中老年人群的脑健康管理,早筛查、早诊断、早干预,可以推迟阿尔茨海默病发病年龄 10 年以上,甚至避免患病,极大延缓痴呆患者数量增长,减轻家庭、社会和国家负担。

二、脑健康是生命全周期管理

脑健康行动包括全生命周期的脑健康管理、公众教育和知识传播、危险因素管理、精神心理评估与干预、认知风险预测与管理等。脑健康行动的重点是加强认知风险预测、认知功能评价以及早期发现、早期诊断、早期干预技术的研究,针对不同危险因素开展针对性预防和认知训练等综合干预模式。

《"十四五"国民健康规划》中亦提出:实施慢性病综合防控策略。提高心脑血管疾病、癌症、慢性呼吸系统疾病、糖尿病等重大慢性病综合防治能力,强化预防、早期筛查和综合干预。开展心脑血管疾病机会性筛查。探索建立健康危险因素监测评估制度,逐步建立完善慢性病健康管理制度和管理体系,推动防、治、康、管整体融合发展。全周期保障人群健康。2022年7月22日,中国"脑健康行动"启动,提出"二步走"和"八个方案"解决中国人群的脑健康问题。

1. 中国"脑健康行动"二步走

(1)一步走:到2025年,脑健康公众教育取得明显成效,脑健康相关概念得到普及;有序推进重点人群脑健康筛查、脑健康体检与脑健康监测;大力促进脑健康学科基础知识的发展,研究和验证脑健康筛查方法、生物标志物、数字疗法和防治药物等;制订符合中国国情的脑健康及相关脑疾病诊疗标准、临床路径和质控标准;建立多层级脑健康服务网络,明显提升危害脑健康的相关脑疾病早期诊断率和治疗率。

(2)二步走:到2030年,公众建立正确脑健康观;脑健康筛查、脑健康体检与脑健康监测的重点人群覆盖率达80%左右;脑健康学科基础研究与产业转化得到广泛纵深发展;全国形成关注全周期脑健康及相关神经系统疾病的精准预防诊治的健康中国建设格局。2023中国脑健康大会高度强调了脑健康的重要性,脑健康得到了国家战略关注和重点部署,其防治工作已经纳入国家的整体慢性病防治规划中。

2. 中国"脑健康行动"的"八个实施方案"

方案1 科学评估痴呆风险,提升健康教育水平,充分控制痴呆危险因素。

方案2 建立和完善脑健康监测与服务体系。

方案3 建立标准化认知障碍高危人群登记和随访体系,强化平台建设,提升转化能力和国际影响力。

方案4 制定认知风险降低和认知增强的诊疗指南,促进产业化,扩展脑健康服务能力。

方案5 实施脑健康诊疗规范化行动,提升管理服务水平。

方案6　实施体医融合行动,发挥综合管理的作用。

方案7　实施保障救助救治行动,减轻群众就医负担。

方案8　实施重大科技攻关行动,加快创新成果转化。

三、脑健康的标准

过去,很多人热衷追求长寿。如今,人们更加关注生命质量,力争活得快乐健康,十分注重大脑保健,追求脑健康。按照前文给出脑健康的定义,脑健康的标准需要从脑结构和脑认知功能两个方面衡量。中国老年保健协会在研讨会上达成的专家共识认为脑健康要满足"六好"标准:即表达好、气色好、睡眠好、自理好、行为好、参与好。

1. **表达好**　特指一个人思维清晰,在表达一个事物和问题的时候能不跑题。

2. **气色好**　指人气血循环基本正常,面部皮肤润泽,精力充沛。

3. **睡眠好**　指没有持续的睡眠障碍,每晚能安稳睡6个小时以上,睡醒后没有昏昏沉沉的感觉,很解乏、心情感到愉悦。

4. **自理好**　日常生活有自理能力,包括自己能照顾自己,有参加社会活动着装与主题活动协调等能力。

5. **行为好**　指处事乐观,态度积极,乐于承担责任,事无巨细不挑剔,保持良好心态,待人接物宽容、平和,不焦虑和疑心。言行和谐,用爱去滋养身边的一切事物,与社会环境和谐相处。

6. **参与好**　就是有较好地适应环境和融入社会、具有一定的社会交往能力,要有较快的适应能力,无论在家庭还是社会,都要有主动参与的心态和适应能力。

（李　健　刘　晨）

参考文献

1. 郑观成. 脑老化科学. 上海: 复旦大学出版社, 2008

2. 郑现成. 脑老化科学新学科与其 21 世纪展望. 中国自然医学杂志, 2000, 2 (4): 230-233

3. 谢启文. 神经肽, 上海: 复旦大学出版社, 2004

4. 程昭寰. 脑健康. 北京: 中医古籍出版社, 2004

5. 田文正. 脑健康指南. 北京: 中国医药科技出版社, 2016

6. 伊丽莎白·布莱克本, 伊丽莎·艾波. 端粒效应. 廖月娟, 译. 台北: 天下文化出版社, 2017

7. 吴丹, 王雪, 杨静, 等. 生物信息学方法下脑老化关键基因与通路的筛选及中药预测研究. 中国中药杂志, 2021, 46 (21): 5701-5710

8. Jiang J, Sachdev P, Lipnicki DM, et al. A longitudinal study of brain atrophy over two years in community-dwelling older individuals. Neuroimage, 2014, 86: 203-211

9. Walhovd KB, Fjell AM, Reinvang I, et al. Effects of age on volumes of cortex, white matter and subcortical structures. Neurobiology of Aging, 2005, 26 (9): 1261-1270

10. Potvin O, Dieumegarde L, Duchesne S, Normative morphometric data for cerebral cortical areas over the lifetime of the adult human brain. Neuroimage, 2017, 156: 315-339

11. Hill J, Inder T, Neil J, et al. Similar patterns of cortical expansion during human development and evolution. Proceedings of the National Academy of Sciences of the United States of America, 2010, 107 (29): 13135-13140

12. Douaud G, Groves AR, Tamnes CK, et al. A common brain network links development, aging, and vulnerability to disease. Proceedings of the National Academy of Sciences of the United States of America, 2014, 111 (49): 17648-17653

13. Harman D. Aging: a theory based on free radical and radiation chemistry. Gerontol, 1956, 11: 298-300

14. Miquel J, Economos AC, Fleming J, et al. Mitochondrial role in cell aging. Exp Gerontol, 1980, 15: 579-591

15. Callista Y, Wen Y, Siegfried H. The Intrinsic Apoptosis Pathway Mediates the Pro-Longevity Response to Mitochondrial ROS in C. elegans. Cell, 2014, 157 (4): 897-909

16. Zhao H, Ji Q, Wu Z, Wang S, et al. Destabilizing heterochromatin by APOE mediates senescence, Nature Aging, 2022, 2: 303-316

第二章　认知衰弱

　　衰弱(frailty)是一种复杂的临床综合征,被定义为由各种因素引起的与年龄相关的储备和功能下降,是老年医学中的一个重要问题。衰弱分为生理衰弱、认知衰弱和社会心理衰弱3个类型。越来越多的研究表明,生理衰弱和认知衰弱是不可分割的,生理衰弱往往会增加认知衰弱,甚至导致认知功能障碍。认知衰弱(cognitive frailty)能显著增加跌倒、骨折、残疾、失能、失智和死亡等不良结局事件的发生概率。因此,学者们目前倾向将认知衰弱独立出来,成为一个独立的衰弱维度。尤其在社会老龄化背景下,与单独的身体衰弱或轻度认知障碍相比,认知衰弱更容易发展为痴呆,成为影响老年人健康状况重要的临床综合征。

第一节 认知衰弱的概念

认知属于心理学名词,指的是人在对客观事物的认识过程中,对感觉输入信息的获取、编码、操作、提取和使用的过程,包括感知、识别、记忆、概念形成、思维、推理及表象构成,属于高级脑功能活动。

认知功能指的是大脑收集到周围信息后,能把信息进行一定的抽象处理,上升到对客观事物相互联系的构建,揭示事物对人的意义与作用的判断能力,是一种高级神经心理功能,包括注意、知觉、记忆、判断、评价、推理、计算、决定、理解、问题解决、语言运用等。

随着年龄增大,人的认知功能会出现不同程度的下降,而某些疾病,如阿尔茨海默病、帕金森病、脑卒中、抑郁症等,能加速认知功能损伤的进程,从而出现认知功能障碍,包括记忆障碍、定向障碍、语言障碍、视空间能力受损、计算能力下降、判断和解决问题能力下降等。认知功能障碍会影响我们日常生活的方方面面,所看、所听、所思、所想,一举一动都将受到影响。

认知衰弱(cognitive frailty,CF)这个医学词汇 2001 年才开始出现,是老年医学领域新出现的概念,用来泛指增龄性认知障碍以及和其他疾病相关的认知障碍或痴呆前的状态。在 2006 年由 Panza 等人提出,认知衰弱特指轻度认知障碍和暴露在血管危险因素下具有类似症状的痴呆,特别是血管性痴呆的前期状态。2013 年国际营养和老龄化学会(IANA)正式就认知衰弱达成共识,将认知衰弱定义为身体衰弱导致的认知功能障碍,同时排除阿尔茨海默病和其他类型痴呆,其特征为同时存在身体衰弱和认知障碍的一种异质性临床综合征。2015 年我国的科学家进一步完善了认知衰弱的定义,将其作为老年人健康状况的有效评价指标,分为可逆性认知衰弱和潜在可逆性认知衰弱两种亚型。

可逆性认知衰弱的认知损害表现为主观记忆下降(SCD)、无客观的认知功能损害和/或客观的生物标志物;而潜在可逆性认知衰弱的记忆损害表现为轻度认知功能障碍(MCI),即有客观认知功能受损。可逆性认知衰弱是潜在可逆性认知衰弱的前期。

研究者用慢性病患病情况、生理健康状况、睡眠及运动情况、BMI（体重指数）等指标中存在缺陷的项目数除以总项目数得到衰弱指数（frailty index），用它作为综合评价衰弱的参数。随着研究的深入，越来越多的学者认为认知衰弱是一个独立的衰弱维度，不以身体衰弱为前提，因此关于认知衰弱的特异性生物标志物和评价方法成为研究者关注的热点问题。要正确理解认知衰弱的概念，需要澄清其与认知障碍及其他衰弱的关系。

根据认知衰弱的定义，认知衰弱叠加了生理衰弱和认知功能降低，但尚未达到痴呆症的诊断标准，属于生理性认知功能减退，不仅可以作为综合评价老年人健康状况的有效指标，而且有望成为预测老年人不良健康结局，如痴呆症、全因死亡率的有效预测器。为此，科学家建议将认知衰弱纳入衰弱的评估工具，形成躯体衰弱、心理衰弱、社会衰弱、环境衰弱和认知衰弱构成的五维度综合衰弱评估工具。

认知衰弱的评估采用 Fried 衰弱评估量表结合神经心理量表，如简易精神状态检查量表（MMSE）、蒙特利尔认知评估量表（MoCA）、临床痴呆评定量表（CAD）、阿尔茨海默病评估量表（ADAS-Cog）等进行综合评判。Fried 衰弱表型评分为 1~5 分者，伴有 MCI（CDR=0.5，MoCA 为 14~25 分）即为潜在可逆性认知衰弱。伴有主观认知下降（即与先前正常状态相比，自我感觉认知能力持续下降，且与急性事件无关），在标准的认知测试中表现正常（CDR=0，MoCA ≥ 26分），排除精神疾病、神经系统疾病、痴呆及药物等引起的认知功能下降，即判定为可逆性认知衰弱。

一、认知衰弱和身体衰弱

在社区人群中，认知衰弱与身体衰弱通常共同出现，约 51% 有认知衰弱的老年人出现身体衰弱；22% 身体衰弱的老年人同时存在认知衰弱。研究证实，从身体衰弱程度可以预测认知功能改变及认知障碍发生的风险；反之，认知障碍的人在一定程度上更容易出现身体衰弱。

关于认知衰弱和身体衰弱之间联系的机制目前尚不完全清楚。现有的研究发现,认知功能障碍会引起脑基底部神经核团,如"黑质-纹状体"变性改变,无法正常调控锥体外系随意运动和精细动作,从而影响步速、体重、运动功能、新陈代谢等,进而导致身体衰弱。

二、认知衰弱和心理衰弱的关系

研究发现,心理、社会环境、社会支持力量、社会角色变化、社会网络规模、与他人关系等因素均对老年人的认知衰弱状况造成影响。例如寡居、晚期职业生涯中失业、社会关系简单、社会活动参与度低的人认知衰弱的风险更高。因此,在社区老年人健康管理工作中,应高度关注老年人的社会支持、社会环境以及社会交往状况,多维度监测评估社会因素变化对老年人认知衰弱的影响。同时倡导子女多加陪伴、促进老人适应社会角色的变化、帮助老人维持良好的社会关系。

心理衰弱包括抑郁症状、情绪障碍、情感孤独及消极悲伤情绪等,研究发现认知衰弱和心理衰弱之间存在显著的关联性。其中,情绪障碍和认知衰弱呈正相关;抑郁、情感孤独则显著增加认知衰弱的风险,如记忆功能下降、执行能力和反应速度下降等。横断面研究发现,潜在可逆性认知衰弱和抑郁相结合可能是痴呆的先兆。不论是主观认知功能下降还是客观认知功能障碍,认知衰弱均和心理衰弱密切相关,因此对认知衰弱的老年人应进行情绪评估,对存在情绪障碍的老年人也应尽早完成认知衰弱的筛查。

三、认知衰弱和社会衰弱的联系

社会衰弱指缺乏社会支持或情感上有价值的社会联系,包括社交孤独和缺乏社会支持网络。研究发现社会支持和认知衰弱显著相关,社会衰弱增加了认知衰弱的发生风险。一项针对1 697例老年人(≥60岁)的前瞻性队列研究,随访8年,采用社会衰弱量表评估社会衰弱情况,采用简易精神状态检查量表(MMSE)评估认知功能,结果表明:社会衰弱的患病率为7.7%。与拥有广泛社交网络的人相比,缺乏社会关系的人客观认知功能下降的风险更大;而社会网络的支持可减缓认知功能下降。总之,老年人群随着认知功能的下降,认知衰弱的发生风险增加,并增加失能、痴呆及死亡等不良健康结局风险,同时认知衰弱常伴随一种或多种其他类型的衰弱,其与身体衰弱和社会心理衰弱密切相关。这项研究的结论支持了人体衰老的大脑老化假说。

第二节　认知衰弱的风险评估

认知衰弱人群出现躯体活动功能受限的风险显著增高,且更容易出现残疾、失能等不良结局。纵向研究也表明,认知衰弱个体发生老年痴呆的概率显著高于正常人群,功能性残疾的发生率较正常个体增加了 12 倍。部分研究发现,认知衰弱与心力衰竭、心肌梗死等心血管疾病存在密切的双向关联。一方面,心血管疾病作为风险因素会加速认知衰弱的进程;同时,认知衰弱增加了心血管疾病患者不良健康结局的发生风险;另一方面,认知衰弱和心血管疾病作为共同的危险因素加速老年个体的认知功能损害,使个体发生失能、失智、死亡等不良结局。

有研究发现,认知衰弱与年龄、身体衰弱程度呈正相关。一项马来西亚关于认知衰弱的横断面研究发现,纳入 815 例老年人(平均年龄为 68 岁 ±6 岁),认知衰弱的患病率为 2.2%。认知衰弱组的平均受教育年限和家庭收入、体重指数及骨骼肌含量均低于非衰弱组,且认知衰弱组的老年抑郁量表评分(GDS-15)平均值高于健康组,认知衰弱组的社会支持均值也明显较低。经统计学分析,高龄、抑郁状态、日常生活能力低下、缺乏社会支持及烟酸摄入量低与认知衰弱相关。一项针对腹膜透析患者的研究发现,与单纯认知障碍组或无衰弱组相比,认知衰弱组的年龄更大、合并糖尿病和心血管疾病的比例更高,血清白蛋白、血磷、尿素氮水平更低。进一步证明,高龄、糖尿病、心血管疾病、营养不良与腹膜透析患者认知衰弱密切相关。

由此可见,认知衰弱可能诱发身体衰弱、心理衰弱和社会衰弱潜在的作用机制,其相互作用机制的研究逐渐成为研究者关注的热点问题。

一、认知衰弱筛查的生物标志物

关于认知衰弱生物标志物的研究,国内外学者多聚焦在基因标志物、身体指标、牙齿数量等。研究发现,6分钟步行试验(6MWT)、起立-行走试验(TUG)与认知衰弱密切相关。步态速度、体重指数(BMI)、腰臀比(WHR)与大脑认知状态相关,可作为认知衰弱筛查的客观指标。此外,轻度认知障碍的老年人在睡眠期间心率会发生高频短期昼夜心率变异(HF-HRV)。老年人的牙齿数量与认知功能评分呈正相关,牙齿数量为老年人认知功能评估提供了辅助客观证据。

随着互联网技术的不断发展,网络测试方式日益兴起,借助在线量表的方式调查老年人衰弱、肌少症、主观记忆、工具性日常生活活动(IADL)能力,进而评估老年人认知衰弱状况,简便易行、便于推广普及。北京师范大学老年脑健康研究中心研发的认知快速测评工具(BABRI数字化记忆门诊工具),基于北京BABRI老年脑健康计划社区队列数据库构建的常模,借鉴和改良了传统认知评估量表(MMSE、MoCA等),是一套智能、高效的数字化认知功能测评工具,能快速实现患者一般资料的信息采集、认知主诉问诊、总体认知测评以及记忆专项筛查等多项任务,仅需要6~10分钟就能精确、灵敏、高效完成认知测试,适合在基层社区卫生服务机构、健康管理组织以及各级医院的记忆门诊使用。自2019年,BABRI数字化记忆门诊工具连续用于北京市16城区老年人脑健康体检项目,已经帮助一大批认知障碍高风险老人通过脑健康教育和认知干预显著提升了认知功能,老年人可自行完成评估。

考虑到老年人群的特殊性,未来会有多个增加电脑音频辅助自我访谈和自动评分功能的在线实时认知衰弱评估和监测的智慧系统投入使用。智慧监测设备的出现将为实现认知衰弱的远程、动态、长期观察提供了条件,如可穿戴设备远程监测社区老年人的认知衰弱状况,使用吊坠式传感器监测老年人日常身体活动与睡眠,用站立、步态分析、行走轨迹等,通过智能家居设备采集老年人的运动轨迹、坐卧时间、行为特征,分析评估其认知功能和生理功能,评估老年人有无认知衰弱。

智能监测系统能很好地克服传统认知衰弱评估中一次性、固定时间点、受医生主观偏倚影响等缺点，实现了长期动态化观察与评估，偏远地区老年人也可受益，具有较强的实用性和可靠性。

二、认知老化

（一）认知老化的定义

认知老化（cognitive aging）是指健康个体进入老年期后，各项认知功能下降和衰退的过程，也包括大脑对认知功能丧失的适应和代偿过程。在认知老化进程中，一方面由于增龄，大脑出现萎缩，细胞数量减少，脑区特异性下降，神经信息传递准确度下降，导致老年人认知能力整体呈现下降趋势。另一方面，老年大脑通过募集更多脑区的代偿功能，试图使认知功能维持在一定水平。因此，认知老化过程是多因素、多环节交互作用的结果。可见，认知老化是大脑老化的伴生产物。

通常，认知老化主要体现在加工速度、执行能力及工作记忆等认知领域。认知老化的老年人在新情景中加工新信息的能力下降，完成概括、类比、推理等方面任务表现力不从心。认知老化严重的老人将出现工具性日常生活活动困难以及独立生活能力丧失。传统观点认为，认知老化是随增龄变化必然出现的结局，现代观点则认为认知功能的发展、变化中交叠着各种复杂因素，认知具有可塑性，认知老化可以通过一定的干预方法加以补偿。

（二）认知老化的机制假说

1. 认知老化的分子生物学机制　人群大样本实验结果表明，血清中 25- 羟维生素 D、白蛋白、性激素、N- 乙酰天冬氨酸（N-acetyl-aspartate，NAA）水平，血浆中 β- 淀粉样蛋白、ApoE2 以及 ω-3 脂肪酸等均与认知老化密切相关。

其中，25- 羟维生素 D（25-OH-VD）由维生素 D 在肝脏中通过羟基化作用转化生成，是机体内维生素 D 的主要储存形式，一旦缺乏将影响人体内新陈代谢的平衡，诱发心血管病、糖尿病、焦虑、抑郁等情志病。认知障碍发生机制中有一个著名的 β- 淀粉样蛋白（Aβ）假说，尽管因论文数据造假事件遭到质疑，但并没有全盘否定 Aβ 假说的合理性。因为,Aβ 蛋白寡聚体有多种亚型,存在数据造假的论文仅聚焦其中 Aβ56 一种亚型。如今,大量研究数据证实,Aβ42/Aβ40 比值下降可作为诊断痴呆症的经典生物标志物。健康人血浆和脑脊液中 Aβ42 呈现较高的水平,而在认知障碍患者脑内,由于 Aβ42 蛋白参与脑组织内淀粉样斑块(老年斑)的形成和沉积,出现大量消耗,使血浆和脑脊液中 Aβ42 蛋白水平显著减少,Aβ42/Aβ40 比值降低。

另有研究发现,血清白蛋白水平以及性激素水平与认知老化相关,保持一定水平的白蛋白、生物可利用睾酮(bioavailable testosterone,BT)、雌二醇(E_2)能对抗认知老化的发生,而卵泡刺激素(FSH)水平升高则可能加速认知老化的发生。

来自动物实验的研究结果显示,包括脑源性神经生长因子(brain-derived neurotrophic factor,BDNF)、胰岛素样生长因子 -1(insulin-like growth factor-1,IGF-1)、血管内皮生长因子(vascular endothelial growth factor,VEGF)等均与认知老化相关。通过合理营养、适度体育锻炼以及一定强度的认知训练,能刺激上述生物活性物质的分泌、促进大脑的可塑性,进而增强大脑的健康和认知功能。

2. 认知老化的神经生理机制　随年龄增长,在外侧前额叶皮质、海马回、尾状核,及小脑半球等脑组织中,神经元凋亡的发生显著增强,神经元树突和棘突的结构发生一定改变,脑白质中有髓神经纤维大量减少,从而诱发常态脑老化和认知老化的发生。

近年来,随着影像学的发展,认知老化的神经生理机制研究有了长足的进展。研究发现,与增龄相关的额叶、顶叶与颞叶皮质密度呈下降趋势。这提示,认知老化与大脑一些区域的结构和功能关系密切。研究还发现,脑白质完整性随着老化进程将会下降,白质完整性对于保证大脑皮质网络联系,尤其是与执行功能、知觉速度和记忆相关脑区的网络联系具有重要意义,这将会影响老年人的知觉速度、加工速度以及执行功能,最终表现出认知老化的现象。

有意思的是,伴随脑老化的发生,老年大脑同时也会表现出适应性。大脑出现组织或功能丧失的同时,也会通过募集更多脑区的代偿功能来维持认知功能。通过任务态功能影像学研究,发现老年人局部脑区存在两种过度"激活"现象,即老年人在完成一些特定认知任务时,常过度激活对侧半球的相应脑区,呈现明显的双侧化趋势。例如,在完成视知觉任务时,有枕叶活动下降而前额叶活动增强的现象。脑科学家用"补偿说"和"去分化"说解释上述现象。前者认为,对侧脑区激活的增加主要是补偿老化带来的认知功能衰退。后者则认为随着老化,信息传递的准确度下降,神经网络区分能力逐渐减弱,使得老年人判断任务性质能力变差,因此出现了这种激活的泛化现象。

3. 认知老化的心理机制 近30年来,认知老化心理学领域先后提出了5种理论来解释认知老化的机制,即加工速度理论、工作记忆理论、抑制衰退理论、感觉功能理论和执行衰退理论。其中,前4种理论统称为加工资源理论,即个体在完成认知任务时可以运用的心理加工能力或心理能量的大小。而执行衰退理论强调了大脑某一认知结构(如执行功能)对认知老化的特殊影响,而非对认知老化的普适性解释。

迄今为止,加工速度理论(processing speed theory)是认知老化领域内最为成熟、影响力最大的理论之一。该理论强调了个体的认知加工速度随增龄而发生减慢,是引发流体认知功能老化的主要原因。加工速度在很大程度上解释了增龄对认知功能的影响,同时也解释了工作记忆对认知功能的影响。有实验研究表明,加工速度和工作记忆在认知老化过程中起决定作用。工作记忆、抑制衰退、感觉功能的大部分年龄差异都可以由加工速度来解释,即速度是更为基础的信息加工成分。

关于加工资源理论与执行衰退理论的关系,未来可能会有机整合在一起。认知老化既有普遍性,又表现出了变异性的特点。普遍性是指,随年龄增长出现的认知功能普遍性下降,变异性体现在个体差异性。加工资源理论可以很好地解释认知老化的普遍性,而执行衰退理论则解释了认知老化的特异性,因此可以有机结合、相互补充。

4. 成功认知老化 由于大脑具有可塑性和个体差异性,有些老年人在脑老化发生的同时,不仅没有认知障碍,而且发展和保持多维认知结构,能够保持社会联系、持续的目标感和独立运作的能力,从疾病和伤害中恢复功能,并具有应对剩余认知缺陷的能力,称作成功认知老化(successful cognitive aging,SCA)。上述对成功认知老化的描述出自 2006 年美国国立卫生研究院认知和情绪健康项目(CEHP),作为成功认知老化的定义使用。

不难发现,这个定义过于理论化,很难落地实操。换句话说,该定义并没有明确给出认知老化和成功认知老化之间的区别。因此,在实际操作中,研究者通常综合应用临界值标准比较、规范标准比较、与过去表现比较等方法进行鉴别。

(1)临界值标准比较:这种方法需要借助认知评估量表或数字化认知功能测评工具。例如,采用认知简易精神状态检查量表(MMSE)得分大于 24 分作为临界值。这类方法易于推广且与其他样本有可比性,但也存在局限性,如言语能力的临界值可能随着年龄的增长变化不大,而加工速度的临界值可能变化很大。

(2)规范标准比较:根据老年人的记忆、认知表现或根据更广泛的标准来划分样本,即通过设定特定比例将同一样本中的高认知功能与中/低认知功能区分开。规范标准比较中的一种是同辈比较,即在同辈群体中区分认知能力表现最好的前 x% 作为成功认知老化群体。另一种为代际比较,常用的是与中年群体(50~65 岁)或年轻群体(18~35 岁)对比,认为老年群体的认知水平与更年轻群体的平均水平相当,则是实现成功认知老化。

(3)与过去表现比较:与过去表现比较来定义成功认知老化的关键是纵向观测,即对同一组群体进行认知功能维持的前后对照观察。在衰老过程中,不同认知领域的变化程度是不同的。例如,整体认知通常比特定认知领域下降得慢,情节记忆对阿尔茨海默病敏感,执行功能与老化更相关,这个方法需要对特定群体进行持续的脑健康管理,包括脑健康体检、脑健康科普宣传、认知障碍风险筛查、科学健康生活方式的推行等。

(三)成功认知老化的决定因素

某个人是否实现成功认知老化,与遗传和表观遗传、大脑储备和认知储备、生活方式等多种因素有关。

1. 遗传和表观遗传 现代医学将多数健康与疾病问题归结为遗传素质。来自孪生研究的结果显示,老年人的认知能力也在一定程度来自遗传,在中年人中,成功认知老化 80% 归因于遗传因素。大多数探讨基因对认知老化影响的研究集中在长寿的表型上,如淀粉样前体蛋白、早老素 -1 和早老素 -2 基因突变、*ApoE ε4* 等位基因等。此外还有一些与心脏代谢危险因素相关的候选基因,如血管紧张素转换酶基因、胆固醇 24- 羟化酶基因、脂肪和肥胖相关基因以及胰岛素降解酶基因等。有多项关于人类大脑老化的转录组分析显示,57.7% 的基因表达在产前发育过程中发生变化。9.1% 的新皮质表达基因转录本在出生后发育(20 岁以下)期间发生变化,但在成年期只有 0.7% 发生了变化,提示多项认知能力具有遗传性。未来尚需开展更多的研究深入探索老化易感基因对特定认知功能、脑结构和脑功能的影响,以及是否可以预测老年人的认知下降。

2. 大脑储备和认知储备 脑储备的说法来自临床观察,早在 20 世纪末,医生就注意到脑容量较大患者可以承受更多的病理损伤。脑容量大就意味着大脑皮质厚度大、面积大,神经元总数量及突触总数目多,当同等强度的神经损伤发生时,脑储备能力强的人不会表现出明显的功能障碍,表现出一定程度的抗打击能力。Paul Satz 等人将脑储备对脑损伤或病理改变的不同易感性设计为一个函数,称作脑储备阈值模型。

从以上的表述看,脑储备和脑的适应性及脑的可塑性存在概念上的重叠。因此,有学者将脑储备能力理解为脑血管储备,特指在生理或病理刺激作用下,大脑通过血流和血管的自动调节启动侧支循环和代谢储备,以维持脑血流正常、保护脑组织免受缺血损伤的固有能力的总和。脑储备能力强的人不仅具有较好地预防卒中发生的能力,而且在出现神经损伤后,具有较强的康复能力。

不难看出,脑储备的概念带有消极和被动的意味。事实上,大脑可以通过各种积极的方式来应对或补偿个体所遇到的神经损害,如持续的学习和技能训练、坚持运动、规律而健康的生活习惯等,能很大程度上提升大脑的储备功能。此外,脑储备强调大脑的"硬件"系统,存在很大的个体差异性。为此,认知储备(cognitive reserve)的概念开始兴起。

认知储备的概念最早在 20 世纪 80 年代后期提出,指的是个体通过补偿策略的脑网络,最大限度发挥脑功能的能力。在疾病早期,具有相同病理改变的背景下,认知储备好的人,其认知功能受损的程度较认知储备差的人轻。表明在脑病理性损伤与脑功能破坏之间存在一定的缓冲能力,这种能力也就是通常所说的认知储备,可以看作是大脑的"软件"系统。

评价认知储备功能通常用受教育程度、职业成就、认知活动、智力等几个维度。受教育程度包括接受教育年限(受正规的教育年限以及非正规的教育年限)以及教育质量。不同国情和文化背景,国民受教育年限的划分不同。依据我国推行的九年义务教育制度国情,受教育程度大于10年的人被划分为高储备人群。已有大量研究结果表明:提高受教育水平和生活技能训练有助于提高认知储备,可以减少轻度认知功能障碍(MCI)的风险,以及减缓临床症状及进展的发生,反过来证明受教育程度在某种程度上代表认知储备。神经影像学研究给出的证据是,高认知储备(受教育程度高)可增强神经核团间的白质联系,构建复杂且稳定的神经网络,从而能弱化神经损伤对认知的不良影响。

3. 生活方式　如今,探讨生活方式因素对健康的影响是医学领域的热点问题。国内外的研究结果均证实,健康的生活行为方式,如规律的有氧结合抗阻运动、科学合理的膳食习惯、益智活动(阅读、小组讨论、计算机使用、玩纸牌游戏、填字谜)、终身学习、参与有益社交活动等,不仅能改善人体心血管功能,而且对执行功能、加工速度和言语记忆等认知功能均有显著改善作用,有助于成功认知老化。

有研究者对喜欢玩乐器、学习第二外语、业余爱好广泛的人做了跟踪调研,发现这类人群加工速度、工作记忆、情节记忆、推理等认知能力保持较好;躯体活力、社会功能、心理健康、生活满意度以及抑郁症状改善等方面均有显著提升。

持续性的体育运动可以降低心血管疾病与骨质疏松症的发生风险,以及老年人死亡的风险。与老年人的多个认知领域,特别是执行功能的表现增加有关,即使是短期有氧运动也可以促进神经可塑性。研究发现,体育锻炼具有延缓老年人认知衰退的量效关系,长期运动对认知老化人群大脑皮质的功能活动性有明显改善,其潜在的生理学机制可能是运动能促进海马区脑源性神经营养因子的表达,进而起到改善认知功能的作用。

合理膳食及科学饮食对成功认知老化的影响也非常关键。膳食营养素和食物指南在很大程度上是基于心脏代谢风险的管理制定的,鉴于心脏代谢健康对认知功能的既定重要性,饮食习惯的改善可以帮助老年人维持成功认知老化。

总之,积极生活方式的终身稳定性有助于增强工作记忆和注意力,在健康维持、预期寿命延长,成功认知老化等方面发挥着重要作用。

[认知神经科学知识点]

不良生活行为习惯自评。你有下述行为习惯吗？请在符合的条目前打"√"

(   )1. 长期饱食

(   )2. 轻视早餐

(   )3. 甜食过量

(   )4. 长期吸烟

(   )5. 贪杯不止

(   )6. 睡眠不足

(   )7. 少言寡语

(   )8. 蒙头睡觉

(   )9. 不愿动脑

如果您占4项以上,需要重视并且尽早去医院的记忆门诊或神经科接受专业检测和诊断。

(李 健　刘 晨)

参考文献

1. 卡贝扎. 脑老化认知神经科学. 李鹤, 何清华, 译. 北京: 北京师范大学出版社, 2009

2. 罗杰·克鲁兹, 理查德·罗伯茨. 变化的头脑. 黄立鹤, 译. 上海: 上海教育出版

社, 2021

3. 张占军, 李馨. 大脑的功能与认知老化. 北京: 中医古籍出版社, 2022

4. 余林. 认知老化的心理学研究, 北京: 科学出版社, 2015

5. 刘芳, 褚波. 大脑与认知. 北京: 电子工业出版社, 2012

6. 王志良. 脑与认知科学概论. 北京: 北京邮电大学出版社, 2011

7. 林岚, 金悦, 吴水才. 成功认知老化的研究综述. 中国医疗设备, 2022, 37 (5): 150-1578.

8. 张彩婧, 梁芙茹. 脑储备与认知储备的关系. 世界最新医学信息文摘, 2019, 19 (20): 91-939.

9. 梁津瑜, 章军建. 认知储备的测量与研究进展. 中国临床神经科学, 2017, 25 (3): 337-342

10. 陈颖勇, 张正敏, 左倩倩, 等. 社区老年人认知衰弱风险预测模型的构建及验证. 中华护理杂志, 2022, 57 (2): 197-204

11. 张连成, 傅涛, 高淑青. 认知老化的机制研究进展. 中国临床心理学杂志, 2014, 22 (6): 999-1005

12. 刘涵慧. 老化认知神经科学: 研究现状与未来展望. 中国科学- 生命科学, 2021, 51 (6): 743-76313.

13. 张占军. 老年脑健康体检: 神经心理量表操作指南. 北京: 人民卫生出版社, 2020

3

▶▶▶▶▶▶▶

第三章　认知障碍

认知障碍(cognitive impairment)是以认知功能损害为核心,导致患者日常生活能力减退乃至精神行为异常的脑病综合征,按严重程度分为轻度认知障碍(mild cognitive impairment,MCI)和痴呆(dementia);认知障碍按照病因分阿尔茨海默病、血管性痴呆、额颞叶痴呆、路易体痴呆等。如今,中国认知障碍性疾病的发病率很高,已经成为影响国计民生的重大社会问题。

第一节　神经系统变性疾病

神经系统变性疾病(neurodegenerative disease)是指没有特殊诱因而出现特定神经元及相应树突、轴突和髓鞘逐渐变性,缓慢消耗和消失,但不伴有明显组织和细胞反应的一组疾病,主要包括运动功能障碍和记忆与认知功能障碍两大类,前者代表疾病是帕金森病、运动神经元病(渐冻症)和中枢神经系统脱髓鞘疾病;后者代表疾病是阿尔茨海默病。

神经系统变性疾病隐匿起病、病程长,呈慢性进行性加重,可持续数年至数十年,部分病例可有家族遗传史。本章重点介绍记忆与认知功能障碍相关的疾病。根据疾病发生、发展的特征,常见的认知功能障碍主要有主诉认知下降、轻度认知障碍和痴呆,学界普遍认为主诉认知下降和轻度认知障碍是痴呆的前驱阶段。

一、阿尔茨海默病

1. 阿尔茨海默病的定义和分型

(1)定义:阿尔茨海默病(Alzheimer's disease,AD)俗称老年性痴呆,是老年期最常见的痴呆类型,病因不明,是以记忆力减退、认知功能障碍,以及相应的人格和行为改变为主要特征的中枢神经系统变性疾病。AD 发病呈进行性加重,在几年内丧失独立生活能力,10 年左右常因并发感染而死亡。AD 可能占痴呆症病例的 60%~70%。

AD 从首次报道至今已有百余年。全世界的研究者针对 AD 的发病机制、防治策略等开展了大量研究工作,尽管在很多环节上取得了突破性进展,提出了多种假说,研发了多种干预药物,但似乎任何一种假说都难以完全解释 AD 的确切发病机制,也没有任何一种药物能阻断 AD 的进程。时至今日,我们还是无奈地用 AD 确切发病原因不明,呈进行性发展,不可逆转,无药可治来描述这个病。

[认知神经科学小知识]　阿尔茨海默病的由来

阿尔茨海默病是以德国神经精神病学家阿尔茨海默医生(Alois Alzheimer)

的名字命名的,他曾接诊一名叫作奥古斯特(Auguste)的女性患者,起初她有些疑神疑鬼,随后她的记忆力开始迅速减退,很快就连基本的家务都无法完成。在之后的 5 年时间里,她逐渐变得更加健忘和精神错乱,也逐渐丧失了定向感,最终不得不整日卧床,直至去世。在征得患者家属的授权后,阿尔茨海默医生对奥古斯特的大脑做了病理解剖和检查,发现她的大脑已经严重萎缩,重量减轻,脑沟加深、变宽,颞叶特别是海马区的脑皮质萎缩尤其明显。借助光学显微镜和脑组织染色技术,可以清晰地观察到她的大脑皮质区散布着数以千计的微小斑块,这就是后来命名的 Aβ 淀粉样蛋白沉积形成的斑块;此外,她的大脑神经细胞内充满了"紧密成束的纤维",这就是 tau 蛋白微管纠缠而成的神经原纤维缠结。1906 年 11 月 3 日,在德国图宾根举行的第 37 届精神科医学会议上,阿尔茨海默医生首次报告了他的观察和研究。为了表彰阿尔茨海默医生的贡献,德国精神病学泰斗 Emil Kraepelin 提议将该病命名为阿尔茨海默病(Alzheimer's disease,AD)并写进了他主编的专著。

(2)依据不同的分类(分型)标准,AD 常见临床分类如下。

1)按照遗传特点,主要分为家族性 AD(familial Alzheimer's disease,FAD)和散发性 AD(sporadic Alzheimer's disease,SAD)两种,其中散发性占 AD 患者总数的 95% 以上,家族性相对少见。

2)按照发病年龄的不同,分为发病早于 65 岁的早发型 AD(early onset Alzheimer's disease,EOAD)和 65 岁及以后发病的晚发型 AD(late onset Alzheimer's disease,LOAD)。

在 EOAD 中,多数患者属于家族性,起病相对较快,为亚急性起病,病程进展亦较快(通常在 2~6 年),临床症状除记忆损伤明显外,还经常伴有失认、失用、失语等,以及神经系统的症状和体征,如肌张力增高、震颤、碎小步态等。颅脑影像具有典型脑萎缩特征。

在 LOAD 中,患者则以散发性为主,起病缓慢,呈隐匿性。临床表现以记忆力障碍突出,智能损伤相对较轻。神经系统的症状、体征以及锥体外系症状比EOAD 相对少见。颅脑影像所见脑萎缩特征不明显。

2. AD 的病程　通常来讲,阿尔茨海默病会经历主观认知下降、轻度认知障碍、中度认知障碍(此阶段已确诊为痴呆症)至重度认知障碍等几个阶段。

(1)主观认知下降:主观认知下降(subjective cognitive decline,SCD)是指自我感觉与自己之前正常状态相比,认知功能持续下降,并且与急性事件无关,经过年龄、性别和受教育年限校正后,认知功能客观检查正常,或者未达到轻度认知功能障碍的诊断标准。以上两条必须同时具备,才满足主观认知下降的标准。换句话说,就是老人感受到自身的认知能力下降,但是客观检查却没有达到轻度认知障碍或痴呆的程度,并且这种状态是长时间、持续的,而不是突然遇到事情后的短时间反应。同样,SCD 也并非焦虑抑郁,或其他神经、精神系统疾病,代谢性疾病,中毒,药物滥用,感染以及系统性疾病等导致的。

(2)轻度认知障碍:轻度认知障碍(mild cognitive impairment,MCI)也称为早期痴呆和孤立性记忆障碍,是一种介于正常老化与痴呆之间的中间状态,是痴呆症的前驱期,也就是痴呆发病前的表现,这是一种轻度的、主要表现为相关认知功能下降的疾病,这种认知功能的下降程度比较轻微,通常不会严重干扰日常生活,而这也是它没有引起老人与其家人足够关注的原因。

尽管轻度认知障碍不会像痴呆那样严重影响老人的正常生活与自理能力,但它总是悄悄到来,逐渐加重,往往到症状明显时,已经过了很长时间,也因此错过了最佳的干预时间。尽管某些情况下轻度认知障碍患者的病情可能会随着时间的推移而保持稳定甚至康复,但是大约 50% 的患者会在五年内继续发展为更严重的阿尔茨海默病。换句话说,轻度认知障碍就是有效的干预窗口,老人若是出现轻度认知障碍的表现,应当引起患者及家人的充分注意,并尽早进行干预。

研究表明,轻度认知障碍是一种可发现、可诊断、可干预的疾病。认知功能下降是一个缓慢而连续的过程,在病情发展的过程中,我们完全可以帮助老人通过改变自身生活习惯及环境因素,以达到对病情进行干预的目的。

(3)阿尔茨海默病:阿尔茨海默病(Alzheimer's disease,AD)是轻度认知障碍发展到中、晚阶段。在这个阶段,患者出现记忆力受损和行为异常,且影响日常生活能力。根据对事物认知损害的程度可以将老年痴呆大致分为轻、中、重三度。

轻度 AD 阶段主要为记忆障碍。患者首先会出现近事记忆减退,表现为能记清过去的事情,但是对几分钟前发生的事情却记不住,除此之外还常会遗忘日常所做的事和常用的一些物品。随着病情的发展,患者还会出现远期记忆减退,表现为对发生已久的事情和人物的遗忘。部分患者还会出现视空间障碍,比如外出后找不到回家的路,不能精确地临摹立体图。另外面对生疏和复杂的事物还会容易出现疲乏、焦虑等消极情绪,还会出现人格方面的障碍,表现为不爱清洁、不修边幅、暴躁、易怒、自私多疑等。

中度 AD 阶段除上述记忆障碍继续加重之外,还会出现工作、学习新知识和社会接触能力减退,特别是原本已经学会的知识和技巧出现了明显的衰退,且逻辑思维、计算能力、综合分析能力减退;有时会一直重复相同的话,并且有明显的视空间障碍,比如在家中找不到自己的房间;还可能出现语言的运用能力困难(失语)、认识事物出现困难(失认)的状态等。此时患者常有较明显的行为和精神异常,例如性格内向的患者会变得易激惹、兴奋欣快、言语增多,而原来性格外向的患者则变得沉默寡言,对任何事情提不起兴趣,出现明显的人格改变,甚至做出如随地大小便等丧失羞耻感的行为。

重度 AD 阶段,患者除上述各项症状逐渐加重外,还会出现情感淡漠、哭笑无常、言语能力丧失,以至不能完成如穿衣服、吃饭等日常的生活事项。终日无语而卧床,与外界(包括亲友)逐渐丧失接触能力。四肢出现强直或屈曲瘫痪,大小便功能障碍。此外,此期患者常会并发全身系统疾病的症状,如肺部及尿路感染、压疮,以及全身性衰竭症状等,最终因并发症而死亡。

3. AD 的诊断 AD 的诊断标准经历过多次修订,而每次修订都是基于对 AD 发病机制和病理生理特点理解的加深。第一个国际公认的 AD 诊断标准是 1984 年发表于 *Neurology* 的美国国立神经病、语言障碍和卒中研究所 - 阿尔茨海默病及相关疾病协会(NINCDS-ADRDA)标准。目前专家共识推荐临床 AD 诊断依据 1984 年 NINCDS-ADRDA 或 2011 版 NIA-AA 提出的可能或很可能 AD 诊断标准进行,概括起来需要满足以下 3 个条件:

（1）首先符合痴呆的标准，要求痴呆的诊断必须由神经心理学检查证实。

（2）痴呆的发生和发展符合 AD 的特征：隐匿性起病、缓慢进行性恶化。

（3）需排除其他原因导致的痴呆。

2011 年美国国立老化研究院和阿尔茨海默病协会（NIA-AA）诊断标准强调了 AD 疾病的连续性，病理生理进程在 AD 临床症状出现的 15~20 年前就已经开始，并将 AD 分为了 3 个阶段，即 AD 临床前阶段、AD 源性轻度认知障碍（mild cognitive impairment，MCI）和 AD 痴呆阶段。将 AD 的临床前无症状阶段也纳入了 AD，这就将 AD 的诊断时机前移。虽然 AD 临床前阶段的诊断完全依赖于生物标志物，且仅限于研究目的，但这极大地促进了对 AD 认识的更新，并推动 AD 药物临床试验向临床前阶段转移。

4. AD 的鉴别诊断　临床 AD 诊断要和生理性老年健忘、血管性痴呆、额颞叶痴呆、帕金森病痴呆、正常压力脑积水等加以鉴别。

2018 年 FDA（食品和药品管理局）提出了新的 ATN 诊断框架。此框架指出，AD 的进展从看不到的大脑病理变化到导致记忆障碍出现并最终导致身体残疾的大脑病理变化，称为 AD 连续体（Alzheimer's continuum）。此标准强调以 Aβ 阳性为诊断 AD 连续体的第一必要条件，不论是处于认知正常、轻度认知障碍（MCI）还是痴呆阶段，只要脑内 Aβ 沉积阳性，就纳入 AD 连续体（与非 AD 源性认知障碍相鉴别）。而且，此标准强调以病理性 tau 为诊断 AD 的另一必要条件，只要同时有病理性 Aβ 和 tau 沉积，不管临床症状如何，都诊断为 AD。相比之下，2018 年 FDA 更新的 ATN 诊断框架则主要适用于科学研究和部分有条件的医院进行疾病诊断。

众所周知，年龄是 AD 的重要危险因素。然而，2023 年首都医科大学宣武医院贾建平团队报道了一位年龄仅 19 岁的 AD 患者。他在就诊前两年开始出现学习时注意力难以集中的问题，一年后，短期记忆丧失明显，无法回想起前一天发生的事或个人物品的存放位置，阅读困难，反应缓慢。随着病程进展，记忆力进一步下降，经常丢失个人物品，记不清自己是否吃过饭，难以完成学习内容和老师布置的作业。由于记忆下降严重，他的学习成绩从之前的中等以上水平下滑到班内末位,无法完成学业,不得不从高中退学。专家发现,这位患者并没有家族遗传病史,找不到其他引起记忆障碍的病因,如遗传、感染和系统性疾病。患者主要表现为记忆衰退,尤其是情景性记忆。脑脊液生物标志物显示,Aβ1-42/Aβ1-40 比值下降,p-tau 增加,头部 MRI 扫描显示双侧海马与青少年不相称的萎缩(图 3-1)。这位患者改写了人们对该病发病年龄的认识,颠覆了"阿尔茨海默病专属于老年人"的传统观念,提出关注阿尔茨海默病年轻化势在必行。

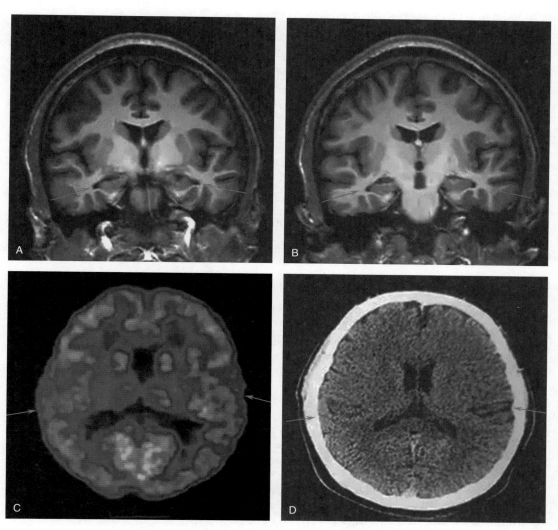

图 3-1 19 岁阿尔茨海默病患者的颅脑影像图

A. 患者脑 MRI 显示顶叶、颞叶皮质、双侧海马体轻度萎缩,脑沟和脑裂轻度增宽;B. 双侧脉络膜增宽;C. 双侧脑颞叶皮质低代谢,无明显淀粉样斑块或异常 tau 蛋白沉积;D. 轻度萎缩

二、额颞叶变性

额颞叶变性（frontotemporal lobar degeneration，FTLD）是一组以进行性精神行为异常、执行功能障碍和语言损害为主要特征的痴呆症候群，其病理特征为选择性的额叶和/或颞叶进行性萎缩。FTLD 发病年龄在 40~80 岁，大约 60% 的 FTLD 患者年龄在 45~60 岁之间，平均生存期为 6.6~11 年。在变性病导致的痴呆中 FTLD 排第 3 位，仅次于 AD 和路易体痴呆，是 60 岁以下人群痴呆症的最常见原因。FTLD 分为 3 种主要临床类型：

1. 行为变异型额颞叶痴呆 行为变异型额颞叶痴呆（behavioral variant of frontotemporal dementia，bvFTD）是一种以人格、社会行为和认知功能进行性恶化为特征的临床综合征，约占 FTLD 的 70%，在 FTLD 中最具解剖学和病理学异质性，遗传性最强。临床表现为进行性加重的行为异常，人际沟通能力和/或执行能力下降，伴情感反应缺失、自主神经功能减退等；其中行为异常显著（典型的人格改变），包括脱抑制、行为动力缺失、强迫性行为、仪式性行为和刻板运动等。

2. 语义性痴呆 语义性痴呆（semantic dementia，SD）也称语义变异型 PPA（原发性进行性失语），是以流利的言语和进行性语义记忆障碍为特征，与前颞叶损伤有关。患者言语流畅，但内容空洞，缺乏词汇，伴阅读障碍（可按照发音读词，但不能阅读拼写不规则词）和书写障碍。重症和晚期患者视觉信息处理受损（面孔失认和物体失认）或其他非语言功能受损。

3. 进行性非流利性失语症 进行性非流利性失语（progressive non-fluent aphasia，PNFA）也称原发性进行性失语（primary progressive aphasia，PPA），以语言输出能力进行性下降为特点，通常表现为言语吃力或不流利，伴有发音错误、运动语言障碍（语言失用和构音障碍）、语法障碍，以及左额叶、后叶和岛叶萎缩，是临床上定义的非流利性或语法缺失型原发性进行性失语（non-fluent/agrammatic variant of PPA，nfvPPA）的明确特征。

临床上，FTLD 可与进行性核上性麻痹（progressive supranuclear palsy，PSP）、皮质基底节变性（corticobasal degeneration，CBD）或运动神经元疾病/肌萎缩侧

索硬化(amyotrophic lateral sclerosis,ALS)等神经系统变性疾病共存。神经专科医师有必要对 FTLD 进行分型。有条件的医院可以进行 FTLD 神经病理学分类及相关基因变异检测,为诊断及干预提供有价值的参考信息。

三、路易体痴呆

路易体病(Lewy body disease,LBD)是以路易小体为病理特征的神经系统变性疾病,根据临床表现可分为路易体痴呆(dementia with Lewy body,DLB)和帕金森病痴呆(Parkinson's disease with dementia,PDD)两个表型。

DLB 发病多在老年期,临床表现以波动性认知损害、生动形象的视幻觉和自发的帕金森综合征为特征,认知损害通常表现为执行功能和视空间功能障碍,且呈波动性,而近期记忆功能早期受损较轻。视幻觉在大部分患者早期即可出现,内容生动形象,常在夜间出现,听幻觉、嗅幻觉偶尔存在。帕金森综合征主要包括运动迟缓、肌张力增高和不自主震颤,与典型的帕金森病(Parkinson's disease,PD)相比,DLB 缺少静止性震颤。其他症状还包括睡眠障碍、自主神经功能紊乱和性格改变等。关于 DLB 患病率和发病率的数据较少。在基于社区的研究中,DLB 的平均患病率为 4.2%,在基于临床的研究中为 7.5%,由于经常漏诊,真实患病率可能要高得多。

2005 年 DLB 联盟修订版的临床诊断标准,包括必备特征(严重到足以干扰正常社交或职业功能的进行性痴呆,注意力、执行功能和视觉空间能力的缺陷可能尤其突出); 核心特征(认知波动,反复出现的视幻觉,原发性帕金森症); 提示性特征(快速眼动睡眠行为障碍,抗精神病药物高度敏感,基底神经节中多巴胺转运体摄取低); 支持特征(反复摔倒晕厥,短暂性不明原因意识丧失,严重自主神经功能障碍,非视觉性幻觉,系统性妄想,抑郁,颞叶内侧结构相对保存,SPECT 灌注或 PET 代谢普遍低摄取,枕部活动减少,间碘苄胍心肌显像异常,脑电图慢波活动明显,颞叶短暂性尖波)和不支持特征。该诊断标准对症状出现的时间与疾病诊断进行了说明,主要用于 DLB 和 PDD 的临床诊断; 在临床工作中当两者难以区分时,LBD 可用于疾病的诊断。但在研究工作中两者必须加以区分,仍推荐以痴呆症状与帕金森综合征相隔 1 年出现为区分 DLB 与 PDD 的时间分界。

2013 年 DSM-5(精神障碍诊断与统计手册第 5 版)发布了路易体认知功能障碍的诊断标准。DSM-5 标准将路易体认知功能障碍分为轻度认知功能损害期,重度认知功能损害期即痴呆期。重度认知功能损害期的诊断以渐进性认知功能障碍为必需,以波动性认知功能障碍、帕金森征及视幻觉 3 个核心症状为临床特点。很可能的重度或轻度 DLB 认知功能损害,需具备两个核心特征,或一个提示性特征同时一个或多个核心特征;可能的重度或轻度 DLB 认知功能损害,需具备一个核心特征,或者一个或多个提示性特征。

1.核心特征

(1)波动性认知功能障碍,以注意力和警觉性改变为主要特征。

(2)反复发作、内容形象生动的视幻觉。

(3)自发性帕金森症,继渐进性认知功能下降后出现。

2.提示性特征

(1)符合快速眼动睡眠行为障碍标准。

(2)对神经安定剂异常敏感。

上述损害不能用其他疾病更好的解释,比如脑血管病、其他神经系统变性疾病,药物或物质的副作用,或者其他的精神、神经或系统性疾病。

2013 年 DSM-5 标准包含了未达到痴呆程度的 DLB 轻度认知功能损害期,由于疾病早期症状不典型,目前临床上诊断率不高。因此,专家共识推荐使用 2005 年修订版本的 DLB 临床诊断标准诊断 DLB。

四、帕金森病痴呆

帕金森病(Parkinson's disease,PD)是仅次于 AD 的常见神经变性疾病。PD 存在一系列认知功能障碍,从轻度认知障碍(MCI)到 PD 痴呆(PDD)。认知障碍发生在没有痴呆的 PD 患者中称为帕金森病轻度认知障碍(mild cognitive impairment in PD,PD-MCI)。PD 患者晚期进展为痴呆,即帕金森病痴呆(Parkinson's disease with dementia,PDD)。PDD 以视空间和执行功能受损等认知症状和情绪变化、幻觉和淡漠等行为症状为特征,主要病理联系是脑皮质和边缘结构路易小体型变性。24%~31% 的 PD 患者患有痴呆症,PDD 占痴呆症的 3%~4%,在 65 岁及以上的普通人群中,PDD 的患病率为 0.2%~0.5%。年龄增加是 PD 患者发生痴呆的危险因素。

2007 年运动障碍协会(MDS)制定的 PDD 诊断指南涉及 4 部分:

1. 核心特征　痴呆症在已确诊的 PD 后出现,存在多个领域有认知障碍,严重到影响日常生活;出现典型的认知特征,至少有以下两个或以上领域的障碍:

(1)注意力,可能会波动。

(2)执行功能。

(3)视觉空间功能。

(4)自由回忆,通常会随着提示而提高。

2. 支持 PDD 诊断的条件

(1)情绪或性格改变。

(2)视幻觉或妄想。

(3)日间过度睡眠。

(4)各种形式的谵妄及其他形式的幻觉。可采用神经精神问卷(neuropsy-chiatric inventory,NPI)进行评估,MDS 推荐每项 ≥ 3 分视为异常。

3. 不支持 PDD 诊断的条件

(1)存在脑卒中的神经系统局灶体征及神经影像学证据,且符合临床可能的血管性痴呆(VaD)诊断。

(2)卒中后 3 个月内出现的认知功能障碍、认知功能障碍急剧恶化或呈阶梯样进展。

(3)认知功能障碍可由明确的内科(系统性疾病、药物中毒、维生素缺乏等)、医源性因素(如服用抗胆碱能药物)或神经系统其他疾病解释。

4. 在必备条件基础上,无不支持诊断条件存在,且具备以下 4 项认知障碍中的至少 2 项可拟诊临床很可能 PDD。

(1)注意力障碍,可有波动性。

（2）执行功能障碍。

（3）视空间能力障碍。

（4）自由回忆功能障碍，给予提示后可改善。

此外，存在行为特征支持但不存在不排除诊断，包括冷漠、抑郁或焦虑情绪、幻觉、妄想和白天过度嗜睡、不确定特征（共病可能引起认知障碍但不会导致痴呆的疾病，运动症状与认知症状之间的时间间隔未知）和不支持特征（认知和行为症状仅在其他情况下出现，例如全身性疾病、药物中毒或重度抑郁症；患者符合可能的血管性痴呆标准）。

2012 年 MDS 制定了 PD-MCI 的 MDS 工作组诊断指南。2013 年 MDS 工作组进行此诊断标准的 Ⅱ 级标准验证，发现神经心理评估"异常"界定在低于年龄和受教育程度匹配的 2 个标准差时有良好的诊断敏感性和特异性，且 MDS 的 PD-MCI 患者多认知域受累较单认知域受累多见，以执行力、记忆力、视空间受损为主。2015 年 MDS 工作组建议采用 Ⅱ 级标准诊断 PD-MCI。

PDD 诊断推荐使用 2007 年 MDS 制定的 PDD 诊断标准或 2011 年中华医学会神经病学分会帕金森病及运动障碍学组制定的 PDD 诊断指南。

目前推荐用于帕金森病认知评估的综合性量表包括帕金森病认知功能评定量表（Parkinson's disease cognitive rating scale，PD-CRS）、MoCA、Mattis 痴呆评定量表 -2（Mattis dementia rating scale-2）、帕金森病认知结局量表（scales for outcomes in Parkinson's disease-cognition）和帕金森病简易认知状态量表（Mini-mental Parkinson）等，其中 PD-CRS 是被多个国家的临床研究反复验证的专门用于评估帕金森病患者认知功能且敏感度和特异度俱佳的认知筛查工具，它既可评估即刻词语自由回忆、持续的注意力、工作记忆力、画钟、语言流畅性等额叶 - 皮质下功能，也可评估命名和视空间能力等后皮质功能。

需要注意的是，在 AD 中常用的 MMSE 对于 PD 的认知功能障碍不够敏感。PDD 的筛查工具中，药丸问卷法（the pill questionnaire）对于 PDD 的诊断敏感性高于其他日常生活能力量表，但其只能作为 PDD 的筛查工具，不能作为 PD-MCI 的筛查和诊断工具。

[认知神经科学小知识]　PDD 药丸问卷法

药丸问卷法(the pill questionnaire)用来评估认知障碍是否影响日常生活能力,需要问患者以下 3 类问题:

(1)患者能准确地描述所服用的药物、剂量或颜色及服药的时间,表明无影响。

(2)患者需在家属或照料者的提醒下讲述以上内容,但家属或照料者证明患者日常生活中在没有监督的情况下能安全可靠地服药,表明无影响,否则视为影响到日常生活能力。

(3)患者即使在家属的帮助下也不能描述所服用的药物,表明影响到日常生活能力。

五、进行性核上性麻痹

进行性核上性麻痹(progressive supranuclear palsy,PSP)是一种以隐性起病、垂直性核上性眼肌麻痹、锥体外系肌僵直、姿势不稳和痴呆为主要临床特征的 tau 蛋白病,是最常见的帕金森叠加综合征之一。日本的一项研究发现,PSP 在所有年龄段的总患病率为每 100 000 人中有 18 人。PSP 发病年龄通常在 60~65 岁之间,男女间没有显著差异,从发病到死亡的中位时间为 5.8~5.9 年。与原发性 PD 相比,叠加综合征包含的疾病往往进展更快,并对左旋多巴缺乏敏感性。

病理研究证实 PSP 有两类临床表型,理查森综合征(PSP-RS)和帕金森综合征(PSP-P)。PSP-RS 以早期发生姿势不稳、跌倒、核上性垂直注视麻痹和认知损害为特征;PSP-P 以不对称发作的震颤和对左旋多巴的初始治疗反应不佳,及常与 PD 混淆为特征。

与 PSP-P 患者相比,PSP-RS 患者显示出较短的从发病到诊断的时间和更重的神经心理和神经行为损害。垂直性核上性麻痹是 PSP 的标志,可能在疾病发病时出现,但在许多情况下,可能只在几年后检测到或永远不会发展。因为向上注视受限比向下注视受限在神经系统变性疾病中更为常见,也因向上注视受限的程度与老化有关,所以向下注视受限被认为对 PSP 的诊断更具有特异性。

PSP 的认知损害比以往认为的要普遍。执行功能障碍是 PSP 最主要的认知障碍症状(74%),有些患者伴有轻度记忆力、结构能力及命名功能的损害。

1994 年美国国家神经疾病卒中研究所和 PSP 协会(NINDS-SPSP)提出了 PSP 的临床诊断标准,并于 1996 年进行了更新。该标准依赖于 40 岁后发病的进行性障碍的识别,结合了两种基本特征(即在发病的第一年出现姿势不稳并伴有跌倒,以及缓慢地垂直眼跳或核上凝视麻痹)。NINDS-SPSP(1996)根据确定性水平提出了"可能的""很可能的"和"确定的"诊断标准。该标准中很可能的 PSP 标准具有高度特异性(100%),适用于治疗、分析性流行病学和生物学研究,但敏感性低(50%);可能的 PSP 标准敏感性(83%)和特异性均较高(93%),适用于描述性流行病学研究。最近,国际运动障碍学会开发了新的 PSP 诊断标准(MDS,2017)。该标准基于临床线索和影像学表现提出了不同于 NINDS-SPSP(1996)标准的 3 个不同层次的确定性诊断(很可能的、可能的和提示性的 PSP),不仅能够识别 PSP 早期的"提示性"形式(PSP 早期症状阶段但并不完全符合 PSP 标准),而且可以诊断非 PSP-RS 表型,如 PSP-P、PSP- 皮质基底综合征(PSP-CBS)、PSP- 语音语言(PSP-SL)和 PSP- 显著的额叶表现(PSP-F)等。这些新的研究标准提供了一个将 MRI、生理和生物标志物纳入诊断决策和新药临床试验设计的框架,便于理解和执行,以期提高对 PSP 早期诊断准确率,并能够在疾病的早期阶段为 PSP 部署新的治疗方法。

六、皮质基底节变性

皮质基底节变性(corticobasal degeneration,CBD)是一种 tau 蛋白病,其病理学表现为皮质及黑质神经元丢失,皮质、基底节区及脑干的神经元和胶质细胞中存在广泛分布的过度磷酸化的 tau 蛋白沉积,特征性标志为主要集中于前额叶和运动前区的星形胶质斑(胶质细胞中 tau 蛋白沉积而形成)。在临床上,CBD 通常表现为单侧起病的肌强直、运动迟缓和失用。在整个病程中,多数人会出现姿势或动作性震颤、肢体肌张力障碍、局灶性反射性肌阵挛、姿势不稳和跌倒、异己手现象、眼球运动障碍和构音障碍。额叶受累是 CBD 的特征,许多患者早期以额叶症状为主,而不是顶叶或基底神经节症状。黑质受累可能不是 CBD 的早期特征,正常的突触前多巴胺成像并不能在早期排除这种诊断。初始症状中最突出的是上肢笨拙,其次是步态异常。初始症状出现平均 3 年后,可见单侧肢体僵硬、运动迟缓、姿势不稳、单侧肢体肌张力障碍、观念运动性失用、痴呆。CBD 隐性起病,发病年龄从 45~77.2 岁,平均年龄 63.7 岁;病程在 2~12.5 年之间,平均病程为 6.6 年。

CBD 诊断标准很多,但是生前诊断与病理的一致性较低。2013 年国际行为神经病学、神经心理学和运动障碍联合会提了 CBD 的诊断标准,分为特异性较高的很可能 CBD 诊断标准,以及较宽泛的可能 CBD 诊断标准。虽然新标准未显著改善诊断的特异性,但是有效扩展了 CBD 临床表现的识别。

七、多系统萎缩

多系统萎缩(multiple system atrophy,MSA)是一种成人发病、散发性、进行性神经退行性疾病,其特征是左旋多巴无反应性帕金森病特征、小脑性共济失调、自主神经功能障碍、泌尿生殖功能障碍和皮质脊髓疾病。

MSA 病理特征是 α- 突触核蛋白组成的少突胶质细胞胞质包涵体(GCI)。因此,MSA 属于 α- 突触核蛋白病的范畴。MSA 分为两种临床病理亚型:以帕金森综合征为主的 MSA(parkinsonian variant,MSA-P)和以小脑性共济失调为主的 MSA(cerebellar variant,MSA-C),通常分别与纹状体黑质变性(striatonigral degeneration,SND)和橄榄体脑桥小脑萎缩(olivopontocerebellar atrophy,OPCA)相关。临床病理学研究发现,42%~49% 的 MSA 病例表现出同样严重的 SND 和 OPCA,而以 SND 或 OPCA 为主的萎缩模式分别在 34% 和 17% 的病例中表现明显。

MSA 的诊断标准于 1999 年由美国自主神经协会和神经病学会联合提出,其敏感性较低,但阳性预测值较高。2008 年对该标准进行了更新。Osaki 等通过尸体解剖研究发现,第 2 版 MSA 诊断标准敏感性增高,而阳性预测值接近,尤其可能 MSA 的标准显著提高了首次诊断的准确性。

八、亨廷顿病

亨廷顿病（Huntington's disease，HD）是一种常染色体显性遗传性疾病，由4号染色体 *Huntingtin* 基因（*HTT*）的 CAG 三核苷酸异常重复所致，其临床特征为运动功能障碍（最常见的是进行性加重的、舞蹈样的不自主运动）、认知障碍（注意力和情绪识别问题）和神经精神特征（冷漠和迟钝的情感）。

在西方人群中，HD 的患病率为每 10 万人中 10.6~13.7 人；日本、中国台湾和中国香港的 HD 发病率要低得多，患病率为 1%~7%；在种族间疾病流行率的差异与 *HTT* 基因的遗传差异有关。HD 平均发病年龄为 40 岁，死亡发生在发病后 15~20 年。突变亨廷顿蛋白通过多种机制导致神经元功能障碍和死亡。HD 引起的认知障碍以信息处理速度减慢、启动迟缓、注意缺陷为主要表现而记忆减退不一定明显。HD 的诊断依据是临床评估、家族史，有条件的情况下，通过基因检测来明确 *HTT* 中是否存在 CAG 扩增。根据统一的 HD 评定量表（UHDRS）总运动评分（TMS）进行诊断置信度评分，评分范围从 0 到 4，其中，没有提示 HD 的运动异常则诊断置信度评分为"0"分。如果明确存在其他无法解释的锥体外系运动障碍会产生"4"分的诊断置信度评分，相当于 99% 的体征可归因于 HD，或称为"显性"HD。在显性疾病发作前 10~15 年可以发现细微的运动、认知和精神缺陷。

为了提高 HD 的早期诊断，2014 年提出的 HD 诊断标准根据基因检测及运动症状的确定性水平进行分层诊断，包括症状前期、前驱期和临床期，以满足不同的临床需要。

第二节　非神经系统变性疾病

非神经系统变性疾病最常见的是血管性痴呆，其次是营养代谢障碍、感染、自身免疫、中毒、正常压力性脑积水等。非神经系统变性疾病诱发的认知功能障碍，如果得到及时合理的治疗，是可以改善的。

一、血管性认知障碍

血管性认知障碍（vascular cognitive impairment，VCI）是指存在临床卒中或亚临床脑血管损伤的证据，并且认知功能在至少一个认知域受损的综合征，涵盖了血管性认知损害从轻到重的整个发病过程。

VCI 最严重的形式是血管性痴呆（vascular dementia，VaD）。VaD 通常被认为是高加索人群晚年痴呆症的第二大常见原因，尽管它也可能是东亚人群晚年痴呆症最常见的原因，但相关流行病学数据很少。神经血管单元的功能障碍和脑血流的调节机制可能是 VCI 病理生理过程的重要组成部分。

诊断 VCI 需要 3 个要素：认知障碍、血管因素、血管因素与认知障碍之间的关系。2014 版及 2016~2018 版血管性认知障碍分类共识研究（VICCCS）指南将重度 VCI（VaD）定义为至少 1 个认知领域的临床显著缺陷，其严重程度足以导致日常生活活动（工具性）的严重中断。对于轻度 VCI 或重度 VCI（VaD）的第 2 个要求是脑血管疾病的影像学证据。这一新的定义来源于美国心脏协会/美国卒中协会和美国国家神经疾病研究所和加拿大卒中网络的共识声明，并与 DSM-5 中区分重度和轻度认知障碍的修订术语相一致。

VCI 分类方式有很多，根据危险因素、发病机制、病理、临床特征、治疗反应等可进行不同分类。根据 VICCCS 指南，VaD 可分为 4 种主要亚型：

1. 卒中后痴呆（PSD），定义为卒中后 6 个月内出现痴呆。

2. 皮质下缺血性血管性痴呆（SIVaD）。

3. 多发性梗死（皮质）痴呆。

4. 混合性痴呆。

VCI 患者常见执行功能和处理速度受损，以及单词列表和视觉内容的延迟回忆缺陷。VCI 的病因、发病机制、临床症状、神经心理学表现、影像学有很大的异质性。大血管梗死所致 VaD 最常损害的认知领域是语言、执行、记忆、注意力，而小血管病变所致 VaD 或皮质下缺血性 VaD 最常损害的认知域是总体认知、执行功能和信息处理速度。

如今看来,高血压是 VCI 的重要危险因素。VCI 患者的其他危险因素主要为血液学指标:糖尿病、高脂血症、高同型半胱氨酸血症、抗心磷脂抗体综合征等。

二、特发性正常压力脑积水

特发性正常压力脑积水(idiopathic normal pressure hydrocephalus,iNPH)是一种病因不明的颅内流体动力学紊乱,导致脑脊液循环障碍引起的脑积水,是可治性痴呆的重要原因。iNPH 的典型表现为步态障碍、认知障碍和尿失禁"三联征",脑脊液压力在正常范围。iNPH 是一种常见疾病,在 65 岁及以上人群中的患病率约为 3.7%,在 80 岁及以上的高龄人群中更为常见。iNPH 引起的认知损害主要表现为精神运动迟缓、淡漠、缺乏主动性、注意力缺陷、执行功能障碍等额叶及皮质下功能障碍的特征。由于目前尚无公认的 iNPH 病理学诊断标准,因此各种诊断标准的准确性还难以评估。2005 年提出的国际 iNPH 诊断标准分为可能和很可能两个确定性水平,很可能 iNPH 标准要求步态异常为必需症状,同时合并小便症状或认知症状,且其他医学原因(包括结构性病变或先天性导管狭窄)不能解释临床和放射学检查结果。2005 年的国际 iNPH 诊断标准操作性良好,与脑脊液分流手术后的疗效一致性较高。

三、韦尼克脑病

韦尼克脑病(Wernicke encephalopathy,WE)是一种急性神经精神障碍,表现为眼震或眼肌麻痹、精神状态改变、姿势或步态不稳,尽管三者同时出现的概率并不高。82% 的患者临床上会出现精神状态改变,表现为意识模糊、精神迟滞、淡漠、环境感知下降,或者激越、幻觉、行为异常等精神病样发作,严重者出现昏迷、死亡。在成人中,尸检研究显示 WE 的患病率为 0.8%~2.8%。WE 的发病年龄为 30~70 岁,平均 40 岁,男性稍多。常规临床检查中成人漏诊率为75%~80%,儿童漏诊率约 58%。MRI 检查 T_2 及 DWI 像典型表现有助于做出诊断,对称性高信号常位于内侧丘脑、第三脑室周围、导水管周围灰质,但影像检查的敏感性较低。病因是维生素 B_1（硫胺素）缺乏，大部分人是因为长期酗酒所致，也有一些是因为胃肠疾病。有些遗传变异会增加患此病的风险。

欧洲神经病学联盟（EFNS）指南（EFNS，2010）的 WE 临床诊断标准为：

1. 应考虑酗酒者和非酗酒者临床症状的不同表现，所有可能导致血硫铵素缺乏的情况都应怀疑为 WE。

2. 酗酒者 WE 临床诊断要求具备以下 4 项特征中的 2 项：

（1）饮食缺乏。

（2）眼征。

（3）小脑功能异常。

（4）精神状态改变或轻度记忆损害。

3. 给药前应立即检测血硫胺素总量。

4. MRI 典型表现支持酗酒者和非酗酒者 WE 诊断。

四、快速进展性痴呆

快速进展性痴呆（rapidly progressive dementia，RPD）是一类进展快速的痴呆综合征，是指痴呆症状出现后在数周至数月内快速进展。其病因主要为非神经变性类疾病，包括感染、自身免疫性、血管性、中毒、代谢性、肿瘤等。

神经变性疾病通常表现为慢性进展病程，极少数也可表现为急性、进展性或波动性病程，常在感染、内环境紊乱等诱因下发生。RPD 病因众多，临床表现复杂，不同的病因可对应截然不同的治疗效果和预后。少数病因可治且预后良好，多数病因为部分可治，某些罕见病因为高度致死性。

克-雅病（Creutzfeldt-Jakob disease，CJD）是 RPD 最为常见和重要的病因之一，是由朊病毒引起的人类中枢神经系统感染性、可传播性、退行性疾病，患者一旦发病则快速进展，病程通常半年左右。因此，认识这种痴呆综合征，可以帮助我们明确病因，指导治疗和预后。

临床上，CJD 以迅速进展的痴呆为特征，伴共济失调、肌阵挛、视力障碍、锥体系及锥体外系体征，以人类脑组织海绵样变性为病理特征。CJD 分为散发型(sCJD,约 85%)、家族型(约 15%)和变异型(小于 1%)三类,常见发病年龄在 55~75 岁之间,平均病程约 5 个月,约 85% 的患者 1 年内死亡。其中,sCJD 有 6 个亚型:MM-1、MM-2、MV-1、MV-2、VV-1 和 VV-2。

CJD 在我国现阶段多为临床诊断,确诊需借助脑组织病理检测。临床上散发型 CJD 可根据国家疾控中心推荐的诊断标准进行临床诊断:

1. 具有进行性痴呆,临床病程短于 2 年。

2. 常规检查未提示其他诊断。

3. 具备以下 4 种临床表现中的至少 2 种:

(1)肌阵挛。

(2)视觉或小脑障碍。

(3)锥体 / 锥体外系功能障碍。

(4)无运动型缄默症。

4. 以下辅助检查至少 1 项阳性:

(1)在病程中的任何时期出现的典型周期性尖慢复合波脑电图改变。

(2)脑脊液检查 14-3-3 蛋白阳性。

(3)MRI-DWI 像或 FLAIR 像上存在 2 个以上皮质异常高信号"缎带征"和 / 或尾状核 / 壳核异常高信号。

自身免疫相关的 RPD 主要为边缘系统脑炎(limbic encephalitis,LE)和桥本脑病(Hashimoto encephalopathy,HE)。自身免疫相关性 LE 是一种累及内侧颞叶的炎症性疾病,通常表现为亚急性发作的短期记忆缺陷、癫痫发作或精神症状。一项脑炎流行病学研究发现,无抗体阳性的自身免疫相关性 LE 患病率仅为每 10 万人 2 例,近十年由于抗体检测的改进有所上升,自身抗体介导的 LE 多数为副肿瘤性(肿瘤间接导致的神经疾病),少数为非副肿瘤性,主要针对两大类抗原:神经元抗原(Hu、Yo、Ri、Ma2、CV2、CRMP5、amphiphysin、GAD 等)和细胞表面抗原(NMDA 受体、电压门控钾离子通道、VGKC、GABA 受体、Lgl 蛋白等)。血清和 / 或脑脊液中检测到上述相关抗体有助于诊断自身免疫性 LE。

自身免疫相关性 HE 又称与自身免疫性甲状腺炎相关的类固醇反应性脑

病,临床表现主要包括:认知障碍、一过性失语、震颤、肌阵挛、共济失调、癫痫、睡眠障碍和头痛等,大约95%的患者都会出现症状波动。HE诊断的一个重要指标为血清抗甲状腺过氧化物酶抗体(TPO-Ab)升高。影像学检查无特异性,可伴脑脊液蛋白轻度升高,脑电图表现为弥漫慢波。

引起RPD的感染性疾病包括病毒、细菌、真菌、寄生虫等。伴发热、白细胞升高、脑脊液细胞/蛋白增高的RPD患者应该考虑感染的可能。血管性疾病如大面积梗死、关键部位梗死或多发梗死等可导致RPD。

中毒、代谢性脑病种类很多,辅助检查一般包括电解质、血糖、血钙、血镁、血磷、维生素B_{12}、同型半胱氨酸、血氨、肝肾功能。砷、汞、铝、锂等重金属中毒可导致急性认知障碍。原发性和继发性肿瘤均可导致RPD,常见原发性中枢神经系统淋巴瘤、血管内淋巴瘤、神经胶质细胞瘤、淋巴瘤样肉芽肿病等。

第三节　认知障碍的危害

根据第七次人口普查的数据推算,中国60岁及以上人群中大约有1 507万痴呆患者。柳叶刀杂志的文章也统计了MCI的患病率,约为15.5%,这就意味着中国有3 877万MCI患者。把2个数字相加,中国约有5 400万痴呆和认知障碍人群。

已有的研究表明,由MCI每年进展为AD的比例是10%~12%,就是说,每年会有400万左右的新发AD患者,并且患者还有年轻化的趋势。前文提及的19岁阿尔茨海默病患者提示我们,老年痴呆这个名称到了该修改的时候了。

一、认知障碍对患者本人的影响

早期和轻微认知障碍日常基本能力正常,复杂的工具性日常能力尽管有轻微损害,但并不影响正常工作和生活。但是,如果不能早发现、早诊断和早干预,已经存在的致病因素会逐渐加剧认知损伤,进展到轻度认知障碍(MCI)和痴呆症。为了避免污名化,我们习惯用认知症、失智症、定向障碍来代替痴呆,期望从身体到心理、社会给予重度认知障碍患者以最好的治疗和帮助。

医学目前还没有从根本上解决神经退行性病变的办法,阿尔茨海默病、帕金森病等至今仍没有实质性的突破,病因不明确、发病机制不清楚、尚无根治的药物和治疗方法,一旦患病就被宣判"死刑",患者及家庭负担沉重,被描述为"一场漫长的告别""比癌症更可怕的疾病"。

从 1906 年首次报道并命名该病,至今已过去 100 多年,全球批准上市的药物屈指可数,除了早年获批的疗效不佳的美金刚、卡巴拉汀、多奈哌齐外,新近获批上市的药物只有阿杜卡姆单抗和中国的甘露特纳,俗称 971,这些上市的药物无一例外都遭到各种诟病,且争议不断。尽管世界各大药企在痴呆防治药物的研发上,每年投入总额达数千亿美元,各类新药都没能走到终点,纷纷折在各期临床观察阶段,这条"赛道"在新药研发界被戏称为"天坑",是公认最难啃的骨头。

认知症的临床特征常用 ABC 来概括:A(ability)是指日常生活能力下降;B(behavior)是指行为方式发生改变;C(cognition)是指认知功能受损,表现出各种认知功能障碍。其中,认知障碍症状被称作核心症状,如无法分辨时间、空间的定向力障碍;无法区分善恶、衣着不合时节的判断力障碍;无法按计划付诸行动的执行功能障碍,叫不出或叫错物品名称的命名性失语;不能画出习以为常的图形;不能像原来一样穿戴衣物的失用;不能识别看到的事物的失认。上述症状对认知症患者无疑会带来意想不到的麻烦和困难。此外,认知障碍还伴随一系列的附加症状,也称行为、心理症状,如抑郁、焦虑、不安、幻觉、妄想等心理症状;迷路、暴力言行、睡眠障碍、饮食行为异常、对刺激无反应、大小便失禁等行为症状,严重影响患者的正常生活和社会交往。

1. 谵妄　谵妄是一种常见的、严重的疾病,与老年患者的发病率、死亡率增加以及巨大的社会代价有关,有证据表明多达 50% 的住院老年人受其影响。谵妄的临床表现为注意力不集中,维持、转移困难;记忆力下降,尤其是近期记忆力下降;睡眠昼夜颠倒;生动的幻觉,思维不连贯;对时间、地点失去定向能力;不协调的精神运动性兴奋或抑制。因此,谵妄被归为一种急性的认知障碍,以急性和突然的认知损害、定向力丧失、注意力下降、意识水平下降和感知障碍为特征,有昼夜波动(昼轻夜重)的特点。

谵妄的一些症状可导致很严重的临床并发症,例如:昏睡和精神运动迟缓可能导致相关并发症,包括吸入性肺炎、呼吸衰竭、脱水、营养不良、压疮、尿路感染、深静脉血栓形成和肺栓塞;惊魂、运动激动和不安全行为可能导致跌倒;使用抗精神病药物和其他镇静剂或身体限制可引起相关并发症;活动减少型谵妄在老年人中更为常见,常常无法识别,并伴有较高的并发症和死亡率;ICU谵妄则会导致患者出院时的认知功能下降。

据报道,痴呆患者发生谵妄比例高达22%~89%,远高于其他住院老年患者人群。老年痴呆叠加谵妄常提示不良功能和转归,包括认知功能进一步减退、住院时间延长、高转院率及高死亡率。谵妄患者功能丧失、需要长期照料,给家庭和社会带来了巨大的压力。

在美国,每年有超过260万65岁及以上的老年人发展为谵妄,估计其医疗费用所占的比例超过年度保健支出,总计为1 640亿美元。谵妄对个人、家庭、社区和整个医疗保健系统有着重要的社会影响。近年来,在英美等发达国家,谵妄已受到越来越多的关注,全球医疗、护理界对于谵妄的识别、预防和治疗越来越重视,但国内的现状却不容乐观。虽然谵妄在重症患者中普遍存在,且容易被医护人员所忽视,但如果能够尽早识别谵妄的高危因素,做好患者谵妄评估,及时给予对应的干预措施,可有效降低老年重症患者谵妄的发生率。

2. 抑郁和焦虑 大部分研究者认为抑郁、焦虑症状是痴呆的危险因素,并增加老年MCI患者转换为痴呆的风险。患者抑郁、焦虑等不良情绪的早期识别及干预对于预防MCI的发生,以及延缓MCI转化为痴呆具有重要意义。在认知功能尚能逆转的阶段,积极采取相应的干预治疗,纠正不良生活习惯,积极实施心理支持,对提高认知障碍患者的生活质量至关重要。

抑郁作为消极情绪体验,极大危害老年人的健康。老年MCI患者抑郁症状的患病率明显高于认知正常人群。抑郁情绪的出现与认知功能的减退呈正相关。研究表明,抑郁是认知功能障碍的危险因素,并加速功能衰退。抑郁症状伴有MCI患者多个脑区功能减退,抑郁促进认知功能下降、提高痴呆转化率,表明

MCI 与抑郁程度有所关联。一项横断面研究表明 MCI 中抑郁患病率为 22.1%，焦虑的患病率为 2.9%；女性 MCI 与抑郁、焦虑症状得分呈正相关，男性无明显相关。女性随着年龄的增加更容易抑郁、焦虑，说明女性 MCI 发病与焦虑、抑郁症状密切相关。

[认知神经科学知识点]

1. 学习、记忆障碍　学习、记忆是一种复杂的动态过程，记忆是处理、贮存和回忆信息的能力，与学习和知觉相关。在大脑皮质不同部位受损伤时，可引起不同类型的记忆障碍，如颞叶海马区受损主要引起空间记忆障碍，蓝斑、杏仁核区受损主要引起情感记忆障碍等。

2. 失语　失语是由于脑损害所致的语言交流能力障碍。在意识清晰、无精神障碍及严重智能障碍的前提下，却听不懂别人及自己的讲话，说不出要表达的意思，不理解亦写不出病前会读、会写的字句等。

3. 失认　失认是指脑损害时患者并无视觉、听觉、触觉、智能及意识障碍的情况下，不能通过某一种感觉辨认以往熟悉的物体，但能通过其他感觉通道进行认识。

4. 失用　失用是指脑部疾患时患者并无任何运动麻痹、共济失调、肌张力障碍和感觉障碍，也无意识及智能障碍的情况下，不能在全身动作的配合下，正确使用一部分肢体功能完成那些本来已经形成习惯的动作。

二、认知障碍对家庭的影响

认知障碍进展到后期称重度认知障碍，即痴呆。患者大部分认知功能都严重减退甚至消失，记忆力越来越差，忘记亲人，甚至忘记自己是谁，日常生活无法自理，通常伴有脾气、个性、性格的改变，日常起居需要家人（患者配偶、子女等）的照料，被称作家庭照料者。他们面临着心理上、身体上、经济上、社会上的多重压力。

对于照料者而言，由于认知功能障碍患者自制力、生活自理能力都呈一个下降的过程，照料者不管从体力上还是精力上都需要付出巨大的努力。长期照护失智老人,意味着要付出更多的精力和体力,甚至是工作和社交的时间,这都令照护者产生沮丧、焦虑、抑郁、失落等消极情绪,从而导致心理和生理失去平衡,心理负担、体力负担、经济负担都比较重,极易出现焦虑、抑郁等不良心理问题。

认知障碍患者多数伴随有不同程度的行为及心理症状,称作痴呆的行为和精神症状(behavioral and psychological symptoms of dementia,BPSD)。既往研究表明,认知症照护压力主要来自患者的BPSD。具体来说,认知症老人在病程中可能会出现言语或肢体攻击性行为,如骂人、打人、咬人、尖叫,或非攻击性行为,如话语重复和不停走动,以及焦虑、恐惧、易怒、伤感、日夜颠倒等行为及心理症状。

有一项调查结果表明,包括中国在内的绝大多数发展中国家,认知症的照护工作都由家庭承担。对于数量庞大的基层、社区和农村的认知症患者家庭而言,既缺乏专业照护知识和技能,也缺少自我缓解和疏通压力的渠道。因此,对认知症患者家庭照护者进行必要的培训、增能、赋能十分必要,同时也要呼吁全社会关爱认知症患者、关爱照护者的心理健康,通过专业介入或形成家属互助小组等形式协助他们进行认知症患者的照护。在有条件的城镇建设认知症友好社区、建设相关公共服务设施,将"老年人友好"和"认知症老人友好"元素融入具体的环境设计和规划中。

三、认知障碍导致的经济负担

认知症患者及家庭也面临巨大经济负担,疾病经济负担是指某种伤病造成的经济支出和损失的统计指标,包括伤残和过早死亡给患者本人以及社会带来的经济损失。疾病经济负担包括:直接经济负担、间接经济负担和无形经济负担三项。

1. 直接经济负担 指与提供干预有关的所有资源的可以用货币计量的经济负担。①直接医疗费用:包括所有涉及卫生服务的开销花费,医疗费、医事服务费、西药费、中草药费、各类检查费、床位费等。②直接非医疗费用:包括交通费、陪护费、伙食费、住宿费、营养费,以及患者日常生活中的营养成本和保健设备费用、护理费用等。

2. 间接经济负担 指患者由于疾病伤残失去生产力或家属因照料患者放弃工作所导致的生产力损失。

3. 无形经济负担 指由于疼痛、焦虑、恐惧、痛苦所造成的心理损害的非货币经济负担。例如,家庭成员辞去工作,失去经济来源,全身心投入患者照料,其经济损失、长期心理应激导致的精神问题等都是无形经济负担。

在中国知网里以"经济负担"和"痴呆"作为主题词检索,截止到2024年7月共显示306条文献资料。以发表在《中国老年学杂志》2017年第37卷的一篇题目为《北京市不同场所痴呆老年人照顾成本及影响因素》的论文为例:研究者调查了131位痴呆患者,照顾总成本平均每月7 303元,推算到一年就是87 636元。当然,这个数据是把居家照护、养老院和住院患者的花费混合在一起统计得出的。尽管居家照护花费最少,可是一年下来也需支出42 264元,这还没有计算无形经济负担,比如因长期照护痴呆患者对家庭成员造成的心理、精神损害;患者精神异常、走失、损害公共秩序造成的社会负担等,所造成的年平均间接经济负担为4 564.45元。

根据北京中医药大学2019年一篇题目为《阿尔茨海默病疾病经济负担及承担主体职责的研究》博士学位论文的数据:阿尔茨海默病总经济负担每年约为21.5万元,其中直接经济负担超过5万元,间接经济负担超过4万元,无形经济负担则高达12.3万元。此外,痴呆的病程通常会持续5~20年,由于没有特异性治疗药物和技术,一旦患病,全家就会被拖入无尽的深渊,被巨大的经济负担和精神压力拖垮。

通过对网上公布的北京市904家养老机构进行采访和分析,其中明确表示接纳阿尔茨海默病患者的仅有55家,占比6.08%。55家机构共计有床位2.56万张。截止到2017年的数据,北京市60岁以上户籍老年人口约333万,按照痴呆患病率6%的比率测算,北京市有22万痴呆症患者需要照护,存在巨大市场-需求的矛盾。

根据首都医科大学宣武医院贾建平教授科研团队在《柳叶刀》杂志发表的

文章,如果能及早发现 MCI 高风险并实施有效的干预措施,能极大延缓 AD 的发病时间,甚至减少 57% 的 AD 患病率,可为患者家庭每年节省 1.9 万美元的医疗开支,为国家节省相关医疗费用 167.74 亿美元,极大减轻家庭、社会和国家的负担。

（卫东锋　陆　惠）

参考文献

1. 贾建平. 中国痴呆与认知障碍诊治指南 (2015). 北京: 人民卫生出版社. 2015
2. 陈生弟, 陈海波, 谭玉燕. 帕金森病痴呆的诊断与治疗指南. 中华神经科杂志, 2011,(9): 635-637
3. 中国医师协会的神经内科医师分会, 认知障碍疾病专业委员会. 2018 中国痴呆与认知障碍诊治指南 (一) 痴呆及其分类诊断标准. 中华医学杂志, 2018, 98 (13): 965-971
4. 中国医师协会的神经内科医师分会, 认知障碍疾病专业委员会. 2018 中国痴呆与认知障碍诊治指南 (二) 阿尔茨海默病诊治指南. 中华医学杂志, 2018, 98 (13): 971-977
5. 中国医师协会的神经内科医师分会, 认知障碍疾病专业委员会. 2018 中国痴呆与认知障碍诊治指南 (三) 痴呆的认知和功能评估. 中华医学杂志, 2018, 98 (15): 1125-1130
6. 中国医师协会的神经内科医师分会, 认知障碍疾病专业委员会. 2018 中国痴呆与认知障碍诊治指南 (四) 认知障碍疾病的辅助检查. 中华医学杂志, 2018, 98 (15): 1130-1143
7. 中国医师协会的神经内科医师分会, 认知障碍疾病专业委员会. 2018 中国痴呆与认知障碍诊治指南 (五) 轻度认知障碍的诊断与治疗. 中华医学杂志, 2018, 98 (17): 1294-1302
8. 中国医师协会的神经内科医师分会, 认知障碍疾病专业委员会. 2018 中国痴呆与认知障碍诊治指南 (六) 阿尔茨海默病痴呆前阶段. 中华医学杂志, 2018, 98 (19): 1457-1461

9. 中国医师协会的神经内科医师分会, 认知障碍疾病专业委员会. 2018 中国痴呆与认知障碍诊治指南 (七) 阿尔茨海默病的危险因素及其干预. 中华医学杂志, 2018, 98 (19): 1461-1467

10. 中国医师协会的神经内科医师分会, 认知障碍疾病专业委员会. 2018 中国痴呆与认知障碍诊治指南 (八) 痴呆及其分类诊断标准. 中华医学杂志, 2018, 98 (13): 965-971

11. 中华医学会神经病学分会痴呆与认知障碍学组. 阿尔茨海默病源性轻度认知障碍诊疗中国专家共识 2021. 中华神经科杂志, 2022, 55 (5): 421-441

12. Jianping J, Yue Z, Yuqing S, et al. A19-Year-Old Adolescent with Probable Alzheimer's Disease. J Alzheimer's Disease, 2023, 91 (3): 915-922

第四章 认知障碍筛查及评估

　　我国认知障碍患者数量庞大,给国家和社会带来了沉重的医疗和经济负担。然而,认知障碍类疾病却并没有引起公众的足够重视。47%的看护者认为痴呆是老年人自然衰老的过程,我国目前轻度认知障碍患者的就诊率仅为14%,中度痴呆患者就诊率为25%,重度痴呆患者就诊率为34%。其他社区慢性病(糖尿病、高血压等)对脑健康的危害也没有引起全社会的重视。

　　认知障碍筛查不仅可以为认知障碍和痴呆诊断提供客观证据,明确认知损害特征,帮助判断认知障碍和痴呆的类型及原因;而且可以评价认知障碍与痴呆的治疗效果及转归,客观反映早期轻微的认知损害,准确诊断轻度认知障碍。这是目前国际公认的有效防治认知障碍疾病的最佳策略,对减轻社会经济负担及医疗费用,应对老龄化社会的问题以及整个社会的健康发展具有重要意义。

第一节 认知功能的评估

认知障碍筛查目前主要集中于三甲医院或脑神经专科医院,基层医院和社区存在疾病知晓率低、就诊率低的问题,尚未实现普适性的早期诊断和干预,因此急需适配的认知功能评估方案,在基层医院和社区建立适用于早期筛查的记忆门诊或脑健康小屋,定期开展脑健康体检及痴呆风险筛查。

用于认知功能评估的工具主要是成套的神经心理学测验,包含对记忆能力、注意能力、执行功能、语言能力、视空间能力等多个认知域的测查,每个认知域由两个及以上测验进行测定。

一、记忆力评估

记忆是人脑对经历过事物的识记、保持、再现或再认,是进行思维、想象等高级心理活动的基础。记忆可分为工作记忆(对信息进行暂时性加工存储)、情景记忆(有关生活情景的实况记忆)、语义记忆(对词语意义和常识记忆)、前瞻性记忆(基于未来事件或时间的记忆)和内隐记忆(不需要有意识记而获得的技术、操作程序等)。其中,情景记忆障碍是 AD 早期诊断与鉴别诊断的重要依据,是 AD 诊断标准的核心症状。

临床上,记忆评估主要集中于情景记忆。对情景记忆的检查主要通过学习和延迟回忆测验。该领域常用的量表有听觉词语学习测验、Rey-Osterrieth 复杂图形测验等。

(一) 听觉词语学习测验

听觉词语学习测验(auditory verbal learning test, AVLT)最初是 Rey 于 1964 年编制的。不同版本的 AVLT 在学习回忆的次数、词语的常见性、是否进行再认等方面存在不同,但都包括至少 3 次的学习过程和延迟回忆。

AVLT 主要反映近事记忆和学习新事物能力,识别记忆损害非常敏感,可用于识别 MCI,具有较好的信度和效度。即刻回忆反映瞬时记忆,延迟回忆反映学习后短时记忆的保持能力。随着年龄的增长,AVLT 正确数减少,错误数增加,

70 岁和 80 岁是听觉词语记忆减退的两个转折点。

1. AVLT 的标准化操作

（1）主要内容

1）3 次即时回忆：被试听 12 个词语，听完后立即回忆；被试再次听相同的 12 个词语，听完后立即回忆；被试第 3 次听相同的 12 个词语，听完后立即回忆。

指导语：现在我会给您播放一些词语，请您仔细听，播放完之后请您开始回忆，回忆时不需要按顺序。

2）短延迟回忆：即时回忆任务后，被试进行其他非言语测验，大约 5 分钟后，回忆刚才的 12 个词语。

指导语：现在请您回忆一下前面学习过的词语。

3）长延迟回忆：短延迟回忆任务后，被试进行其他非言语测验，大约 20 分钟后，回忆刚才的 12 个词语。

指导语：现在请您回忆一下前面学习过的词语。

4）再认：被试听 24 个词语（包括 12 个学过词和 12 个未学词），回答是否学习过。

指导语：现在我要给您播放一些词语，这里面有些词语是您之前听过的，有些是没听过的，请您判断一下。

（2）测试题目

受测词语		测试 N	
		正确顺序	错误词语
1	大衣		
2	司机		
3	海棠		
4	木工		
5	长裤		
6	百合		
7	头巾		
8	腊梅		

受测词语		测试 N	
		正确顺序	错误词语
9	士兵		
10	玉兰		
11	律师		
12	手套		
总计 （正确词语个数）			

（3）施测

1）提前准备好纸质版或电子版量表,纸质版量表需配备笔。

2）被试在理解题意的基础上,依次完成每一项任务。

3）主试记录被试说出的词语。

（4）记分规则

每题得分:对于每项任务,答对 1 词,记 1 分;答错或重复回答,记 0 分。

总分:总分有多种计算方法,其中一种方法是将 3 次即时回忆、短延迟回忆、长延迟回忆的得分相加,作为总分,此时满分为 60 分。

2. 结果的解释　总分愈高,表示听觉词语记忆力愈好。总分评分标准与年龄有关,根据大样本年龄常模,当总分超过特定值时,表示听觉词语记忆正常,否则表示听觉词语记忆异常。

3. 常见问题与注意事项

（1）施测者在播放词语时常见的不规范操作有未进行音量调试、自行读词时语速过快等。在施测时应用录制好的录音为受试者播放词语,播放时注意对音量调试和对音频的正确单次播放;或施测者自行匀速、准确读词,不告诉受试者词语数量。

（2）由于该测试需要受试者进行回忆,施测者容易忘记记录回忆时间。在施测时应在相应作答区记录每个测验的结束或开始时间,并提示受试者后续（分别间隔 5 分钟、20 分钟）还需进行回忆,若忘记计时导致间隔时间太长也请如实记录,方便后续的数据处理。

(3)许多受试者在测试过程中以为要按序进行回忆,在受试者进行回忆时,施测者需注意提醒受试者不需按照顺序回忆。且每次报告都需重复之前已经报告过了的词语。

（二）Rey-Osterrich 复杂图形测验

Rey-Osterrich 复杂图形测验（complex figure test,CFT）是 Rey 于 1941 年首先开发的,后由 Osterrich 详细阐述并将其标准化。在国外,CFT 是最常见的评估视空间能力和空间记忆能力的测验方法,应用于不同年龄和多种疾病导致的认知障碍患者的记忆研究。CFT 为纯几何图形,包括结构模仿和延迟回忆两部分。CFT 结构模仿得分不能识别 MCI,对轻度 AD 诊断的敏感性亦不理想;CFT 延迟回忆得分对识别 MCI 有一定作用,对于协助 AD 诊断有较好的敏感性。

1. CFT 标准化操作流程　CFT 复杂图形由重复的正方形、长方形、三角形和各种其他形状组成。

结构模仿:在事先提醒需要回忆的情况下,被试先用彩色笔临摹复杂图形,待患者画出前 4 笔后换另一种颜色的笔继续画,并记录临摹完该图的时间。

延迟回忆:临摹完成后,被试进行其他任务,5 分钟后,被试根据记忆重新描绘该图,并记录重新描绘完该图的时间。

(1)题目:请您在图纸上画出给定的图形,尽量准确完整地画出来(图 4-1)。

您还记得刚才画过的那个复杂图形吗？ 现在请您在方框内,凭记忆画出那个图形。您记得多少就画多少。

(2)施测

1)提前准备好纸质版或电子版量表,纸质版量表需配备彩色笔、图册、题本。

2)被试在理解题意的基础上,依次完成每一项任务。

3)完成结构模仿任务后,主试开始计

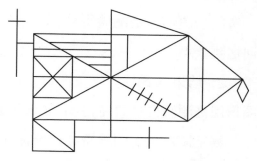

图 4-1　用于测试的复杂图形

时,待 5 分钟后,被试开始做延迟回忆任务。

4）分别记录完成结构模仿和延迟回忆任务所用的时间。

（3）记分规则：评分时,将复杂图形分成 18 个记分单位,每个单位可得 0~2 分(图 4-2)。根据所画图形和相对位置是否正确评分,最高分为 36 分。如果直线上有小波浪或直线轻微上斜或下斜不应扣分。

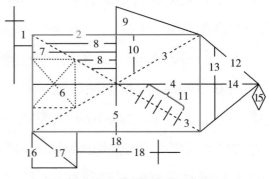

图 4-2　复杂图形测试评分规则

复杂图形测验得分包括 18 个单位：长方形外面左上角的十字形、大的长方形、交叉的对角线、长方形的水平中线、长方形的垂直中线、在大长方形内左侧的小长方形、在小长方形上的一条线段、在大长方形左上方的四条平行线、在大长方形外右上方的三角形、大长方形内 9 下面的小垂直线、大长方形内的圆圈及 3 点、大长方形内右下方对角线上的 5 条平行线、与大长方形右侧相连的三角形、与 13 三角形相连的菱形、在三角形 13 内的垂直线,与大长方形垂直线平行、在三角形 13 内的水平线,也是大长方形内的水平线中线的延续、大长方形下面的十字形、大长方形左下方的方形。

每个单位可得 0~2 分,全部正确(即图形和位置均正确)得 2 分,部分正确得 1 分,全错 / 没画得 0 分。

复杂图形模仿测验得分：将模仿图形中 18 项的各个得分相加,为复杂图形模仿测验得分。

复杂图形回忆测验得分：将模仿图形中 18 项的各个得分相加,为复杂图形回忆测验得分。

2. 结果的解释　复杂图形模仿测验得分愈高,表示视空间能力愈好；复杂图形回忆测验得分愈高,表示空间记忆能力愈好。

复杂图形模仿测验得分评分标准与年龄有关,根据大样本年龄常模,当总分超过特定值时,表示视空间能力正常,则表示视空间能力异常。

复杂图形回忆测验得分评分标准与年龄有关,根据大样本年龄常模,当总分超过特定值时,表示空间记忆能力正常,否则表示空间记忆能力异常。

3. 常见问题与注意事项

(1)操作中,模仿测验完成后不提示后续回忆测验,回忆测验时不看原始图片。

(2)操作中,施测者需注意提醒换笔,两次作图都是前4笔用红笔,之后换黑笔。前4笔使用不同颜色笔作画,方便反映受试者是否有视空间的整体规划能力(若老人使用彩笔首先绘出大长方形,则反映有较好的整体规划能力)。

(3)受试者做完 R-O 模仿后,请将完成时间写在相应作答区内,并记得 20 分钟后做 R-O 回忆,回忆作图开始前,将时间记在 R-O 回忆题目相应作答区内;若忘记计时导致间隔时间太长也请如实记录,方便后续的数据处理。

(4)评估者在打分时,需严格地按照标准评分,该标准要求细节及位置精确,因为轻微的描绘错误对区别认知障碍的受试者有重要意义。

二、注意力评估

注意是指人的心理活动对一定对象的指向和集中。注意力就是把自己的感知和思维等心理活动,指向和集中于某一项事物的能力。该领域常用的量表有符号数字转换测验和数字广度测验等。

(一)符号数字转换测验

符号数字转换测验(symbol digit modalities test,SDMT)是 Smith 于 1968 年编制的,主要用于评估被试的注意力,还可以反映视知觉能力、信息加工速度、运动速度等,对额叶和顶叶损害敏感。SDMT 具有操作简单、易于实施、耗时短等优点,有笔试版和口试版两种版本。缺点是不能很好地测量智力的一般因素。

1. SDMT 的标准操作流程 按照练习→正式测试的顺序进行。

练习:被试熟悉规则,按照页面最上方数字与符号的对应关系,在下方表格的前 10 个数字下方,填入与之相配对的符号。

正式测试:完成练习部分后,被试按照页面最上方的图解,在下方表格的每个数字下方,以最快的速度填入与之相配对的符号,在 90 秒内正确填写的数字个数为最后得分。

(1)测评内容:请您看,此处(指着示例)有 1~9 几个数字,每个数字都对应着不同的符号(图 4-3)。下面的格子里只有数字没有符号,请您根据数字,将它对应的符号填在下面。我们先来做个练习……

现在请您从这里开始(指着)按顺序填写,要尽量快而准确,做完第一排再做下一排,每一排都是从左往右填(指着)。预备,开始!

符号数字转换测验(SDMT)

1	2	3	4	5	6	7	8	9
—	⊥	⊐	∟	⊔	○	∧	×	=

2	1	3	7	2	4	8	1	5	4	2	1	3	2	1	4	2	3	5	2	3	1	4	6	3

1	5	4	2	7	6	3	5	7	2	8	5	4	6	3	7	2	8	1	9	5	8	4	7	3

6	2	5	1	9	2	8	3	7	4	6	5	9	4	8	3	7	2	6	1	5	4	6	3	7

9	2	8	1	7	9	4	6	8	5	9	7	1	8	5	2	9	4	8	6	3	7	9	8	6

图 4-3　数字转换操作卡

(2)测评施测

1)提前准备好纸质版或电子版量表,纸质版量表需配备笔、题本。

2)被试在理解题意的基础上,按顺序完成任务。

3)正式测试时,主试计时,90 秒结束。

(3)测评记分

总分:记录正式测验中被试填写的正确答案个数,将其作为总分。

2. 结果解释　总分愈高,表示反应速度愈好。

总分评分标准与年龄有关,根据大样本年龄常模,当总分超过特定值时,表示反应速度正常,否则表示反应速度异常。

3. 常见问题与注意事项

（1）许多受试者由于年纪较大无法看清符号和数字，影响了作答速度。施测者在施测前应确保受试者能看清所有符号和数字，若不能则提醒受试者配戴眼镜。

（2）许多施测者在施测时容易跳过练习部分直接进入到正式部分，从而导致受试者理解不到位影响作答的情况。施测者在正式施测前应保证受试者在练习区内完成练习，不可减少练习数量，若受试者出错要及时纠正（如7对应的符号写成A），注意提醒受试者不可跳格填写。

（3）受试者填写顺序错乱、超时填写也是常见的错误。施测者在正式测验开始之前应告知受试者填写顺序为自上而下、自左到右，不可反向填写；正式测验过程中注意计时（90秒），切忌超时，跳格需提醒且计时不停，写错不提醒。

（二）数字广度测验

数字广度测验（digit span test，DST）是韦氏成人智力量表的一部分。在神经心理学测验中，DST 常用于测试持续注意和工作记忆广度，也可以用于检测痴呆症的工作记忆下降，但并不适用于评估痴呆的严重程度。

工作记忆是一个允许同时贮存和管理临时信息过程的有限容量系统，是人类完成语言理解、阅读、运算和推理等高级认知活动不可缺少的基本认知能力。工作记忆广度的大小直接影响人类完成高级认知活动的效率。

1. DST 标准操作流程　本测验分为顺背和倒背两部分，要求受试者按照顺序或者倒序复述数字，分别记录正确的数目。

顺背数字广度指导语："下面请您仔细听我说一些数字，当我说完时，请您照样背出来"。测试者按照每秒钟1个数字的速度读出每组数字，当某一项目中的两组数字全部错误时即终止测验。

倒背数字广度指导语："下面我再说一些数字，您仔细听。当我说完时请您按我说的数字顺序倒着背出来"。测试者按照每秒钟1个数字的速度读出每组数字，当某一项中的两组数字全部错误时即终止测验。

(1)测试题目

数字个数	顺背	倒背
2	5-8	2-4
2	6-9	5-8
3	6-4-3	6-2-9
3	7-2-8	4-1-5
4	4-2-7-3-1	3-2-7-9
4	7-5-8-3-6	4-9-6-8
5	6-1-9-4-7-3	1-5-2-8-6
5	3-9-2-4-8-7	6-1-8-4-3
6	5-9-7-1-4-2-8	5-3-9-4-1-8
6	4-1-7-9-3-8-6	7-2-4-8-5-6
7	5-8-1-9-2-6-4-7	8-1-2-9-3-6-5
7	3-8-2-9-5-1-7-4	4-7-3-9-1-2-8
8	2-7-5-8-6-2-5-8-4	9-4-3-7-6-2-5-8
8	7-1-3-9-4-2-5-6-8	7-2-8-1-9-6-5-3
9	5-2-7-4-9-1-3-7-4-6	6-3-1-9-4-3-6-5-8
9	4-7-2-5-9-1-6-2-5-3	9-4-1-5-3-8-5-7-2
10	4-1-6-3-8-2-4-6-3-5-9	6-4-5-2-6-7-9-3-8-6
10	3-6-1-4-9-7-5-1-4-2-7	5-1-6-2-7-4-3-8-5-9
11	7-4-9-6-1-3-5-9-6-8-2-5	6-9-4-7-1-9-7-4-2-5-9-2

(2)测评施测

1)提前准备好纸质版或电子版量表,纸质版量表配上笔。

2)先做顺背,被试连续背错两次则结束顺背,开始倒背。

3)倒背连续错两次则结束倒背。

(3)测评记分:每正确回答1个数列计1分。顺背得分＝顺背数字正确数,逆背得分＝逆背数字正确数,总分＝顺背数字正确数＋逆背数字正确数。满分为18分。

2. 结果解释　总分正常值受教育程度影响,文盲组>5 分属于正常,小学文化程度组>6 分属于正常,初中及以上文化程度组>7 分属于正常。

3. 常见问题与注意事项

(1)本题先做顺背,再做倒背。

(2)许多施测者在施测过程中易出现跳题的不规范操作,应从上到下依次读出数字串,不可跳题。

(3)施测者还易出现受试者单次错误即结束的错误,需注意该测试每个难度等级有两次机会,若受试者第 1 次读对,则读下一个难度等级,若第 1 次读错,则继续读同一等级的下一串数字,两次都错误时测验才结束。

(4)施测者需注意在每组测试过的数字后标注"√"和"×",尤其要注明连错的位置。

三、执行功能评估

执行功能是指有效地启动并完成有目的活动的能力,涉及计划、启动、顺序、运行、反馈、决策和判断,其核心成分包括抽象思维、工作记忆、定势转移和反应抑制等,是一种高级认知能力。执行功能是 MCI 患者常受累的认知领域,执行功能损害与否可以作为 MCI 转化为痴呆的危险因素。执行功能异常见于多种痴呆,其中额叶皮质下性痴呆(血管性痴呆、路易体痴呆等)执行功能损害相对更突出。目前多认为执行功能障碍是血管性认知障碍和痴呆的特征。注意力常用测验与执行功能测验有许多是重叠的,执行功能常用的量表有连线测验和 Stroop 色词测验等。

(一) 连线测验

连线测验(trail making test, TMT)是由 Partington 于 1938 年编制的,分 A、B 两部分。TMT 用于评价被试的注意力、视空间能力、反应速度和执行功能,是目前最常用的神经心理测验之一,广泛应用于认知障碍的筛查和诊断。TMT B-A(B 部分所用的时间减去 A 部分所用的时间)能更好地反映执行能力,对诊断小血管病所致 MCI 的敏感度和特异度分别为 88% 和 76%,改良后的 TMT 在鉴别 MCI 与正常人时具有很好的敏感度和特异度。TMT 中文修订版对 MCI 有一定的辅助识别作用,对轻度 AD 有较强的辅助识别作用。

1. TMT 标准操作流程　按照练习→正式测试的顺序进行。

在练习时,被试熟悉操作规则,明白连线规则后,开始正式测试,按照规则从方形数字 1 连到数字 25。正式测试时需记录完成时间,作为测验得分。

(1)测试题目:请您从数字 1 开始,按照从小到大的顺序连线,同时,您要注意数字的外边框,按照"一方一圆交替"的规则连线,即"方 1 圆 2 方 3 圆 4……"(图 4-4)。

(2)施测

1)提前准备好纸质版或电子版量表,纸质版量表需配备笔、题本。

2)被试在理解题意的基础上,依次完成每一项任务。

3)正式测试时,主试计时,记录被试错误连接提醒的次数。

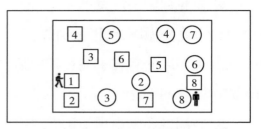
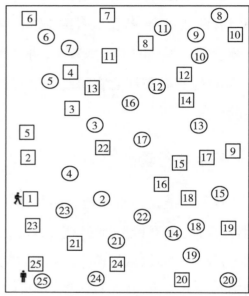

图 4-4　连线测试

4)正式测验时要实时关注被试连线情况,一旦出现连线错误、抬笔等情况时要及时纠正且计时不停。

2. 记分规则　记录完成正式测验所用的时间(以秒为单位),将其作为总分。

3. 结果的解释　总分愈高,表示执行功能愈差。总分评分标准与年龄有关,根据大样本年龄常模,当总分超过特定值时,表示执行功能正常,反之则表示执行功能异常。

(二) Stroop 色词测验

Stroop 色词测验(Stroop color-word test,CWT)是 Stroop 教授于 1935 年编制的,主要用于评价受试者的执行功能,对额叶损害敏感。Stroop 色词测验 A 部分反映信息处理速度,Stroop 色词测验词色不一致部分反映对干扰的抑制能力。CWT 是额叶功能最常用的测量方法之一。

在长期的应用过程中,Stroop 色词测验演变出不同的版本,测验者可通过增加卡片张数、每张卡片字数和颜色种类数增加测验的复杂性和难度。有研究显示脑损伤患者在色词任务中分辨绿色、蓝色的错误率较红色、黄色有增高趋势。中文版 Stroop 色词测验识别轻度 AD 的敏感性为 80.4%,特异性为 86.2%。

1. CWT 标准操作流程(图 4-5)

卡片 A 指导语:请您从左到右、尽量快而正确地读出以下汉字。

黄	红	蓝	黄	绿	红	蓝	红	蓝	黄
蓝	黄	黄	蓝	红	蓝	黄	绿	绿	红
红	绿	绿	红	绿	绿	绿	黄	红	绿
绿	蓝	蓝	黄	黄	黄	红	红	黄	绿
黄	红	绿	黄	蓝	绿	红	绿	绿	蓝

卡片 A

卡片 B

蓝	绿	红	蓝	黄	绿	黄	蓝	黄	红
绿	蓝	绿	红	绿	黄	蓝	红	蓝	黄
蓝	红	蓝	绿	红	黄	红	蓝	绿	黄
红	黄	红	蓝	绿	蓝	绿	黄	蓝	黄
红	蓝	黄	红	绿	蓝	黄	红	蓝	黄

卡片 C

图 4-5　用于 Stroop 色词测验的题卡

卡片 B 指导语：请您从左到右、尽量快而正确地读出以下颜色的名称。

卡片 C 指导语：请您从左到右、尽量快而正确地读出以下颜色的名称，注意不是读字的读音。比如第一个读作绿，而不是蓝。如果您理解了，可以开始答题。

（1）测评内容：此处介绍的是应用最多的中等难度版本，包括 3 张卡片，卡片 A 有 50 个表示颜色的汉字，共有黄、红、蓝、绿 4 种汉字，被试读出这些汉字的字义；卡片 B 有 50 个颜色圆点，共 4 种颜色，被试读出这些圆点的颜色；卡片 C 有 50 个带有颜色的汉字，共有 4 种颜色，同时这些汉字的字义也表示颜色，共有黄、红、蓝、绿 4 种汉字，被试读出这些汉字的颜色。

（2）测评施测

1）提前准备好纸质版或电子版量表，纸质版量表配上笔。

2）进行测试前须排除文盲、色盲和色弱者。

（3）测评记分：评价指标包括完成每张卡片的耗时、正确阅读数等，干扰效应由完成卡片 C 和卡片 B 的耗时差和正确阅读数之差表示。

2. 结果解释 耗时越长，正确阅读数越少，表示执行功能越差。卡片 C 和卡片 B 的耗时差越低，正确阅读数之差越小，表示抑制控制能力越强。

3. 常见问题与注意事项

（1）记录中：在确保受试者明白规则后开始测验，每个测验只进行 1 次；测验过程中如有错误做好记录但不予提示，允许自行修改，计时不停。

（2）若因受试者个人原因无法作答（如色盲），应在作答区和首页特殊情况说明处标注原因。

（3）记录中：最终记录正确阅读个数而非错误阅读个数。

四、语言能力评估

语言交流在人类社交中起核心作用，是人们进行沟通的主要表达方式。语言障碍是大脑高级功能障碍的一个敏感指标。典型 AD 患者早期的语言障碍表现为找词困难、命名障碍与流畅性下降，而复述、发音没有损害。VCI 患者由于梗死部位不同,可以导致各种不同类型的言语障碍,影像学可见相应的病灶,失语症也是 VCI 的一个亚型。额颞叶变性(包括额颞叶痴呆、进行性非流利性失语、语义性痴呆)早期即出现语言障碍,患者表达、命名和理解能力减退,语言评估有助于该类 MCI 的诊断。该领域常用的量表有词语流畅性测验和 Boston 命名测验等。

（一）词语流畅性测验

词语流畅性测验(verbal fluency test,VFT)是由 Thurstone 等于 1962 年首次提出应用于痴呆临床诊断,用于检测优势半球额叶及颞叶的功能,主要评价言语能力、语义记忆和执行功能等。可分为语义流畅性、语音流畅性和动作流畅性测验,其中语义流畅性测验又称快速词汇分类测验,是目前我国应用最多的语言流畅性测验。语义流畅性常采用分类词语流畅性测验(category verbal fluency test, CVFT),即在 1 分钟内尽量多地说出动物类、蔬菜类或水果类的词语。VFT 测试方法简单易行、耗时短,便于在门诊进行。与 Boston 命名、连线测验等比较均呈现较好的相关性,对诊断 AD 有较好的敏感性和特异性,但受患者的文化背景和受教育程度影响较大。

1. CVFT 标准操作流程　本测评包括 3 个子测验,被试分别在 1 分钟内尽量多地说出动物类、蔬菜类、水果类的词语,主试记录被试所说出的正确词语个数。

（1）测试题目

CVFT
动物流畅性 指导语:下面请您在 1 分钟的时间里尽可能多地说出动物的名字。您准备好就可以开始说了。 受试者在 1 分钟内说出的动物名称共 ____ 个。
水果流畅性 指导语:下面请您在 1 分钟的时间里尽可能多地说出水果的名字。您准备好就可以开始说了。 受试者在 1 分钟内说出的水果名称共 ____ 个。
蔬菜流畅性 指导语:下面请您在 1 分钟的时间里尽可能多地说出蔬菜的名字。您准备好就可以开始说了。 受试者在 1 分钟内说出的蔬菜名称共 ____ 个。

(2)施测

1)提前准备好纸质版或电子版量表,纸质版量表配上笔和词语记录表。

2)被试在理解操作的基础上,依次完成任务。

(3)记分规则　计算被试说出的动物、水果、蔬菜名称的总数,将其作为总分。

2. 结果的解释　总分愈高,表示言语能力愈好。评分标准与年龄有关,根据大样本年龄常模,当总分超过特定值时,表示言语能力正常,否则表示言语能力异常。

3. 常见问题与注意事项

(1)重复说出的内容可不记录,记录的话需要标明(如将该词圈出)。

(2)若受试者说得太快,可用手机录音等记录内容,待测验完成后再誊录;尽量书写清晰,若实在因着急记录得比较潦草,可简写,完成问卷后补上,但不可仅填写数字或划√,易导致数据不准确。

(二) Boston 命名测验

Boston 命名测验(Boston naming test,BNT)由 Kaplan、Goodglass 等于1978年编制,是目前最常用的检测命名障碍的方法之一。BNT 可检测命名能力、语义记忆、执行功能、言语表达能力、词汇检索能力、言语提取机制等功能。正常老人的命名能力受到其年龄、性别和教育程度的影响,遗忘型 MCI 和早期 AD 患者存在命名能力损害。

BNT 有 80 项、60 项、30 项和 15 项等不同版本,由不同的物品图片组成。测试的项目由简单的高频词到较为少见的低频词,按由易至难排列。BNT 诊断阿尔茨海默病的总准确度为 77%。此处介绍其中一种 30 幅图形的版本。

1. 标准操作流程　指导语:现在给您看一些图片,请您说出图片的名称(图4-6)。

(1)测评内容:本测评共有 30 张物品图片,图片按固定顺序出现。被试需说出每一张图片的名称。

(2)测评施测

1)提前准备好纸质版或电子版量表,纸质版量表配上笔。

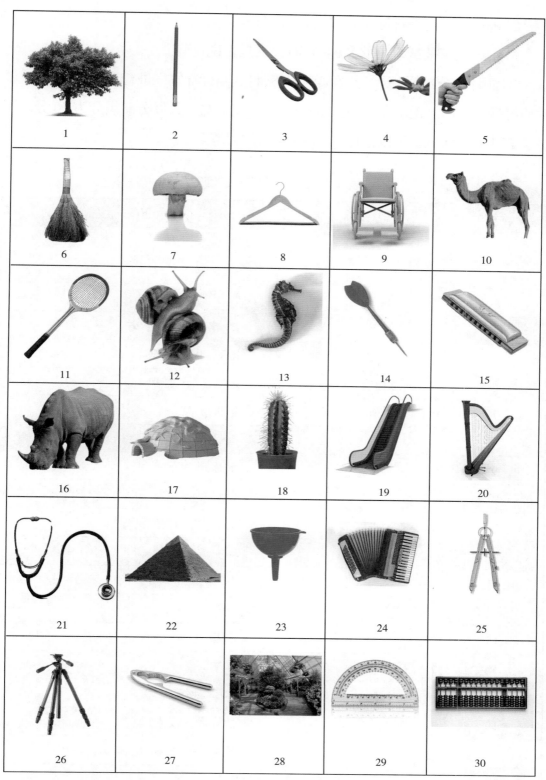

图 4-6　BOSTON 测试用图片

2)进行测试前须排除文盲、色盲和色弱者。

3)主试记录被试说出的名称,判断被试是否说正确。

(3)测评记分:记录受试者的实际回答,将其与标准答案进行比较,判断受试者的回答是否正确。正确命名一张图片得 1 分,错误命名得 0 分。满分为 30 分。

表 4-1 中列出了可以记作"正确命名"的回答。

表 4-1　可以判为正确的回答

图片编号	图片名称	可以判为正确的回答
1	树	树、树木、大树
2	笔	笔、铅笔
3	剪刀	剪刀、剪子
4	花	花、花草、鲜花、小花
5	锯子	锯子、手锯、电锯
6	扫把	扫把、扫帚、拖把
7	冬菇	冬菇、蘑菇
8	衣架	衣架、晾衣架
9	轮椅	轮椅、残疾车
10	骆驼	骆驼
11	羽毛球拍	羽毛球拍、球拍、网球拍
12	蜗牛	蜗牛
13	海马	海马
14	飞镖	飞镖
15	口琴	口琴
16	犀牛	犀牛
17	冰屋	冰屋、地堡、暗屋
18	仙人掌	仙人掌、仙人柱
19	扶手电梯	扶手电梯、扶梯、电梯、升降电梯
20	竖琴	竖琴

图片编号	图片名称	可以判为正确的回答
21	听诊器	听诊器
22	金字塔	金字塔、四棱锥
23	漏斗	漏斗
24	手风琴	手风琴
25	圆规	圆规
26	三脚架	三脚架、三脚支架
27	钳	钳、夹子、镊子
28	花棚	花棚、花架子
29	量角器	量角器、半圆尺
30	算盘	算盘

2. 结果解释 总分愈高,表示言语能力愈好。根据大样本常模,当总分超过特定值时,表示言语能力正常,否则表示言语能力异常。

3. 常见问题与注意事项

(1)若受试者回答与表格中的答案完全一致,施测者在"回答"一栏记录"√",若受试者回答与表格中的答案有任何出入,施测者记录受试者实际回答。

(2)用方言描述同一样事物算对,如"量角器"和"半圆仪"。

(3)施测者不做提示回答和辅助辨认,仅记录实际回答。

五、视空间和结构能力评估

视觉空间知觉能力是指能准确掌握及表现视觉空间的能力。空间知觉包括形状知觉、大小知觉、距离知觉、立体知觉和方位知觉等。视觉空间知觉能力损伤往往会出现写字左右颠倒、间架结构处理混乱、对数量关系不易理解、推理能力退化等缺陷。视空间结构功能损害与顶枕叶病变有关,是痴呆的常见症状。

AD 患者早期即可出现视空间功能障碍,患者不能准确临摹立体图形,不能正确按照图示组装积木,至中期,患者临摹简单的二维图形错误,生活中不能判断物品的确切位置。AD非典型亚型之一的后部皮质萎缩,患者早期即出现空间障碍,临床表现为视觉共济失调、眼运动失用、左右定向困难等。神经心理测验表明,后部皮质萎缩患者的背侧视觉系统(复杂图片与混合刺激加工处理)易受损,而腹侧视觉系统(物品、面孔、颜色的正确识别与命名)相对保留。视空间功能损害在路易体痴呆中更为严重。路易体痴呆患者的视知觉和空间结构能力明显差于AD和帕金森病患者,而且和视幻觉有关。该领域常用的量表有画钟测验等。

画钟测验(clock drawing test,CDT)常用于筛查视空间知觉和视构造觉功能障碍;还可以反映语言理解、短时记忆、数字理解、执行能力,对顶叶和额叶损害敏感。常用的施测和评分方法是:要求被试模仿已画好的钟,反映视空间知觉能力;要求被试自己画一个钟,评估视空间能力和执行功能。

画钟测验具有简便、耗时短、准确性高、不易受文化背景和教育程度影响等特点,可用于认知筛查。但是单独应用进行痴呆筛查时效度偏低,常与MMSE联合使用。

1. CDT操作流程

(1)测试题目

指导语:请您在下方空白处画一个钟表的表盘,把数字和指针都标上,表上显示的时间是1点50分。

(2)施测

1)提前准备好纸和笔。

2)被试在理解操作的基础上,在纸上画钟。

(3)计分规则　CDT有多种计分方法,如3分法、4分法、5分法、7分法、10分法和30分法。根据中国人群大样本常模数据库的分析结果,30分法更适合中国人群特点(表4-2)。

2. 结果解释　总分越高,表示视空间能力越好。如今,画钟测验BABRI版已经实现被试在电子设备上操作,无需纸笔,便于大规模使用和收集数据,人工智能评分更客观、更高效。

表 4-2　30 分法评分规则

项目	得分
锚定 12、3、6、9 四个点	4 分
写出所有数字	4 分
所有数字在钟面圆圈内	3 分
数字顺时针排列	1 分
1~12 数字次序正确	1 分
12、3、6、9 分布对称	2 分
其他 8 个数字的位置正确	3 分
中央点位置准确	1 分
钟面完整	1 分
有时针和分针	2 分
时针指向正确	2 分
分针指向正确	2 分
分针比时针长	2 分
时针和分针都有箭头	2 分

六、精神和行为症状评估

精神症状包括幻觉、妄想、淡漠、意志减退、谵妄、抑郁、焦虑、易激惹等。行为异常包括徘徊、多动、攻击、暴力、睡眠障碍等。MCI 患者精神行为症状患病率介于正常老年人和痴呆患者之间。社区及门诊 MCI 患者最常见的症状为淡漠、抑郁、焦虑和夜间行为紊乱。随访研究发现,精神行为症状是 MCI 向痴呆或 AD 转化的危险因素,即使是轻度的精神行为症状也会增加 MCI 向痴呆或 AD 转化的风险。精神行为症状数目越多,程度越重,MCI 转化为痴呆的风险越高,恶化的速度越快。

临床和研究中,综合评估精神和行为症状最常使用神经精神问卷(neuro-psychiatric inventory,NPI),该问卷包含 12 项评定内容,每项包含筛检问题和若干子问题。NPI是由检查者施测的定式检查量表,主要询问照料者,包括各项症状的频率、严重程度及照料者苦恼程度。2010年问世的临床医师神经精神等级评定量表(neuropsychiatric inventory-clinician rating scale,NPI-C)增加了攻击和异常发音两个症状域和分布在不同症状域的多个子问题。临床医师除询问照料者外,还依据患者的回答和自己的观察,做出等级评定,降低了由于照料者文化背景、教育水平、情绪问题和认知障碍等因素带来的干扰。量表见附录。

七、情绪和情感评估

情绪障碍可以造成认知障碍的假象,也可以加重认知障碍,还可以是认知障碍和痴呆的症状之一。临床诊断中经常忽视或误诊情绪障碍这个痴呆的早期症状。情绪和情感是人对待事物态度的体验,是人的需要得到满足与否的反映。常用的评估老年人的情绪量表有老年抑郁量表和孤独量表等。

老年抑郁量表(geriatric depression scale,GDS)是目前国际上使用最为广泛的老年人群专用抑郁症状筛查量表,具有症状特异性高、问题回答简单、易于理解的优点。GDS有两个主要优点:一是量表中不包含睡眠障碍、食欲下降等躯体性症状,这些躯体性症状在非抑郁症老年人中也很常见,对老年抑郁症的诊断特异性不高;二是量表采用"是/否"的定式回答方式,较其他分级量表更易于老年人理解,便于施测。

孤独量表共20个条目,由10个正向措辞和10个负向措辞的句子组成,用来评价由于对社会交往的渴望与实际水平的差距而产生的孤独感。量表见附录。

八、日常生活活动能力评估

日常生活活动能力减退是痴呆的核心症状之一,包括两个方面:基础性日常生活活动(basic activities of daily living,BADL)和工具性日常生活活动(instrumental activities of daily living,IADL)。前者指独立生活所需的基本能力,如穿衣、吃饭、如厕、洗澡等,后者指复杂的日常或社会活动能力,如理财、购物、出访、工作、家务能力等,需要更多认知功能的参与。MCI 的诊断要求患者 BADL 正常,IADL 或社会功能有轻度损害。MCI 患者完成相同日常活动消耗的时间长于正常老年人,复杂日常生活活动能力减退有助于 MCI 的诊断。其中,遗忘型 MCI 比非遗忘型 MCI、多认知域受损的 MCI 比单认知域受损的 MCI 容易出现日常生活活动能力损害。日常生活活动能力减退是诊断痴呆的必需条件。日常生活活动能力减退的领域和程度直接决定患者需要的照料措施和数量,日常生活活动能力评估能够帮助护理人员对周围环境进行适当调整,能够帮助医生判断患者是否需要专人照料或者入住专业护理机构。

临床医师应当询问患者本人和知情者,综合评价患者日常生活活动能力。与认知测验相比,日常生活活动能力评估受被试文化程度的影响较小,更适用于低教育程度人群中痴呆的筛查。临床科研中通常使用日常生活活动(activity of daily living,ADL)能力量表进行评估。ADL 量表包括与躯体生活自理相关的 6 个方面(如厕、进食、穿衣、梳洗、行走和洗澡)和与使用工具能力相关的 8 个方面(打电话、购物、散步、做家务、洗衣、使用交通工具、服药和自理财务)。ADL 量表简便易行,但易受多种因素影响,如年龄,视、听或肢体运动障碍等,评定时对结果的解释应谨慎。量表见附录。

第二节 痴呆风险筛查

通过神经心理评估量表对患者的总体认知功能进行测评,能较全面了解患者的认知状态、认知特征。不过,传统的测评方法实际操作起来有一定难度,纸笔作答不仅耗时长、效率低、施测过程复杂,而且对测评人员的资质和测评场地都有较高要求,很难在基层社区大范围推广使用。这也是我国认知障碍相关疾病"三低一高"特点形成的关键因素。如今,国家卫生健康委员会正在全国范围内推行记忆门诊的建设、脑健康体检及痴呆风险筛查等工作,对认知测评工具的应用提出了更高的要求。

一、总体认知功能评估

总体认知功能评估在临床中使用最为普遍，包括多个认知域的评估，可以用于痴呆的筛查、诊断、严重程度分级等，主要有简易精神状态检查量表（MMSE）、蒙特利尔认知评估量表（MoCA）、阿尔茨海默病评估量表-认知部分（ADAS-cog）、临床痴呆评定量表（CDR）等。其中 MMSE、MoCA 主要用于筛查痴呆患者。筛查测验一般耗时少，操作简单，具有一定的敏感性和特异性，在做大样本流行病学调查和初步诊断时使用广泛。MMSE 主要用于痴呆患者的筛查，缺点是对 MCI 患者敏感度有限。MoCA 主要用于对 MCI 患者的筛查。但是 MMSE 和 MoCA 对文盲和低教育程度人群中均不太适用。其他几类评估工具主要在专科医院或科研环境下使用。

1. 简易精神状态检查量表 简易精神状态检查量表（mini-mental state examination，MMSE）是 1975 年 Folstein 编制的，1991 年 Molloy 等发表了标准的简易精神状态检查量表。由于文化背景的关系，我国仍采用 Folstein 的中文修订版。MMSE 是目前国内外应用最广泛的认知筛查量表，内容覆盖定向力、记忆力、注意力、计算力、语言能力和视空间能力的测评。MMSE 易受教育程度的影响，文化程度较高的老年人可能出现假阴性，文化程度低的老年人则可能出现假阳性。MMSE 对识别正常老人和痴呆有较好的价值，但对识别正常老人和 MCI 以及 MCI 和痴呆的作用有限。

2. 蒙特利尔认知评估量表 蒙特利尔认知评估量表（Montreal cognitive assessment，MoCA）是 1996 年 Nasreddine 教授根据临床经验并参考 MMSE 而编制的，覆盖注意力、执行功能、记忆力、语言功能、视结构技能、抽象思维、计算和定向力等认知域。MoCA 区别正常老人和 MCI 以及正常老人和轻度 AD 明显优于 MMSE，并且有较好的特异度，是针对 MCI 进行快速筛查的评定工具。MoCA 中文版在中国老年人群中有较好的信度和效度，可用于早期筛查 MCI。贾建平教授团队进行的中国社区老年人常模的研究，制定了界限：文盲组 ≤ 13、小学组 ≤ 19、初中及以上组 ≤ 24。MoCA 易受教育程度、文化背景差异的影响。

检查者使用 MoCA 的技巧和经验、检查的环境及被试者的情绪及精神状态等，同样会对 MoCA 分值产生影响。

二、认知障碍快速筛查

如今，认知障碍自评量表（Alzheimer disease 8，AD8）和简化版社区痴呆筛查手册（brief community screening instrument for dementia，BCSI-D）量表是应用较多的初步认知障碍筛查工具。AD8 量表由美国华盛顿大学 Calvin 教授于 2004 年主持编制，汉化后的 AD8 在中国台湾和新加坡应用较多，有研究者应用 AD8 量表对上海市虹口区社区老年人群开展认知障碍疾病的早期筛查，因为缺少与"指南"推荐的认知功能测评工具的比较，其敏感度和特异度有待进一步确证。BCSI-D 由 Hall 和英国国王学院的 Prince 于 2011 年改编而成，正在全世界 20 多个中心开展信度、效度的测试。汉化后的 BCSI-D 量表在我国尚缺少多中心、大样本的临床研究，未建立本土化常模，其用于基层社区开展大范围认知障碍早期筛查的准确性有待进一步考察。此外，AD8 和 BCSI-D 量表仍是"纸 - 笔"化操作，效率低、资源耗费大、不利于数据储存和管理。

此外，在实际应用中发现，AD8 主要是对被试者主观状态的问询，缺少常模和客观评估标准，容易出现假阳性结果，不宜单独作为诊断 MCI 的依据。BCSI-D 对认知功能的评估需加入知情人（线人）评分才能修正测评结果，存在一定的操作难度。随着计算机、移动智能设备、5G 网络、大数据分析、人工智能等数字、信息技术的飞速发展，数字化认知功能测评工具必将得到快速推广和普及，成为适合大规模人群认知功能测评的工具。

三、数字化记忆门诊筛查

记忆门诊是以患者为中心的新型专病化诊疗管理模式，对认知障碍早期识别意义重大，但国内记忆门诊仍存在"知晓率低、就诊率低、检出率低"的瓶颈问题。调查显示中老年居民对记忆门诊的需求达到 60% 以上，而对开设记忆门诊的医疗机构知晓率不足 20%，且往往因不能辨别正常老化带来的认知衰退和疾病症状而耽误治疗；目前记忆门诊接诊的中重度认知障碍患者比例高，检出的患者普遍处于疾病后期，未达到早期防控的目的；且记忆门诊多设立在三级医院，直接面向广大老年群体的一、二级医院缺乏认知障碍诊断能力和明确的转诊渠道，也是导致认知障碍漏检率高、错过最佳干预期的重要原因。

当前记忆门诊的建设存在几个方面的问题亟待解决：①记忆门诊集临床问诊、神经心理测评、影像学检查为一体，人力需求大、影像学大型设备应用场景有限、传统测评方式信息记录和存储困难等问题限制了记忆门诊的广泛开设，急需纳入数字化辅助手段、采用电子化评估记录工具，提高诊疗效率；②集中设立在三级医院的记忆门诊无法满足广泛的筛查需求，即便三级医院超负荷诊疗，对疾病早期预防的带动作用仍然有限，需将记忆门诊体系建设延展至基层社区乃至家庭，提前疾病诊治时间窗；③缺乏层级式转诊机制，未对不同风险等级的人群进行划分，需各级医院加强合作，以求及时检出并重点服务于认知障碍患者及高风险人群。

为解决上述问题，推荐在传统记忆门诊基础上开展并逐步完善数字化记忆门诊建设。数字化记忆门诊是将数字化辅助设备和电子化评估工具应用到病例建档、临床问诊、神经心理学评估、纵向回访等各个环节中，链接三级医院与一、二级医院的认知障碍诊疗，让认知障碍专病管理更加层次化、高效化的医疗模式。以 BABRI（北京老年脑健康计划）脑健康系统为例介绍数字化记忆门诊的工具应用规范。

1. 明确数字化记忆门诊应用工具的准确性与可靠性 BABRI 脑健康系统的研发基于 BABRI 社区队列数据库，选取 5 593 名社区老年人的多维认知数据进行测算，并选取对认知障碍判别能力最强的指标组成 BABRI 痴呆筛查方案，该方案包括"记忆门诊与社区 MCI 风险快速筛查方案（SCREEN）""临床痴呆风险测评方案（ASSESS）"和"临床分子影像检查方案（DIAGNOSE）"。其中，SCREEN 对 MCI 进行判别的 ROC 曲线下面积为 0.730，敏感度 0.630，特异度0.780；ASSESS 对 MCI 进行判别的 ROC 曲线下面积为 0.906，敏感度 0.809，特异度 0.854。

2. 评估工具与应用场景的合理适配

(1)适用于大规模快速筛查的电子化评估工具：一、二级医院数字化记忆门诊的工作重点在于完成广大老年居民的常态化认知体检，该项工作需要能够快速进行认知状态总体评估的工具，适合使用 BABRI 脑健康系统 SCREEN 方案的快筛工具。SCREEN 方案包括以下内容：

1)初诊信息采集：数字化记忆门诊全面采用线上记录及存储的电子档案，医师应对初诊患者进行详细的信息采集，包括了解患者的基本人口学资料(年龄、受教育水平等)和病史(现病史、既往史、遗传病史等)，若患者认知损害严重无法提供上述信息，应向其知情照护者询问获取。

2)认知主诉问诊：每次诊疗过程中应了解患者多维认知主诉情况，以便及时掌握主观认知变化和病情进展情况，调整干预随访方案，推荐应用 BABRI 主观认知评估量表(BABRI-SCE)进行问诊。

3)总体认知测评：应用便捷快速的测评量表对患者的总体认知功能进行评估，传统记忆门诊常采用简易精神状态检查量表(MMSE)、蒙特利尔认知评估量表(MoCA)、认知障碍自评量表(AD8)等，但上述量表存在应用纸笔测验导致的信息记录和存储困难、测查用时较长、完全依赖人工筛查导致的高人力需求、汉化量表不符合国内文化情境(如 MoCA 字词记忆测验的材料)等问题，数字化记忆门诊推荐采用改良版工具如 BABRI 认知快速测评(BABRI-Mini MMSE)等进行筛查，可由受试者进行自助筛查，实现线上同步记录，用时仅需 3 分钟，极大提高诊疗效率。

4)记忆专项筛查：记忆功能是认知障碍患者尤其是 AD 患者最常受损的认知领域，记忆门诊应对记忆功能进行专项筛查。传统神经心理学测验应用听觉词语学习测验(AVLT)等用时较长、完全依赖人工测评的量表，难以满足快速筛查需求。推荐数字化记忆门诊采用电子化的 BABRI 情景记忆量表(BABRI-EMT)等进行筛查。

BABRI 脑健康系统中的记忆门诊与社区 MCI 风险快速筛查方案(SCREEN方案)作为一种快速筛查工具，在中国本土已应用于北京市、安徽省、海南省等多个省市的公共卫生项目中。该评估工具的测评时间是 6~10 分钟,对于筛查 MCI 也具有较高的准确性。SCREEN 方案的评估内容包括认知主诉、记忆能力、定向力和计算能力,评估时间是 6 分钟,对 MCI 判别的准确率是 73.2%,灵敏度是 73.1%,特异度是 65.6%;SCREEN 方案的题目适合于不同文化程度的老年人群,部分题目可以实现老年人自评自测,具有较高的普适性和可及性。针对社区老年居民参与脑健康体检和认知障碍风险筛查的研究发现,SCREEN 方案筛查 MCI 的特异度(BABRI: 0.988,AD8: 0.801,BCSI-D: 0.613)、阳性预测值(BABRI: 0.892,AD8: 0.304,BCSI-D: 0.218)、阴性预测值(BABRI: 0.968,AD8: 0.948,BCSI-D: 0.946)、认知领域的覆盖度等性能指标普遍优于 AD8 和 BCSI-D。SCREEN 方案不仅漏诊率和误诊率低,而且能针对多种认知领域,评估领域丰富、评分连续,适合在社区老年人群开展认知功能的测评和认知障碍风险筛查,值得在全国范围内推广使用。此外,SCREEN 方案还可以清晰展示被测试人各测试条目的得分情况,从而精细解析受试者认知领域受损模式,有利于后续认知康复方案的制定,适合作为中老年人脑健康水平监测及脑健康管理的工具平台。

(2)适用于认知障碍高风险人群的多领域评估:应对快速筛查中表现出认知损伤的高风险人群进行更为全面的多领域认知评估,可在有能力的一、二级医院或转诊到三级医院进行。推荐应用 BABRI 脑健康系统的 ASSESS 工具,相较上述快速筛查能够更精准地判别老人的认知状态。ASSESS 工具包括以下内容:

1)多维认知功能评估:采用听觉词语学习测验(AVLT)、复杂图形测验(CFT)、词语流畅性测验(VFT)、连线测验(TMT)作为核心测验,涵盖对记忆能力、注意能力、视空间能力、语言能力和执行功能的全面评估。

2)生活方式问卷:包括对老人的饮食、睡眠、身体锻炼和社交活动等各个维度的信息采集。相关数据一方面可进一步提升认知障碍风险评估的准确性,生成涵盖多维信息的认知障碍风险指数;另一方面可用于为老人提供个性化的生活调摄指导。

3)辅助测评:视患者实际情况进行生活功能、精神症状、情绪状态等方面的辅助测评,应用日常生活活动(ADL)能力量表、神经精神问卷(NPI)、老年抑郁量表（GDS）等进行。

（3）适用于三级医院的辅助诊断方案：认知障碍高风险人群转诊到三级医院后，三级医院应视患者临床状态为其安排用于确诊的血液生化、放射影像等检查，推荐应用 BABRI 脑健康系统的 DIAGNOSE 等电子化记录工具整编相关检查结果到患者的病历档案，方便各级医院查阅患者的检查结果、诊断情况和干预安排。

3. 数字化记忆门诊设置规范 数字化记忆门诊相对传统记忆门诊更加普适化、层级化，为保证各级医院在认知障碍早期防控方面的良好协同，推动中国数字化记忆门诊的规范建设，现对其设置要求进行说明，以供各相关单位参考设置。

（1）设置场景

1）三级医院：建议三级医院均设置数字化记忆门诊以提高对认知障碍的专病化诊治水平，由相关科室如神经内科、老年病科、影像放射科等提供人才和技术支持，建立以诊前自助初筛、诊间专病评估、诊后干预随访于一体的针对认知障碍高风险人群的专业诊疗体系。三级医院应设立接受一、二级医院转诊的责任制对接模式，实现转诊双方病历连续、信息互通，提升诊疗效率。

2）一、二级医院：一、二级医院应设置数字化记忆初筛门诊，鼓励记忆筛查体检化、常态化、普适化，鼓励社区老年居民均参与每年 1 次的例行认知筛查，及时对筛查出的高风险人群进行向上转诊，并配合三级医院做好诊后长期干预和随访工作。同时，社区一级卫生机构及社区老年活动中心等相关单位应加大对认知障碍早期防控知识的宣传力度，将有效的自助筛查、认知训练、科普宣教线上平台推广到家庭和个人，提升广大居民对认知障碍的认识水平和防控能力。

（2）基础配备

1）人员要求：各级医院应视实际情况安排神经心理评估师和认知康复师负责对患者进行评估诊疗，神经心理评估师主要工作包括指导患者进行自助初筛、为患者做详细的多认知域神经心理学评估等，评估师应具备神经心理测评相关资质认证，应通过数字化记忆门诊培训和考核，能够熟练应用电子辅助设备对患者进行评估，为患者提供准确的评估结果解读及相关指导。认知康复师则负责基于评估结果为认知障碍高风险人群规划认知康复训练方案，应通过数字化记忆门诊认知训练培训,能够熟练应用电子辅助设备指导患者进行认知康复训练,并负责对患者的定期回访管理和线上指导。

2)环境要求:数字化记忆门诊采用电子设备辅助的诊疗模式,在传统记忆门诊的环境要求基础上,数字化记忆门诊诊疗室应配备必要的一体机、台式机、平板电脑等设备,并安装数字化记忆门诊诊疗系统,以便对来诊患者进行电子档案建立、神经心理学测评、认知康复训练等,同时保证网络畅通。数字化记忆门诊诊疗系统推荐采用上述介绍的 BABRI 脑健康系统。

(3)适宜人群

1)50 岁及以上的中老年人均可到居住地一级或二级医院参加常态化筛查。

2)有痴呆家族史、心脑血管慢性病史或者 65 岁以上的老年人群应定期接受筛查。

3)筛查间隔时间以 1 年为宜,认知主诉明显的人群应将筛查间隔缩短到 6个月。

(4)质量控制与隐私保护

1)质量控制:上述医疗工作人员应具备相关资质、通过专门的业务培训和考核,定期接受相关知识更新,为患者提供准确的筛查指导,正确使用相关设备和工具,设置合理有效的康复方案。诊疗室内应注意无影响评估效果的时钟、日历等提醒物和噪声、强光等干扰物,配备或提醒患者携带老花镜、助听器等设备以防影响评估效果,注意老人的受教育水平、身体各项功能、配合程度、注意力集中程度等对评估效果的影响。

2)隐私保护:工作人员要尊重来诊患者的自主意愿,不强行检测;严格执行知情同意程序,告知患者及其照护者检查的基本流程和可能的结果;保护患者隐私,对患者的评估诊断结果及相关材料进行严格保密,不将带有个人辨识信息的任何材料以任何方式公开,不在患者未同意的情况下将其就诊信息用作诊断病情外的其他用途。

4. 数字化记忆门诊工作流程 为提升认知障碍的早期检出率,各级医院应通过数字化记忆门诊的建设形成层级式筛查体系,工作流程涉及接诊、转诊、确诊和随访等,在各级医院间实现患者信息互通,建立流程一体化的患者管理责任制。

(1)转诊:一、二级医院受限于医疗条件难以进行认知障碍的综合诊断,推荐一、二级医院在完成认知初筛后为表现出认知损伤的筛查对象提供转诊服务,并将患者的相关诊疗信息和病历记录提交到与该医院对接的三级医院诊疗系统,建议患者前往三级医院记忆门诊进行进一步的生化、影像和临床检查,以便得到准确诊断。转诊参考指征包括:

1)在一、二级医院进行的或自助线上完成的初筛结果提示认知障碍高风险,总体认知能力或记忆专项测评提示认知损伤。

2)初筛结果显示有明显的认知下降主诉,自述持续6个月以上且进展快速。

3)初筛结果显示有因认知损伤导致的日常生活活动能力受限和精神症状。

一、二级医院医师发现患者有上述情况之一者,可认定为认知障碍高风险人员,为其进行向三级医院记忆门诊的转诊。

(2)转诊涉及的各单位职责

1)一、二级医院记忆门诊:承担对辖区适宜人群进行常态化认知筛查的职责;通过广泛宣传和动员发动社区居民定期进行筛查的职责;培训记忆门诊医师掌握认知障碍患者转诊指征,能够准确地做出转诊的职责;探索符合辖区情况的认知障碍患者及高风险人群社区管理模式,对上述重点人群进行随访管理的职责。

2)三级医院记忆门诊:承担对一、二级医院转诊来的高风险人群进行进一步生化、影像、临床检查,做出疾病诊治决定的职责;承担对负责的一、二级医院医师进行定期业务指导、人才培养的职责;承担为经诊治的患者制定长期干预和康复训练方案,并指导一、二级医院对患者继续开展长期管理的职责。

(3)随访:对于转诊到三级医院记忆门诊进行诊断的患者,应视患者病情表现适时组织专家会诊,在三级医院做出诊治后应明确告知患者是否及何时需要复诊。患者在三级医院的诊疗完成后,三级医院应将相关信息反馈到负责患者所在社区的一、二级医院记忆门诊并对其医师进行必要的指导,由一、二级医院记忆门诊对患者进行必要的康复护理安排和随访。

对于初筛中未表现出认知损伤的筛查对象,应由一、二级医院记忆门诊妥善留存其健康档案,并告知随访时间(一般以1年为宜,有明确主诉的或自我感知认知变化明显时也可缩短到半年),以社区为单位采取家庭医生负责制等方法确保纵向随访的顺利进行,以便监测筛查对象的认知变化情况,及时做出疾病预警。

社区认知筛查流程应遵循各地区自身的地理、人文特色,经济发展、文化发展水平,制定科学、良好的科普宣教以及灵活的管理机制实施,同时也要加强政策引导力量。在实际的筛查过程中应以社区为中心,做到精确推算、分区筛查、分层干预、纵向随访、横向推广、多区联动。对符合相关条件的老年人群做到应筛尽筛,筛查后建立全民老年脑健康档案以便于分级管理,针对认知正常人群进行健康教育随访,MCI风险人群进行训练干预随访,痴呆风险人群则应建立绿色就医通道,配合上级医疗卫生机构做好后续治疗及随访工作(图4-7)。

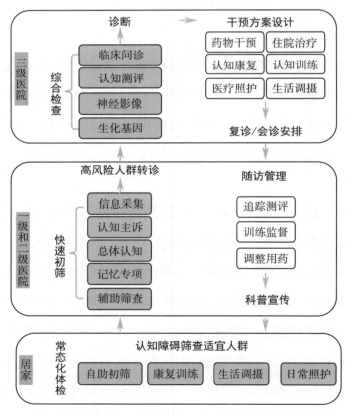

图4-7 应用数字化记忆门诊开展认知障碍筛查的流程图

借助数字化记忆门诊工具,参与筛查的体检者将根据体检表现被划分为认知正常人群、MCI 风险人群、痴呆风险人群 3 类,他们均可获得个体化的体检报告。此外,基于该平台,各类人群都将获得配套的脑健康管理服务,真正落实认知障碍相关疾病的早发现、早干预。

第三节　社区认知筛查现状

一、社区认知筛查的意义

老龄化社会给我们国家带来了前所未有的挑战,如何做好老年人口的社会基础医疗保障,更是近几年来社会各界讨论的热门话题。我国老年人口日益增多,随着其年龄的不断增加,老人一般都患有 1 种甚至多种常见的慢性疾病,如痴呆、糖尿病、高血压、心脏病等。因此,在提倡积极老龄化的今天,老年人的健康与疾病相关问题已经悄然成为当下学者们普遍研究的焦点问题。近些年来,我们国家已经逐渐开始以社区卫生服务为基础,逐步建立老年人口健康档案,完善老年人口的日常健康管理。

国内有学者研究显示,我国社区 MCI 患病率为 7.6%~21.7%,MCI 向痴呆(尤其是 AD)进展的年转化率为 7.5%~16.5%,有将近一半早期发现识别 MCI 症状的患者会在 3~4 年内转化为痴呆,而正常认知状况老年人的 AD 转化率仅为 1%~2%。由此可见,MCI 是防治痴呆发生的重要干预阶段。虽然,近年来针对痴呆治疗方面的研究层出不穷,但结果都不尽如人意。目前仍然缺乏能够改变疾病进程的药物,仍以治疗病因和对症治疗为主,因此,早期识别 MCI,明确 MCI 的危险因素,针对这些危险因素开展早期干预,是降低或延缓痴呆进展的重要手段。

MCI 是指不符合当前年龄和实际教育水平的认知状况低下,但并不影响其正常的日常生活,因此不易被察觉,它是介于正常认知与痴呆之间的一个过渡阶段,同时也是控制 AD 疾病不断发展的重要一环。不断有研究证实,一些早期采用的认知锻炼的干预措施对于 MCI 患者的认知以及记忆功能改善具有良好的效果。国外研究表明,避免毒素刺激、减轻压力、预防躯体心血管疾病、体育锻炼、功能锻炼以及补充膳食纤维能有效改善记忆功能,防止 MCI 进一步发展。国内研究也有一些干预方法被证实对于改善认知功能有效果,例如中医护理、社区系统护理干预、运动干预、针刺疗法等。因此,做好 MCI 的前期筛查工作,提前干预,对延缓 AD 的发生显得尤为重要。

二、认知障碍社区筛查的困境与瓶颈

就我国人口现状而言,老年人全部步入医院接受神经内科专家测试判断的可能性几乎不成立,分级医疗的必要性凸显。在此背景基础上,担任护卫老年人健康的社区卫生医疗服务中心责任显得尤为重大。然而众所周知,社区卫生服务中心工作人员大多都非神经内科学专业,且社区老年人口基数大,如严格按照诊断标准实现 MCI 普查难度可想而知,因此对于一种操作简易且检测敏感度高的 MCI 筛查工具的需求应运而生。Vanda 等人对亚洲人群自愿参与 MCI 筛查的研究现状表明,近 6 年间(2008—2013 年)的 1 243 个认知筛查研究中,91.2%来自中国,5.23% 来自印度,1.37% 来自马来西亚,其余 2.2% 来自欧亚大陆亚洲部分,由此可见,我国对于 MCI 筛查的重视程度以及社会各界对于 MCI 筛查的参与积极度。与国外研究相似的是,国内学者研究的重点同样聚焦于 MoCA 和 MMSE 两种量表。临床开展量表对比研究,结果显示 MoCA 用于筛查 MCI 的特异性略低,但重要的是,对于检测 MCI 敏感性显著优于 MMSE。MoCA 最优的使用方式是用于 MMSE 等辅助量表筛查排除是否存在痴呆可能后的认知筛查。在使用 MoCA 量表检查 MCI 患者的各项认知功能试验中,MCI 患者损害最明显的认知领域是延迟回忆,而在注意力方面功能保存较好。此研究结果与国外完成的相似临床测试结果保持一致。

我国绝大多数认知障碍患者不仅没有接受过定期的筛查,而且往往在出现明显认知功能障碍影响日常生活时才就诊,后果自然很不理想。造成这种状况的主要原因为:

1. 大部分患者以及相当一部分的基层卫生工作人员缺乏认知障碍疾病相关知识。由于认知障碍的诊断和处理需要较多的专业知识和临床经验,在我国的基层医疗单位缺乏有经验的防治人员,能正确诊断认知障碍并进行合理治疗的医师极少。

2. 缺少认知障碍防治资源及合理的认知障碍防治观念和技术。2019年,中国老年保健医学研究会老龄健康服务与标准化分会及《中国老年保健医学》杂志编辑委员会提出了适用于社区60岁及以上老年人的《社区失智老年人初筛流程共识(草案)》,选用AD8、简易认知量表(mini cognitive assessment test,Mini-Cog)或简易智力测试量表(abbreviated mental test,AMT)、ADL进行筛查,3个量表中有1个及以上量表筛查结果阳性则提示存在认知障碍可能,须选用老年抑郁量表(GDS)排除抑郁后转综合医院神经内科就诊;该流程选用的量表较为简单且易于操作,对于AD社区筛查和诊断及流程建立具有很大的参考价值,但该流程尚缺乏其他相关量表及简单方便的生物标志物以进行鉴别诊断。

3. 缺乏必要的仪器设备、社区条件。田金洲院士带领的团队创建了一套适用于中国人群的痴呆筛查和评估体系及AD筛查和诊断框架,其标准化流程主要包括病史采集、认知评估(选用的量表主要包括延迟故事回忆或霍普金斯词语学习测试、波士顿命名测试、连线测试、MMSE)、功能评估(主要选用ADL)、影像学和/或生物标志物检查、生化检查(主要是为了进行鉴别诊断)、诊断决定。该标准化流程涵盖AD核心特征、支持标准和排除标准,有利于实现AD诊断从临床病理模式向临床生物模式的转变,主要适用于大型综合性医院,但该标准化流程中的影像学和生物标志物检查较为复杂。影像学检查主要包括磁共振成像内侧颞叶萎缩、海马体积萎缩评分及正电子发射断层显像标志物分布情况;生物标志物检查主要为脑脊液及血浆标本相关标志物。因技术与设备限制,尚无法在社区普遍开展该标准化诊断。

三、社区认知筛查专业人员

如今,从事基层社区医疗卫生工作的人员相对不足,能从事脑认知评估的专业人员更加匮乏,队伍建设体系不规范。

随着认知障碍疾病诊疗技术的发展,人民对于健康需求的日益提升,大脑健康和认知障碍诊疗必将到达一个普及度更高、智能化更强的高效协作新阶段,对从业人员的专业性提出更高要求。解决上述难题的关键是加大技能培训的力度。

第一,社区一级卫生机构应安排专业神经心理评估师和认知康复师指导患者进行自助初筛、多认知域神经心理学评估等各项工作,并承担好后续患者向上级医院或机构转诊的衔接工作。

第二,数字化记忆门诊系统可适当设置培训和考核,神经心理评估师应具备神经心理测评相关资质认证,能够熟练应用电子辅助设备对患者进行评估且能为患者提供准确的评估结果解读及相关指导;认知康复师则应通过数字化记忆门诊认知训练培训,指导患者进行认知康复训练并负责患者的定期回访工作。与此同时,三级医院可设置专项工作人员定期检查社区一级卫生机构及社区老年活动中心等相关单位的培训考核工作,承担对负责的各级医院及社区医疗机构的医师进行定期业务指导、人才培训的职责;承担为经诊治的患者制定长期干预和康复训练方案,并指导一、二级医院对患者继续开展长期管理的职责。

第三,所有从事社区认知障碍诊疗的工作人员均应具备相关从业资质,通过专门的业务培训和考核,能够正确使用相关设备及工具,具备较好地从事本项工作的能力,能够指导患者进行相应的预防及康复训练计划。

第四,神经心理评估师和认知康复师能够承担对辖区适宜人群进行常态化认知筛查的职责和通过广泛宣传和积极动员,发动社区居民定期进行筛查的职责;培训记忆门诊医师则应掌握认知障碍患者转诊指征,能够准确地做出转诊的职责;相关工作人员还应承担探索符合辖区情况的认知障碍患者及高风险人群社区管理模式,对上述重点人群进行随访管理的职责。对于在初筛中表现出认知损伤的筛查对象应及时向上级医院进行转诊并辅助上级医院做好后续的随访工作。

第五,社区一级卫生机构及社区老年活动中心等相关单位的工作人员应根据要求为患者建立相关的健康档案，并告知患者随访时间，还应以社区为单位采取家庭医生负责制等方法确保纵向随访的顺利进行，以便监测筛查对象的认知变化情况，及时做出疾病预警。

最后，所有参与认知筛查的工作人员均应尊重来诊患者的自主意愿，不强行检测，严格执行知情同意程序，告知患者及其照护者检查的基本流程和可能的结果以保护患者隐私，对患者的评估诊断结果及相关材料进行严格保密，不将带有个人辨识信息的任何材料以任何方式公开，不在患者未同意的情况下将其就诊信息用作诊断病情外的其他用途。

（陆 慧　张淑娟）

参考文献

1.　张占军. 老年脑健康体检神经心理量表操作指南. 北京: 人民卫生出版社, 2020

2.　张占军, 贾建军. 适用于记忆门诊和痴呆风险筛查的电子化测评工具与应用方案专家共识 (2019). 中华老年医学杂志, 2019, 38 (12): 1317-1321

3.　马蔚蔚, 张晓玲. 阿尔茨海默病社区筛查和诊断的研究进展. 中国全科医学, 2021, 24 (6): 643-651

4.　田金洲, 解恒革, 秦斌, 等. 适用于中国人群的阿尔茨海默病筛查和诊断框架. 中华内科杂志, 2019, 2: 91-101

5.　张为, 胡才友, 庞国防, 等. 社区失智老年人初筛流程共识 (草案). 中国老年保健医学, 2019, 17 (4): 5-7

6.　周巧学, 库敏, 卢潇潇, 等. 社区衰弱老年人轻度认知障碍现状及影响因素分析. 全科护理, 2020, 18 (23): 2945-2949

7.　李斌晨. 社区老年人轻度认知障碍患病现状及影响因素. 慢性病学杂志, 2021, 22 (4): 625-626

8.　胡亦新, 郭艺芳, 王磊. 老年高血压合并认知障碍诊疗中国专家共识 (2021 版), 中华高血压杂志, 2021, 29 (4): 311-322

9. 贾建平, 杜怡峰. 中国阿尔茨海默病—级预防指南. 中华医学杂志, 2020, 100 (35): 2721-2735

10. 任汝静, 王刚, 陈生弟. 对构建我国规范化记忆门诊的思考和展望. 内科理论与实践, 2015, 10 (2): 90-91

11. 贾建平, 武力勇. 2018 中国痴呆与认知障碍诊治指南 (九): 中国记忆障碍门诊建立规范. 中华医学杂志, 2018, 98 (21): 1653-1657

12. 冯钰惠, 陶剑文, 黄延焱. 上海郊区中老年居民认知障碍知晓率及记忆门诊需求. 上海预防医学, 2020, 32 (10): 825-834

13. 王涛, 肖世富, 方贻儒, 等. 神经精神症状问卷中文版的信度和效度. 中华行为医学与脑科学杂志, 2010, 5 (4): 69-71

第五章　认知障碍的临床诊断

认知障碍相关疾病的临床诊断并不是最终的宣判,也可能是一次成功的救赎。如果抓住合适的时机,做到早发现、早诊断,就能及早干预和治疗。有些疾病,如脑卒中,医生和患者家属都习惯性地关注运动障碍、语言障碍,而忽略了认知障碍、心理障碍,最终造成不可弥补的遗憾。所以了解认知障碍的临床诊断方式极为重要,它既包含神经系统检查、实验室检测、脑成像、脑电检测,也包括神经心理测试。

第一节　主诉认知下降临床诊断

主观认知下降（subjective congnitive decline，SCD）也称主诉认知障碍（subjective congnitive impairment，SCI）或主观认知减退。在有些场合，也有人称之为轻度认知障碍前期（pre-MCI）。公认的 SCD 定义描述的是一个个体的主观感受，即认为自己较之前的正常状态，有记忆或认知功能下降，但客观神经心理测验可以在正常范围里，是介于正常认知老化与 MCI 之间的阶段。

主诉认知下降这个概念最早由纽约大学医学院的 Reisberg 教授在 1982 年提出。2014 年首都医科大学宣武医院的 SCD 国际协作组正式提出 SCD 这一术语，同时还制定了 SCD 的研究框架。随后，SCD 国际协作组的负责人，首都医科大学宣武医院韩璎教授于 2018 年在《中国临床医学影像杂志》第 29 卷第 8 期上，发表了 SCD 的诊治策略。又在 2019 年，对诊治策略做了补充、修订，最终形成了《中国 AD 临床前期 SCD 诊断流程与规范专家共识》。这个专家共识有一个重要前提，那就是把 SCD 假设为 AD 的临床前阶段。如果没能早期诊断和治疗，其中会有一定比例的 SCD 患者在多年以后转化为 AD。

一、SCD 的诊断流程

诊断 SCD 需要 3 个环节，包括：①一般体格检查和实验室检查；②神经心理学量表；③颅脑影像检查，如 MRI 和 PET 等。

这个流程本质上是一次脑健康及认知障碍的筛查过程。每个筛查节点都会得出"阴性"或"阳性"结论，从而在 SCD 人群中筛选出符合 AD 临床前期的患者，及早干预，尽最大可能阻断或延缓 AD 的发生。

按照中国人的习惯，很少会有人单纯因为记忆力下降而主动来医院接受复杂且烦琐的检查。以神经心理学这一项检测为例，配合完成主观认知下降自测、认知功能评估、精神行为症状评估、日常生活活动能力评估、睡眠质量评估等测试，低于 1 个小时无法完成。因此，最可能实现的场景是在社区卫生服务中心、健康管理机构、体检机构或记忆门诊。当然，如果采用传统量表，一对一问诊、纸笔作答的形式,需要调用大量的人力、场地等医疗资源,很难大规模铺开。最好的解决方案就是引进数字化智能测评系统,与大数据、云计算、人工智能为核心的数字化医疗系统深度融合。

二、SCD 及 AD 临床前 SCD 的诊断标准

诊断 SCD 有 2 个标准:①患者与之前正常状态相比,自我感觉持续的认知功能下降,并且排除了导致认知下降的其他原因,如负面刺激事件、外伤、药物因素等。②经过年龄、性别、受教育程度等相关校正后,神经心理学检测正常,未达到 MCI 的诊断标准。

在满足 SCD 诊断标准的基础上,如果满足以下 4 个条件,就可以诊断 AD 临床前 SCD:①主观感觉记忆功能减退,而不是其他认知功能下降;②对记忆减退存在持续担忧;③病理生理性标志物呈阳性(如 *ApoEε4* 基因,Aβ-PET,脑脊液 tau 和 Aβ 等);④排除因焦虑、抑郁及其他可能导致认知功能下降的神经系统疾病。

以上 4 条是绝对标准,如果条件受限,不能满足第 3 条,也就是病理生理性标志物检测,就需要对患者做定期随访,及时评估和发现其是否确诊为 AD 临床前 SCD。

2023 年 4 月 18 日,我国学者在 *Aleheimer's & Dementia* 杂志在线发表了近 10 年的研究数据,依据静息态磁共振数据分析发现:SCD 患者大脑边缘系统的功能连接显著增强,尤其是海马与右侧脑岛间的功能连接,这个发现为 AD 临床前 SCD 评估提供了影像学标准。这篇文章还报道了 Aβ-PET 的数据,发现中国人和西方人存在明显差异,提示 SCD 的评估、诊断需要依据本土研究的资料,不能照搬国外的指南或共识。

第二节　轻度认知功能障碍临床诊断

轻度认知功能障碍(mild cognitive impairment,MCI)是指患者具有主观或者

客观的记忆力或其他认知功能进行性减退,但其日常生活能力并未受到明显影响,尚未达到痴呆的诊断标准,是介于正常衰老和痴呆之间的一种临床状态。

MCI 诊断标准最早由 Petersen 等于 1999 年提出,该标准得到了广泛认可和应用。但该标准对 MCI 的诊断过于局限,主要是遗忘性 MCI 的诊断。2003年国际工作组对 MCI 诊断标准进行了修订,这也是目前广泛应用的 MCI 诊断标准。该标准将 MCI 分为四个亚型,即单认知域遗忘型 MCI、多认知域遗忘型MCI、单认知域非遗忘型 MCI 和多认知域非遗忘型 MCI。除此之外,该标准还对 MCI 病因进行了更全面的阐述,如阿尔茨海默病、脑小血管病、路易体病、额颞叶变性等缓慢起病的痴呆类型在临床症状达到痴呆前,轻度的病理变化均可引起 MCI。而脑外伤、脑炎、营养缺乏等可导致持久的 MCI。虽然 2011 年美国国立老化研究所(NIA)和阿尔茨海默病协会(ADA)组、2013 年精神疾病诊断与统计手册第 5 版(DSM-5)分别就阿尔茨海默病所致的 MCI 及 MCI 的诊断标准进行了更新,但其基本内容均与 2003 年 MCI 诊断标准一致。

MCI 常见于老年人,患病率随年龄增长而增加。据统计,60~64 岁的 MCI 患病率约为 6.7%,65~69 岁约为 8.4%,70~74 岁约为 10.1%,75~79 岁约为 14.8%,80~84 岁约为 25.2%。根据认知障碍的不同定义推测的患病率有所不同:年龄相关性记忆障碍(AAMI)患病率为 3.6%~38.4%,认知障碍无痴呆(CIND)患病率为 5.1%~35.9%,MCI 患病率为 3%~42%,遗忘型 MCI 患病率为 0.5%~31.9%。

一、MCI 诊断标准

MCI 诊断标准主要包括 4 点:①患者或知情者报告,或有经验的临床医师发现认知损害;②存在 1 个或多个认知域损害的客观证据(来自认知测验);③复杂的工具性日常能力可以有轻微损害,但保持独立的日常生活能力;④尚未达到痴呆的诊断。

2011 年美国国立老化研究所(NIA)和阿尔茨海默病协会(ADA)组制定的阿尔茨海默病所致 MCI 的诊断标准,在上述 MCI 诊断标准基础上增加了生物标志物的内容,包括 Aβ 沉积的生物标志物和神经元损伤的生物标志物。但该内容只用于临床或基础研究,并不是临床诊断所必需的。

以上标准只是 MCI 的一般标准,实际操作中如何对认知障碍但没有达到痴呆进行界定,目前尚没有统一的标准。另外,不同病因导致的 MCI 其具体的诊断标准不同,临床应灵活使用。

二、MCI 的诊断流程

与痴呆概念相似,MCI 是一种症状性诊断,是多种原因导致的综合征。AD 源性 MCI 有 3 大临床表现:①认知功能减退,这是 AD 源性 MCI 患者最常见的症状,主要表现为学习新知识能力减退、近期记忆力减退、言语功能障碍、视空间功能障碍、执行功能障碍、注意力下降等。②复杂的工具性日常生活活动能力轻微损害,如理财、购物、出访等工具性 ADL 或社会功能轻度损害;无法使用复杂的家用电器;搭乘公共交通工具存在困难。③非认知性神经精神症状,如淡漠、抑郁、焦虑等。

(一) AD 源性 MCI 的诊断与鉴别流程

1. 患者或知情者报告,或有经验的临床医师发现认知损害。依据患者的认知功能和生活能力(最好有神经心理学测验证实),根据 MCI 的诊断标准做出是否 MCI 的诊断。

2. 存在一个或多个认知功能域损害的客观证据(可以来自认知测验)。如果是 MCI,结合认知评估结果,根据损害的认知域对患者进行初步分类,如单认知域遗忘型 MCI 和单认知域非遗忘型 MCI、多认知域遗忘型 MCI 和多认知域非遗忘型 MCI 等,揭示患者的认知损害特征。如果目前尚不满足 MCI 诊断,建议随访,在 6 个月后或认知功能出现明显改变时再行认知功能检测。

3. 复杂的工具性日常生活活动能力可以有轻微损害,但保持独立的日常生活能力。结合 MCI 的起病和进展情况、认知损害特征,有或无神经系统原发疾病、精神疾病(或应激事件)或系统性疾病的病史和体征以及必要的辅助检查,做出 MCI 的病因学诊断。

4. **尚未达到痴呆的诊断** 对于目前诊断 MCI 的患者建议至少随访 1 年,以进一步明确诊断。

5. AD 源性 MCI 的 5 大评估手段

(1)病史采集:包括现病史和既往史采集。最好能得到知情者的证实,如家人、朋友、同事对患者认知功能的评价。在门诊或认知筛查活动中,当发现可能存在认知障碍的患者时,应进行详细全面的病史采集。由于患者多伴有记忆力或其他认知功能的下降,因此在询问患者同时还应向其家属或知情者获取必要的信息。病史包括现病史和既往史,内容应涵盖以下 3 部分:①认知障碍;②生活能力;③可能导致认知障碍的疾病或诱发因素,以及伴随的疾病。

1)现病史采集:详细采集认知障碍的起病时间、起病形式、具体表现(需全面了解各认知域的损害情况)、进展方式、诊治经过及转归;认知障碍是否对日常能力和社会功能产生影响;是否伴有精神和行为症状,精神行为症状的具体表现(如抑郁、焦虑、行为及人格改变)以及与认知障碍发生的先后顺序;认知障碍可能的诱发因素或事件;伴随的肢体功能异常或其他系统疾病的症状体征。

2)既往史采集:详细采集患者的既往病史,尤其注意询问是否有可能导致认知障碍的疾病或诱发因素,如脑血管病、帕金森病、脑外伤、脑炎、癫痫、长期腹泻或营养不良(维生素缺乏)、甲状腺功能障碍、肝肾功能不全、输血或冶游史、酗酒、CO 中毒、药物滥用、血管风险(如糖尿病和高血压)、抑郁、睡眠呼吸障碍等,为认知障碍病因诊断提供证据。还要注意询问患者儿童时期的智力及发育情况,除外精神发育迟缓。

对于知情者,应选择熟悉患者病情并与其共同生活的亲属或朋友。由于患者本人可能存在认知损害及自知力缺乏,因此病史应尽可能获得知情者证实或补充。研究发现根据知情者提供信息完成的量表,如老年人认知能力减退知情者问卷(informant questionnaire on cognitive decline in the elderly,IQCODE)对 MCI 的筛选具有较高的参考价值。

(2)体格检查:体格检查包括神经系统查体和一般查体,对痴呆病因诊断和鉴别诊断具有重要作用,同时能够明确患者伴发的其他疾病。对所有患者都应当进行一般查体和神经系统查体。怀疑为 MCI 的患者需进行详细的体格检查,有些体格检查可以协助早期识别 MCI 及预测 MCI 进展,如步态、嗅觉、听力检查等。

神经系统查体应包括意识、高级皮质功能初步检查(理解力、定向力、远近期记忆力、计算力、判断力等)、脑神经、运动系统(肌容积、肌张力、肌力、不自主运动、共济运动、步态)、感觉系统(浅感觉、深感觉、复合感觉)、反射(浅反射、深反射、病理反射)和脑膜刺激征等。神经系统局灶体征可提示血管性痴呆或其他脑部疾病(如多发性硬化、肿瘤、外伤等)导致的痴呆;锥体外系症状提示路易体痴呆、帕金森病痴呆、多系统萎缩、亨廷顿病、进行性核上性麻痹等神经变性性痴呆,年轻患者还要考虑肝豆状核变性,而有些痴呆(如 AD)直到病程晚期才出现神经系统体征。

一般查体同所有疾病。中毒、代谢、系统性疾病导致的认知障碍常伴有阳性体征,如贫血、舌炎需考虑维生素 B_2 缺乏;怕冷、体温低、心率慢等低代谢症状和甲状腺增大提示甲状腺功能低下;营养不良和肝硬化结合长期酗酒提示慢性酒精中毒。

在认知障碍早期通过有效的生物标志物可以在一定程度上达到早期诊断、早期干预、改善患者生活质量的目的。

(3)神经心理评估:包括认知功能、日常和社会能力、精神行为症状,这是诊断和研究 MCI 的重要手段。

认知功能评估通常包含总体认知功能筛查、记忆力评估、执行功能评估、语言能力评估、视空间结构能力评估等。以往要借助纸质量表,现在已经被数字化认知功能测评工具完全替代,便捷、高效、智能,数据存储和传输也更方便。不仅能轻松实现认知功能测评,还能迅速完成对日常和社会能力、精神行为症状等评估,便于临床医生综合分析患者的精神心理状况。

(4)体液检查:包括血液和脑脊液的 Aβ、tau 蛋白检测,*ApoEε4* 基因检测等。目的是揭示 MCI 的病因、发现潜在的危险因素、发现潜在的伴随疾病或并发症。

1)血液检测:痴呆患者的认知功能下降可能和代谢、感染、中毒等全身和 / 或脑部疾病相关,血液检查可以为病因诊断提供重要参考。首次就诊的认知障碍患者应进行血液学检测，如全血细胞计数、肝肾功能、甲状腺、甲状旁腺功能、电解质、血糖、叶酸、维生素 B_{12}、同型半胱氨酸、血沉、HIV、梅毒螺旋体抗体、重金属、药物或毒物检测、肿瘤标志物、副肿瘤抗体、免疫全项以及其他代谢和内分泌指标。虽然导致痴呆的大多数疾病难以治疗，但如对维生素 B_{12} 缺乏、甲状腺功能低下及神经梅毒等能及时诊断和治疗，可能阻止或逆转认知功能下降。

2）脑脊液生物标志物检测：脑脊液（cerebrospinal fluid，CSF）常规细胞计数、蛋白质、葡萄糖和蛋白电泳分析，对血管炎、感染或脱髓鞘疾病疑似者须进行检测。对疑似自身免疫性脑炎的患者应完善 CSF 自身免疫性脑炎抗体的检测，包括 N- 甲基 -D- 天冬氨酸受体抗体（NMDA）、α- 氨基 -3- 羟基 -5- 甲基 -4- 异唑丙酸受体抗体（AMPA）、γ- 氨基丁酸能神经元抗体（GABA）。对疑似副肿瘤综合征的患者应完善 CSF 副肿瘤抗体的检测，包括：Hu、Ri、Yo 等抗体。一些特殊蛋白，如 β 淀粉样蛋白（Aβ）、总 tau 蛋白、磷酸化 tau 蛋白等含量的检测，有助于了解痴呆病因，并一定程度上有助于鉴别不同痴呆亚型。在条件允许的情况下，推荐脑脊液检查为痴呆患者的常规检查。

2011 年美国国立老化研究院和阿尔茨海默病协会（NIA-AA）将脑脊液等生物标志物纳入 AD 的诊断标准，新标准强调了联合生物标志物和认知功能水平综合判断，提高 AD 发生前诊断指标的特异性。考虑到腰穿为有创检查，且大部分 AD 患者为老年人，对常规腰穿检查接受程度低，2014 年阿尔茨海默病生物标志物标准化计划（ABSI）推荐临床 AD 患者需要进行腰穿进行 CSF 分析的指征：①早发型痴呆；②最低程度的 AD 或 MCI，患者希望明确诊断；③临床表现非典型 AD（后皮质萎缩、额叶变异型等）或需要与其他类型痴呆相鉴别。为了准确诊断 AD，在结合其他数据的基础上（病史、神经心理学评估和常规影像学检查排除继发性原因），至少应分析 3 种 CSF 生物标志物：Aβ1-42/Aβ1-40、t-tau 和 p-tau181。

①脑脊液 Aβ 多肽：淀粉样蛋白（amyloid-β，Aβ）聚集形成寡聚体、纤维和斑块是 AD 核心的分子病理机制。CSF 淀粉样蛋白相关生物标志物主要包括 Aβ1-42 和 Aβ1-40，但是 Aβ1-42 更易聚集形成老年斑。在散发性 AD 患者中，

CSF Aβ1-42 水平明显下降,与认知功能正常的同年龄组相比,Aβ1-42 下降程度可达 50%,这反映了颅内出现广泛 Aβ 病理改变从而导致 Aβ1-42 沉积形成老年斑。当 CSF Aβ1-42 下降的水平低于 Aβ1-40 时,CSF Aβ1-42∶Aβ1-40 比值就会下降,这个比值相较于 Aβ1-42 降低能更显著反映 AD 的病理变化。

②脑脊液 tau 蛋白:Aβ 假说认为 t-tau 和 p-tau 是 Aβ 毒性的下游产物。CSF tau 蛋白的增多反映了 AD 患者大脑中轴索退行性变和神经原纤维缠结的改变,释放了相关 tau 蛋白至细胞外 CSF 中。

脑脊液总 tau 蛋白(t-tau):脑脊液总 tau 蛋白即 CSF 中所有 tau 蛋白的总量,间接反映大脑神经轴索损伤的程度,即神经退行性改变的过程。在 AD 患者中,CSF t-tau 的含量会显著增加约 300%。但当与其他神经退行性疾病,如额颞叶痴呆或血管性痴呆相比时,检测 AD 患者 CSF t-tau 水平其特异性下降,所以限制了 t-tau 作为鉴别 AD 和其他痴呆的诊断标志物的使用。事实上,t-tau 是从整体上反映大脑皮质轴索的损害,在路易体痴呆、卒中、脑创伤和克 - 雅病患者中也可见。

脑脊液磷酸化 tau 蛋白(p-tau):相比 t-tau,CSF p-tau 升高更能反映 AD 的特点,p-tau 水平升高特异性提示脑实质内有神经原纤维缠结形成。p-tau181 可以用来鉴别 AD 与额颞叶痴呆、路易体痴呆、血管性痴呆等。MCI 初期患者脑脊液 p-tau 显著增高,因此 p-tau 可作为 AD 早期标志物。

③脑脊液 Aβ1-42、t-tau 和 p-tau181 联合检测:诊断时综合考虑 3 个(或 4 个)经典的脑脊液生物标志物 Aβ1-42(或 Aβ1-42/Aβ1-40)、t-tau 和 p-tau181 至关重要。如果 3 个(或 4 个)经典的 AD CSF 生物标志物都异常,即可以认为是与 AD 诊断"神经化学相符",高度提示 CSF 的改变是由 AD 引起。当 3 个关键生物标志物的 CSF 浓度都在正常范围内时,可以认为是与 AD 诊断"神经化学改变不相符",基本可以暂时排除 AD。

(5)颅脑影像学检查:包括 CT、磁共振、功能磁共振、SPECT、FDG-PET 和 tau-PET 分子影像。该项检查能排除其他类型来源的 MCI,如帕金森病、血管性、路易体病、自身免疫性脑病等引发的 MCI。

1）头颅CT：头颅CT扫描主要用于显示脑组织的解剖结构和病理形态改变，难以显示脑功能情况，不能显示脑代谢状态。CT可以发现脑梗死、脑肿瘤、血肿及脑积水等可干预性病因导致的MCI，但对细微结构（如内嗅皮质和海马）难以准确显示，因此，对MCI的诊断和鉴别诊断作用有限。但由于CT检查方便、费用不高，所以仍然是MCI患者检查中常用的神经影像诊断手段。AD患者头颅CT可见脑萎缩，分为脑灰质及脑白质萎缩，前者表现为脑回变窄，脑沟加深、增宽，后者表现为侧脑室扩大，脑室角变钝。传统CT难以准确显示海马结构，诊断痴呆的特异性并不高。

2）头颅MRI：头颅磁共振（magnetic resonance imaging，MRI）诊断认知障碍的常用MRI序列有3D-T_1加权像、T_2加权像、液体抑制反转恢复（fluid attenuated inversion recovery，FLAIR）成像和T_2梯度回波序列（T_2-gradient echo）。没有3D-T_1加权像，可行冠状位T_1成像替代。头颅MRI对脑组织的细微病变更加敏感，能够提高MCI病因诊断的特异性。通过MRI可以显示内侧颞叶（medial temporal lobe，MTL）、海马等关键部位的萎缩。弥散加权成像（diffusion weighted imaging，DWI）技术和T_1增强可以用于炎症、肿瘤导致认知障碍患者的诊断和鉴别。MRI应用于AD诊断的主要检查技术有：结构MRI（structural MRI，sMRI）、功能MRI（functional MRI，fMRI）、DWI和磁共振波谱（MR spectroscopy，MRS）。sMRI可以提供最佳的空间分辨率，可以测量灰质容积、皮质厚度和脑的特殊部位，如海马等的容积。sMRI可以显示大脑的不同病变（脑梗死、白质病变、脑肿瘤、脑积水、脑萎缩等），有助于MCI的病因诊断和监测病情的进展。对首次就诊的MCI患者进行头颅结构MRI检查。

①弥散加权成像：弥散加权成像（diffusion weighted imaging，DWI）是定量研究组织中水分子的布朗运动或弥散运动，由于水分子在沿白质纤维束走行方向运动的速度要远大于垂直于纤维束时的速度，因此DWI可以很好地显示白质纤维束的走行和微观结构，是活体研究白质纤维束的重要方法。弥散张量成像（diffusion tensor imaging，DTI）是最常用的DWI技术。

②血氧水平依赖脑功能成像：血氧水平依赖脑功能成像（blood oxygen level

dependent fMRI,BOLD-fMRI)基本原理是血氧和水平依赖。当脑区进行功能活动时,局部血流量增加,超过局部的耗氧量,使该部位的脱氧血红蛋白减少,后者是一种顺磁性物质,它的减少导致局部磁共振信号增加,通过数据处理,可以得到脑区激活图。将神经心理测验和 fMRI 相结合,可以帮助了解患者不同认知域变化时脑功能的改变,可以为 MCI 患者的认知障碍诊断提供客观依据,同时可以为探讨认知障碍的机制提供一种直观的方法。目前该方法主要用于研究。

③磁共振波谱:磁共振波谱(magnetic resonance spectroscopy,MRS)是利用磁共振现象和化学位移作用进行特定原子核及其化合物定量分析的方法,是研究神经代谢水平的标准手段,为其他 MRI 检测手段提供补充信息。最常检测的物质有:N- 乙酰天冬氨酸(N-acetyl aspartate,NAA),神经元完整性的生物标志物,胆碱(choline,Cho),反映细胞膜的组成和完整性,肌酸和磷酸肌酸(creatine and phosphocreatine,Cre),反映组织能量代谢;肌醇(myoinositol,m-Ins),胶质增生的可能标志物,神经递质谷氨酸和 γ- 氨基丁酸。MRS 研究相对较少,目前研究结果比较肯定的有 AD 和其他痴呆患者的 NAA 水平下降而 m-Ins 水平增加。

(二)血管性轻度认知障碍

血管性认知障碍(vascular cognitive impairment,VCI)是脑血管病变及其危险因素导致的临床卒中或亚临床血管性脑损伤,涉及至少一个认知域受损的临床综合征。根据认知障碍是否对患者的基本日常生活活动能力和工具性日常生活活动能力造成影响,分为 VaMCI(血管性轻度认知障碍)和 VaD(血管性痴呆)。

临床上,评价患者日常生活活动能力和工具性日常生活活动能力,通常采用工具性日常生活活动量表(IADL)和功能活动问卷(FAQ),结合神经心理评估,重点对可疑 VCI 患者的注意力、执行功能、记忆和视空间能力 4 个核心认知域进行评估。2016 年,北京中医药大学田金洲院士团队在《中华内科杂志》发表的《中国血管性轻度认知损害诊断指南》,给出了评判血管性轻度认知障碍的 6 个原则:

1. 神经心理学测评证实存在认知功能损害,要求有 1 个以上认知领域确定的损害或 2 个以上认知领域临界损害。临界损害特指在年龄匹配常模的

5%~10% 或常模均值的 1.5 个标准差。

2. 结构影像学证实存在脑血管病,包括多发腔隙性脑梗死、关键部位脑梗死及脑白质病变。

3. 脑血管病和认知损害之间具有相关性或足以构成认知损害的原因(如认知损害发生在脑血管病 3 个月内或哈金斯基缺血评分 ≥ 7 分,或无脑血管事件发生,但存在信息处理速度和 / 或执行功能明显减退证据,且具步态、小便、人格异常特征之一)。

4. 日常生活活动能力和工具性日常生活活动能力属于正常范围。

5. 尚未达到痴呆的诊断标准。

6. 除外认知损害的其他原因。

目前,国内外对 VCI 诊断流程基本一致,可概括为"三核心原则",即,首先确定认知功能的下降及下降程度;其次确定导致认知障碍的主要原因是由脑血管病引起,排除导致认知障碍的其他原因;最后对 VCI 病理类型进行描述。

现有的 VCI 诊疗指南还强调,在鉴别诊断中,影像学评估,尤其磁共振 T_1WI、T_2WI 和 FLAIR 三个序列对脑萎缩部位与程度,脑梗死部位、大小、数量,脑白质病变范围和脑出血部位、大小和数量的界定,推荐使用国际血管性行为与认知障碍协会(VASCOG)的影像学标准。诊断 VaMCI 有 1 个大血管梗死即可,如果存在 1~2 个关键部位脑梗死、脑出血或除脑干外腔隙性脑梗死,如丘脑或基底节,就要怀疑重度 VCI 或 VaD。

近期,有学者提出了 AD 发病的"神经血管假设",认为血管性认知障碍与阿尔茨海默病是共患病。中日友好医院彭丹涛教授研究发现,脑小血管病(CSVD)是引起认知障碍和痴呆的最常见病因。CSVD 在脑影像上可表现为新发皮质下小梗死、腔隙、脑白质病变、扩大的血管周围间隙、脑微出血及脑萎缩等。其中,新发皮质下小梗死患者发生痴呆的风险最高。而超过 3 个脑微梗死的患者可以出现显著的认知功能下降,包括语言、视空间和执行功能。血管周围间隙使血管性痴呆的发生风险增加 4 倍多。反之,如果有效控制血管危险因素则能显著降低 VCI 的发病率。

如今,世界各国在防控痴呆症方面已经形成共识:通过控制诱发认知障碍的风险因素,开展早期诊断、早期预防。2015年《柳叶刀》杂志发表的一项FINGER研究提出,控制血管危险因素、饮食调节、认知训练和体育锻炼可显著降低高危人群的认知损害风险。2019年,世界卫生组织发布了《降低认知衰退和痴呆症风险的建议指南》,给出了包括控制三高、限制饮酒、吸烟、控制体重在内的12项脑健康管理建议。2020年,《柳叶刀》刊登了AAIC2020(阿尔茨海默病协会国际会议)的一份最新报告,再次重申了控制上述风险因素的重要性。

我们相信,未来一定会出现更精准诊断轻度认知障碍的标志物、"金标准",以及更好用的数字化评估、诊断工具,用预防医学和中医治未病的思想"战胜"认知障碍性疾病。

第三节　痴呆的临床诊断

痴呆(dementia)是一种以获得性认知功能损害为核心,并导致患者日常生活能力、学习能力、工作能力和社会交往能力明显减退的综合征。患者的认知功能损害涉及记忆、学习、定向、理解、判断、计算、语言、视空间功能、分析及解决问题等能力,在病程的某一阶段常伴有精神、行为和人格异常。痴呆的定义,本质上就是描述了一个症候群,为了方便记忆,我们习惯用ABC来概括,A是ability(能力)或activity of daily living(日常生活活动能力)的首字母;B是behavior(行为)的首字母;C是cognition(认知)的首字母。这3方面功能受损是临床辨别痴呆的核心要素。

临床上引发痴呆的疾病种类很多,最常见的是阿尔茨海默病(AD),因为患病者多为老年人,又称老年痴呆。近些年的研究发现,AD患者呈现年轻化的趋势,老年痴呆这个名称似乎显得不太恰当,称为阿尔茨海默型痴呆更准确。此外,临床常见的痴呆类型有血管性痴呆(VaD)、路易体痴呆(DLB)、帕金森病痴呆(PDD)、额颞叶变性痴呆(FTLD)。这个分类是以是否存在中枢神经系统变性为主要判断依据。临床上有时也依据病变部位、发病及进展速度对痴呆进行分类。

近年来,急性进展性痴呆(RPD)备受关注,短则数天、数周,多则数月就可以发展为痴呆。临床将 RPD 的病因概括为"VITAMINS": vascular(血管)、infectious(感染)、toxic-metabolic(中毒和代谢问题)、autoimmune(自身免疫性)、metastases(肿瘤转移)、inborn error of metabolism(先天代谢性缺陷)、neurodegenerative(神经变性)、seizure(癫痫)。与通常型痴呆相关的病因也有 8 个,分别是:

1. 遗传因素　这是痴呆症发病的主要风险因素之一。如早发性阿尔茨海默病、额颞叶痴呆、亨廷顿病等,都是由遗传因素引起。这些疾病通常会在较年轻的时候出现,症状进展较快。

2. 脑部受损　如脑外伤、卒中、脑炎、脑肿瘤等都可能影响大脑的正常功能。

3. 某些神经变性疾病　如帕金森病、阿尔茨海默病等。这些疾病都会引起大脑中特定区域的神经细胞死亡或受损,从而导致认知和行为的障碍。

4. 长期营养不良　如长期缺乏维生素 B_1、B_{12}、叶酸等营养素可能会导致神经系统受损,从而影响脑部的正常功能。此外,饮食不均衡、摄入过多的脂肪和胆固醇也可能增加痴呆症的风险。

5. 药物滥用　如可卡因、大麻等可能会对神经系统产生毒性作用,从而导致脑部神经细胞的死亡或受损。

6. 心理因素　长期的心理压力和焦虑可能导致神经系统损伤,从而影响脑部的正常功能。

7. 不健康的生活方式　如长期酗酒、吸烟、缺乏运动等不良生活习惯可能会增加痴呆症的风险。

8. 高龄　这是痴呆症的主要风险因素之一。随着年龄的增加,大脑中的神经细胞会逐渐死亡或受损,从而导致认知和行为障碍。因此,年龄是痴呆症发病不可避免的因素之一。

一、痴呆的临床诊断思路

判断一位患者是否患痴呆症,需要按照以下思路操作:

首先是病史采集,医生需要详细了解患者的病史,包括症状出现的时间、进展情况、家族史等。其次是一般及神经系统体格检查,医生会对患者进行神经系统检查,以确定是否存在神经系统异常。随后进行认知功能(包括心理学)评估,医生会对患者进行认知功能评估,包括简单的问答、数学计算、记忆测试等。常用的认知功能评估工具包括 MMSE、MoCA 等。心理评估可以帮助医生确定患者的心理状况和行为表现,了解患者的心理特征和人格特征,对痴呆症的诊断和治疗具有重要的参考价值。最后就是神经影像学检查和实验室检测,神经影像学检查是痴呆症诊断中非常重要的一环,包括 CT、MRI 等影像学检查;常用的实验室检查包括血液检查、尿液检查、脑脊液检查等。这些检查可以帮助医生了解患者的身体状况,排除其他疾病的可能性。

概括起来就是,通过临床核心症状加上客观标志物来诊断痴呆。其临床诊断通常分 3 个步骤进行,概括为 3 个"明确",即明确痴呆诊断,明确病因,明确严重程度。

1. 明确痴呆诊断 对于既往智力正常,之后出现获得性认知功能下降,影响患者的工作能力或日常生活,且无法用谵妄或其他严重的精神疾病来解释,则拟定为痴呆。这里明确推荐神经心理评估,且在记忆及学习能力,执行功能,视空间能力,言语功能,人格、行为或举止改变 5 项中至少满足 2 项及以上。如今数字化神经心理评估成为主流技术,建议使用数字化记忆门诊实现上述操作。

2. 明确病因 对痴呆的病因做出初步判断,然后选择合适的辅助检查,目的是识别出那些可治性、可逆性痴呆类型,给予有针对性的治疗和干预。

3. 明确严重程度 主要通过评估患者日常生活能力、痴呆等级评定、总体衰退情况做出痴呆严重程度的诊断,区别出轻度认知障碍和痴呆。根据现有的专家共识和指南,AD 被人为划分为 5 个阶段,分别是临床前,即主诉认知下降阶段;极早期;早期,即轻度认知障碍阶段;中期,即伴有日常生活能力下降,不能独立生活;晚期,即重度痴呆期。主诉认知下降和轻度认知障碍的诊断是有效防控痴呆发生的黄金窗口期。随着临床检测技术和方法的不断进展,使得患者在高危无症状期即能确诊 AD 成为可能。

二、AD 的早期诊断需要临床表现联合生物标志物

这部分检测所依赖的理论基础尚不完备,例如 AD 发病的 Aβ 学说正在陷入学术不端的争议,临床广泛采用的 Aβ42、Aβ56 是否可以作为生物标志物也备受质疑。尽管如此,基于生物标志物的颅脑影像检测、血液及脑脊液基因检测等实验室手段对 AD 的早期诊断仍有很大的临床意义。

(一)以病史和认知行为症状为临床诊断的核心标准

1. AD 临床诊断标准 AD 临床诊断的"核心标准"(NIA-AA,2011)以病史和检查证实的认知或行为症状为依据,除符合痴呆诊断外,应具备:

(1)隐袭起病,症状逐渐发生几个月或几年,而不是突然发生几小时或几天。

(2)报告或观察有明确的认知恶化病史。

(3)病史和检查证实早期和最显著的认知损害具有以下之一:遗忘症状,包括学习和回忆最近所获信息能力的损害。还应具备至少 1 个其他认知领域的认知功能损害的证据。

非遗忘症状包括语言障碍,最突出的是找词困难;视空间障碍,最突出的损害是空间认知损害,包括物体失认、面孔失认、视觉图像组合失认和失读;执行功能障碍,最突出的损害是推理、判断和解决问题的损害。

2. 排除标准有 5 个,也就是不能确诊为 AD 的类型。

(1)伴随实质性脑血管病,有与认知障碍发生或恶化相关的卒中史,或存在多发性或广泛的梗死或严重白质高信号。

(2)具有路易体痴呆的核心特征,如类似帕金森病的小碎步(慌张步态),静止时身体某个部分出现震颤(静止性震颤),迈出第 1 步困难(始动困难)等。

(3)具有行为变异型额颞叶痴呆的突出特征,如人格变化,做出不顾他人感受的举动,不辨是非,出现过激暴力行为等。

(4)语义变异型原发性进行性失语症或非流利型 / 语法缺失变异型原发性进行性失语症的突出特征。

(5)另外一种并发的、活动性神经系统疾病或另一种并发的非神经系统合并

症或使用可能对认知有重要影响的药物。

（二）AD 诊断涉及多阶段、多方位、全周期问题

诱发 AD 的危险因素很多，概括来说有 2 个部分：

1. 不可干预危险因素，包括：年龄、性别、遗传因素、家族史（这也是遗传的范畴）。如果某人携带一种致病性 AD 基因突变，如 *APP*、*PSEN1* 或 *PSEN2*、*ApoE* 等，患 AD 的概率将显著提高。

2. 可干预危险因素，包括：三高（高血压、高血脂、高血糖）、心脑血管疾病、体重、不良生活习惯（吸烟、酗酒、饮食不均衡）、教育水平、脑外伤等。有权威机构研究表明，假如能将 AD 危险因素降低 10%~25%，全世界将减少 300 万的痴呆患者。有效管控 AD 的危险因素是牵涉多机构、多方位、全周期的系统工程。受中国国情、民俗、文化等因素影响，中国人不太情愿安排亲人到医院做脑健康体检，就算家里老人出现明显认知障碍，也坚持认为这就是年纪大、老糊涂，是正常老化的表现。因此，有学者幽默地说，中国 AD 发病率低的主要原因是患者不来医院诊断，都躲在家里不出来。这也提示我们，需要将 AD 防控的端口前移至社区和居民家庭，形成社区——一级、二级医院—三级及神经专科医院联动的立体 AD 防控网，真正做到早发现、早诊断、早治疗。

此外，中国人对侵入式和昂贵的医学检测项目非常抗拒，因此很难广泛开展脑脊液检测、PET 和颅脑 MRI 检测。开发数字化认知障碍检测系统，开发应用便于推广、普及的脑健康自测小工具，在社区医院设置记忆门诊等方式或许能较好地解决 AD 防控这一难题。

三、血管性痴呆的诊断

血管性痴呆（VaD）是指由血管源因素，如颈动脉与椎基底动脉，颅外大血管及心脏病变影响颅内血管，所致的后天获得性认知功能损害综合征。患者的认知障碍通常在脑血管病后 3 个月内出现，并持续数月或半年以上。血管性痴呆临床主要症状是记忆力、认知力、情绪与行为等异常改变，男性较多见，常伴有高血压、糖尿病、高血脂、房颤、冠心病。患者通常有吸烟、饮酒等生活习惯。

常用血管性痴呆的诊断标准有 4 个：① DSM-4 标准（美国精神疾病诊断及统计手册）；② ICD-10 标准（国际疾病分类标准）；③ ADDTC 标准（美国加利福尼亚阿尔茨海默病诊断和治疗中心）；④ NINDS-AIREN 标准（美国神经病学、语言障碍和卒中 - 老年性痴呆及相关疾病学会）。

4 个标准均包含 3 个必要的诊断条件，即：①首先符合痴呆的标准；②要有脑血管病变的证据；③痴呆与脑血管病变之间存在必然的因果关系。不难看出，上述指南源自国外，有些并不符合中国国情。

结合我国实际情况，中国医师协会神经内科分会认知障碍专业委员会发布了《2019 年中国血管性认知障碍诊治指南》。指南中采用血管性认知障碍（VCI）这个专有名词，所涵盖的临床病种更宽泛，血管性痴呆的说法也被保留，只不过是在血管性认知障碍病情最重的阶段使用。

根据《2019 年中国血管性认知障碍诊治指南》，对于拟诊为 VCI 的患者，需进行几个方面的评估以明确诊断。

1. 临床评估 即评估认知障碍与脑血管病发生、发展过程的关系。目的在于寻找血管性病因，并排除其他原因所致的认知障碍。主要包括以下几方面：

（1）病史采集：起病时间、临床表现、病程、严重程度及对日常生活能力和社会功能的影响。同时需重点了解患者是否具有 VCI 相关危险因素，如高血压、糖尿病、高血脂、心功能不全、心房颤动及饮酒、吸烟史等。既往史除应包含患者以往的认知功能与精神状态外，还应询问患者有无心脑血管疾病史及其相关情况，应特别关注卒中发作与认知功能下降之间的时间关系。家族史要记录一级亲属的卒中史、其他血管性疾病和痴呆病史。鉴于患者认知功能的下降，病史应该由知情人士进行补充。

（2）查体：对患者进行详细的一般体格检查，寻找可能导致认知障碍的危险因素或其他系统疾病。

（3）辅助检查：血液检测主要包括血常规、红细胞沉降率、电解质、血脂、血糖、肝肾功能、甲状腺功能及同型半胱氨酸、维生素 B_{12} 和 C 反应蛋白等。此外还应进行心电图、心脏超声、颈动脉超声和脑 MRI/CT 扫描等影像检查。为鉴别诊断,有些患者可能还需要进行脑脊液和基因检测等特殊检查。

2. 神经心理评估 神经心理评估是识别和诊断 VCI 的重要方法。对可疑 VCI 的患者,必须进行神经心理学测试,以评估患者的认知功能,对认知障碍的程度做出判断。由于 VCI 是一组异质性疾病,患者受累的认知域不尽相同,但总体而言,以注意力、执行功能障碍、记忆和视觉空间能力损害最为显著。值得注意的是,与 AD 不同,记忆障碍并非诊断 VCI 的必备条件。神经心理学测评量表的选择与制订基于 VCI 认知损害的特点,以下 4 个核心认知域的评估是必需的:注意 / 执行功能、记忆、语言、视空间功能。

3. 影像学评估 神经影像学检查在 VCI 的诊断中具有重要作用。对于寻找血管性病因,确定病变的类型、位置及程度及排除其他原因所致的认知障碍具有很大价值。相较于 CT,MRI 对于 VCI 的诊断更具价值,强调 MRI 是 VCI 影像诊断的"金标准"。

因此,《2019 年中国血管性认知障碍诊治指南》建议,对于所有怀疑 VCI 的患者,均应进行 MRI 检查。MRI 检查应至少包括 T_1WI、T_2WI 和 FLAIR 3 个序列,评估内容包括 4 个方面:脑萎缩(部位与程度)、脑梗死(部位、大小、数量)、脑白质病变(范围)和脑出血(部位、大小、数量)。明确血管性脑损伤在认知障碍中是否起主要作用有赖于量化的影像学标准进行界定。指南推荐使用 VASCOG 影像学诊断标准,以判断血管性脑损伤是否为导致认知障碍的主要原因。

《2019 年中国血管性认知障碍诊治指南》对血管性认知障碍诊断标准依旧沿用国际指南的 3 个核心要素。

(1)存在认知损害:基于患者及知情者提供的病史与神经心理学评估。神经心理学测试提供存在认知损害的客观证据,在 VCI 的诊断中必不可少。

(2)存在血管性脑损伤的证据:包括血管危险因素、卒中病史、脑血管病的神经损伤症候、影像学显示的脑血管病变证据(以上各项不一定同时具备)。

(3)明确血管性脑损害在认知损害中占主导地位:主要依据神经影像学表现结合认知障碍和脑血管病的临床表现判断血管性脑损伤对认知障碍的影响。

这里提到的脑血管病变证据一般包括 4 个:①卒中或脑梗死的病史;②影

像学证据；③实验室提示的脑血管病变证据；④涉及皮质及白质的多发性梗死。

4. 排除标准　诊断 VCI 需要排除的因素主要有：

（1）早期出现并进行性恶化的记忆缺陷、早期突出的帕金森病特征、原发性神经系统疾病（如多发性硬化、脑炎等）特征。

（2）神经影像学检查中缺乏血管性损伤病变。

（3）其他可解释认知障碍的疾病如脑肿瘤、多发性硬化、脑炎、抑郁症、中毒，及明显影响认知功能的系统性疾病及代谢异常等。

此外，首次诊断认知障碍前 3 个月内的药物或酒精滥用也需排除。

四、卒中后痴呆的诊断

如今，卒中后认知障碍（PSCI）已成为当前国际卒中研究和干预的热点。2015 年世界卒中日提出，"卒中后痴呆是卒中医疗不可或缺的一部分"。中国学者 2015 年在国际著名期刊 *Plos One* 上发表的一篇以社区人群为基础的研究，共计纳入 599 例卒中患者，结果提示：PSCI 的总发病率高达 80.97%，其中卒中后痴呆患者占 32.05%。

1. PSCI 的定义　在卒中这一临床事件以后出现的达到认知障碍诊断标准的一系列综合征。这个定义强调了卒中与认知障碍之间潜在的因果关系以及两者之间临床管理的相关性。作为 VCI 的一种亚型，PSCI 强调的是卒中事件触发认知功能障碍，早期即可发生，并可被早期识别、管理和干预。由于卒中后谵妄和一过性认知损伤等可早期恢复，PSCI 诊断通常要在卒中后 3~6 个月进行认知评估确定。

2. PSCI 的诊断与评估　PSCI 的明确诊断需要进行临床、影像学、神经心理 3 个方面的评估。

（1）临床评估：通过病史和体格检查重点明确卒中的诊断，以及是否存在认知损害和生活、工作能力下降。同时，一方面搜集可以排除其他原因所致认知障碍的信息；另一方面搜集 PSCI 的危险因素，以识别出 PSCI 的高危人群。

（2）影像学评估：MRI 作为影像学评估的"金标准"，评估内容至少包括脑萎缩(部位与程度)、脑梗死(部位、大小、数量)、脑白质病变(范围)和脑出血(部位、大小、数量),这些将为明确诊断、鉴别诊断、临床分型和预测 PSCI 发生提供依据。

(3)神经心理评估:这是识别和诊断 PSCI,也是观察认知受损严重程度和疗效的重要方法和工具。分卒中急性期和卒中恢复期的神经心理评估两大类。由于 PSCI 的早期发生以及疾病演变的异质性很大,早期和定期对卒中患者进行神经心理评估尤其必要。神经心理评估确立认知损害及其程度,应至少包括 5 个核心认知域:执行功能、注意力、记忆、语言能力、视空间能力。

此外,还需对患者精神行为症状和情感障碍等共病情况进行评估。关于神经心理评估需要强调 4 方面的问题:

1)评估测验工具的选择应根据疾病阶段、患者临床特征、评估目的以及资源做个体化选择。

2)卒中事件后,在病史和体检过程中需关注认知相关主诉,及时识别 PSCI 高危人群。

3)卒中急性期患者在意识和条件许可情况下均应筛查认知状态。

4)卒中恢复期推荐卒中后每 3 个月进行认知评估随访,明确 PSCI 的发生及演变,必要时进行更详细的认知评估测验。

建议对 PSCI 高危人群(如高血压、高血糖、高血脂、血栓前状态等)进行标准化筛查与评估。以往评估筛查工具极大制约着这个环节的正常开展。如今,数字化认知功能评估筛查工具的推广、使用,很好地解决了该难题。北京师范大学老年脑健康研究中心开发的系列数字化记忆门诊工具操作简便、准确率高、方便在社区场景下使用。

依据筛查结果,选择需要药物干预治疗的患者群。PSCI 是可以治疗的。PSCI 治疗的主要目的是延缓认知障碍的进一步下降、提高认知水平、改善精神行为症状和提高日常生活能力。显然,临床上对于 PSCI 患者,首要的问题是干预并改善脑卒中状况,采取相应的治疗方案,如干预出血、活血抗凝或者手术。待病情稳定,推荐脑卒中患者接受更多的认知功能训练和活动,认知功能在卒中后的恢复中十分重要。脑卒中疾病给患者带来的威胁不仅是偏瘫或死亡,患者非躯体功能障碍与躯体功能障碍同样重要。

卒中后认知障碍的治疗需要多角度、多方法全面协同。PSCI常伴随精神行为症状,如抑郁、焦虑、妄想、幻觉、睡眠倒错、激越、冲动攻击行为等。需要护理照护、认知康复、机体康复训练、西医治疗、中医治疗等多方面协同配合。

五、脑影像在认知障碍临床诊断中的应用

1. 阿尔茨海默病 应用sMRI技术首先是除外可治疾病如脑肿瘤、正常压力脑积水,其次是显示AD相关的特异结构改变。MRI上的内侧颞叶萎缩是AD三个最有效的神经影像学生物标志物之一。内侧颞叶,尤其是海马和内嗅皮质改变是结构MRI有关AD研究最经典的发现。海马和内嗅皮质是迟发性AD最早受累的部位。内侧颞叶萎缩是支持AD诊断的依据。海马萎缩常作为AD诊断和判断疾病进展的指标之一,但不是最为敏感的影像标志物,在其他疾病中也可能出现类似表现。MRI冠状位成像的内侧颞叶萎缩(MTA)视觉评分是通过观察脉络裂、颞下角和海马结构高度建立的评分方法。该方法简便易行,是临床上评估内侧颞叶结构(杏仁核、海马旁回与海马杏仁核复合体)体积的有效方法。

DTI和fMRI检测则可以显示AD灰质萎缩前更早期的结构和功能连接的细微改变。DTI研究发现,可能的AD患者胼胝体压部、上纵束和扣带回白质纤维改变。AD的白质病变主要是与记忆相关的长束白质,如穹窿、钩束和扣带回改变,额叶与颞叶相连接的白质纤维也有损害。DTI可以显示AD的早期改变,但应用于临床还有待检查方法的标准化。静息状态网络(resting state network)是指脑处于清醒状态,但是未进行某项特殊活动时的序贯激活模式,以默认网络(default mode network,DMN)研究最多。DMN由扣带回后部、内侧前额叶、颞叶和海马组成。研究静息状态网络连接就是定量研究不同脑区活动的时间关联,存在高度关联的不同区域则认为存在功能连接,功能连接的减少提示网络完整性下降。内源性网络连接破坏是AD更早期病变的标志。

此外,临床诊断为 AD 的人群存在颞叶和顶叶脑灌注不足,动脉自旋标记(arterial spin labeling,ASL)MRI 有助于 AD 与额颞叶痴呆的鉴别,但是无法鉴别 AD 与血管性痴呆。此外,AD 的 MRS 研究较少,研究结果比较肯定的有 AD 和其他痴呆患者的 NAA 水平下降而 m-Ins 水平增加。

2. 额颞叶痴呆(FTD)的诊断 MRI 表现为大脑非弥漫均匀萎缩,主要表现为额叶和前颞叶显著局限性萎缩,一般双侧对称;但 Pick 病可以不对称,通常为左侧优势半球萎缩明显,患者的顶叶、颞上回后 2/3 叶不受累,表现为脑回变窄,两侧侧脑室前角和颞角扩大,其中呈气球样扩大是该病的影像学特征。锥体外系神经核(尤其是豆状核)、岛叶皮质和前胼胝体常受累,MRI T_2 加权像显示受累脑皮质和白质区高信号有助于诊断 FTD。

3. 行为变异型 FTD(bvFTD) 表现为内侧颞叶、眶回 - 岛叶和颞叶前部皮质萎缩,在 T_1 冠状位上表现为"刀边征"。内侧颞叶受累以前部受累为主,即杏仁核受累而海马常常保留,但该特征不是必须有的。严重额叶萎缩(单侧或双侧)和 / 或不对称萎缩对诊断 FTD 具有很高的诊断价值。额颞叶非对称性萎缩常可见另外 2 种 FTD 亚型:语义性痴呆(SD)和进行性非流利性失语(PNFA),颞叶前部萎缩比后部萎缩更明显,SD 左颞叶萎缩比 AD 更明显,如颞极、海马旁回、外侧颞叶,SD 常在颞叶前部出现刀刃样萎缩。

4. 路易体痴呆 皮质萎缩可能包括颞叶、顶叶、额叶和内侧岛叶,主要集中在中脑、下丘脑和 Meynert 基底神经核,但并未发现枕叶有明显萎缩。2017 年修订的 DLB 诊断标准将"内侧颞叶体积相对保留"作为 DLB 与 AD 进行鉴别的影像学特征。与 AD 相比,DLB 皮质下结构如壳核萎缩明显,而尾状核无显著改变。

5. 进行性核上性麻痹与多系统萎缩 MRI 常用于区分进行性核上性麻痹(PSP)与多系统萎缩(MSA)。PSP 的 MRI 显示中脑和第三脑室周围区域的萎缩为其主要形态学改变,轴位显示中脑形态酷似蝴蝶状;矢状位可见中脑显著萎缩就像尖细的鸟嘴,称"鸟嘴征",如其厚度 <14mm 时对诊断 PSP 有意义。MRI 对 PSP 诊断的敏感性低于临床诊断,但特异性高于临床诊断,MRI 显示的"蜂鸟

征"和"牵牛花征"对 PSP 具有高度特异性,但敏感性较低。磁共振帕金森指数(magnetic resonance parkinsonism index,MRPI)是预测 PSP 表型中临床不可分型帕金森症(clinically unclassifiable parkinsonism,CUP)临床演变的有效工具,即使在疾病尚未出现临床特征(如跌倒时孤立的姿势不稳定性、孤立的垂直扫视减慢或步态冻结)的阶段,被允许使用已建立的共识标准对 PSP 进行诊断。

在橄榄脑桥小脑系统中,小脑中脚(middle cerebellar peduncle,MCP)被证明是 MSA 受影响最严重的大脑区域之一。MSA 患者的自动体积分析表明,以帕金森综合征为主的 MSA(MSA-P)和以小脑性共济失调为主的 MSA(MSA-C),两种临床亚型的 MSA 患者中都存在壳核和幕下萎缩,通过将 MCP 纳入小脑和壳核评估来仔细观察纹状体黑质变性(SND)和橄榄体脑桥小脑萎缩(OPCA)模式,以获得可靠 MSA 成像支持诊断。"十字征"反映了各种类型 OPCA 中脑桥神经元和横向脑桥小脑纤维的退化,而与潜在的发病过程无关,不应视为 MSA 诊断的特征。常规 MRI 上的壳核、MCP、脑桥或小脑萎缩作为"可能的 MSA"的附加特征;T_2 加权图像(T_2WI)上的信号变化,如后壳核低信号、壳核外侧缘高信号、"十字征"(HCB)和 MCP 高信号可能有帮助;T_2WI 的特征有助于区分 MSA-P 和帕金森病(PD)。MSA-C 亚型在亚洲人中比在白种人中更普遍,2021 年的一项中国 MSA 研究认为,MSA-C 亚型"十字征"T_2 加权高信号可作为判断小脑性共济失调严重程度的潜在指标,而在 MSA-P 亚型中,"十字征"不是疾病严重程度的指标,表明 MSA-C 和 MSA-P 患者之间的潜在病理机制不同。

6. 皮质基底节变性 皮质基底节变性(corticobasal degeneration,CBD)MRI 扫描可见不对称性额叶、顶叶(通常不影响颞叶)萎缩,在 CBD 中占 87.5%,不对称性萎缩的视觉评估鉴别 CBD 与 PSP 具有较高的特异性。基于体素的形态测量(voxel-based morphometry,VBM)证实,CBD 患者均显示双侧额叶皮质灰质丢失,包括辅助运动区、背外侧前额叶皮质以及中央前和中央后回、纹状体和脑干;VBM 的萎缩模式与临床和神经心理学一致,表明 CBD 与额叶和纹状体的相关性远大于顶叶萎缩。根据皮质基底节变性的病理不同,DTI 测量额颞顶叶结构网络的效率不同。

7. 亨廷顿病　亨廷顿病(Huntington's disease,HD)在没有其他实质性变化的情况下,MRI 或 CT 扫描显示对称性纹状体萎缩(通常其他皮质下区域、大脑皮质灰质和皮质下白质的萎缩程度较轻)强烈提示亨廷顿病的疾病诊断,甚至在"运动发作"之前就可以检测到变化。

8. 血管性认知障碍　神经影像学在血管性认知障碍(VCI)的诊断和管理中至关重要。VCI 的影像学改变包括脑血管病变及相关脑萎缩。VCI 根据病因可概括分为:出血性和缺血性两大类;根据脑血管病变部位和供应血管可分为大血管及小血管病变两类。

大血管病变主要累及优势半球或双侧半球的大血管,如大脑前动脉(ACA)支配区的额叶,大脑后动脉(PCA)支配区的丘脑、内侧颞叶下部,大脑中动脉(MCA)支配区的颞顶、颞枕和 / 或角回,分水岭区域的双侧前(额颞)、后(颞顶枕)和 / 或深部和 MCA 皮质支。

对于 VaD 或轻度 VCI 的诊断,新的 VICCCS 指南通常要求 MRI 和符合主要诊断亚型之一的血管病变证据。小血管病变主要包括腔隙状态、双侧丘脑小梗死灶及广泛脑白质病变。腔隙状态是指基底节 / 额颞顶白质多发梗死(基底节 ≥2 个,前白质 ≥2 个)。广泛脑室周围白质病变是指脑白质病变累及所有脑白质体积的 25% 以上。VaD 的神经影像学应评估以下核心指标:

(1)脑萎缩,包括估测全脑萎缩、脑室大小和内侧颞叶萎缩。

(2)白质高强度(WMH)半定量量表。

(3)梗死灶:梗死灶数量、大小分层,大梗死灶(>1cm)、小梗死灶(3~10mm)及梗死部位。

(4)出血:大出血(>1cm)和小出血(<1cm)的数量、大小分层,以及出血位置。

此外,神经影像学提供了体内证据支持 VCI 可能是一种脑网络疾病。使用扩散成像、全脑纤维束成像和网络构建可以可靠地确定结构连接性。图论分析可以量化结构网络的特性,改变的网络结构可以合理地解释 SVD 神经影像学病变与认知缺陷之间的关联。研究发现,大脑网络中高度互联区域(rich club)的异常组织会导致认知障碍。

9. 特发性正常压力脑积水　特发性正常压力脑积水(iNPH)除临床症状外,支持 NPH 的影像学证据显得尤为重要。iNPH 的影像学特点包括:

(1)明显的脑室扩大,Evans 指数(两侧侧脑室前角间最大距离与同一层面的最大颅腔之比)>0.3,与脑沟加深不成比例。

(2)脑室周围高信号(T_2WI)符合脑脊液经室管膜外渗表现。

(3)矢状位可见胼胝体变薄及抬高。

(4)侧脑室前角变圆。

(5)相较于外侧裂,高凸面(水平面)及顶端中线区域(冠状面)的 CSF 空间减小。iNPH 脑脊液压力为正常范围。

10. 克-雅病　MRI 是诊断散发型克-雅病(sCJD)的重要工具,可以鉴别缺血、脑炎和肿瘤。2009 年世界卫生组织建议将 CJD 典型弥散加权成像(DWI)扩散受限模式和 FLAIR 图像高强度模式纳入诊断标准。有研究通过 MRI 检测发现,sCJD 所有分子亚型的基底节和丘脑皮质信号增加和高信号,表明每个分子亚型都可能发生特征性的 MRI 损伤模式。DWI 对 sCJD 具有良好的诊断价值。新皮质和纹状体同时受累是最常见的发现,新皮质是 DWI 中最常见的受累部位,其次是纹状体、丘脑和小脑。DWI 可能是最适合体内检测具有不同 sCJD 亚型患者全脑海绵状病变的宏观地形分布技术。

11. 边缘叶脑炎　MRI 可以显示自身免疫相关性边缘叶脑炎(limbic ence-phalitis,LE)典型的内侧颞叶变化,在没有抗体阳性的情况下,明确诊断需要局限于内侧颞叶的双侧影像学异常,专家共识建议疑似病例进行 MRI 检查。LE 急性期 MRI 影像特征包括 T_2 或 FLAIR 成像异常高信号,信号异常通常位于内侧颞叶,如海马和杏仁核,有时是下丘脑。

六、功能影像与认知障碍诊断

核素成像是将示踪核素标记的化合物注入人体,利用核素显像技术检查组织或器官,不仅能够观察结构的变化,还能了解组织器官的血液灌注和代谢情况,以及探讨功能的变化。常用的功能影像学检查包括单光子发射计算机断层成像技术（single photon emission computed tomography，SPECT）和正电子发射计算机体层成像技术（positron emission tomography，PET）。SPECT 与 PET 相比技术要求低、应用更广泛，而 PET 因为分辨率高而有更高的敏感性。

AD 早期是大脑局部血流及代谢活动的改变，后期出现结构的变化，功能影像学检查有助于 AD 早期诊断，SPECT 和 PET 主要用于对结构影像学难以鉴别的诊断，可以增加临床诊断及结构影响的特异性。

1. SPECT　SPECT 可通过检测脑组织对亲脂性的示踪剂，如 ^{99m}Tc- 六甲基丙烯胺肟（^{99m}Tc-HMPAO）或 N- 异丙基 -P- 碘苯丙氨的摄取情况来评价相对脑血流灌注量。这两种示踪剂均能通过血 - 脑屏障，其降解的分布能反映脑血流的情况。

^{99m}Tc-HMPAO 多巴胺能 SPECT 影像有助于区分 AD 与 DLB。根据 DLB 国际共识标准的修订建议，SPECT 或 PET 成像所示的基底节多巴胺转运蛋白摄取量低是 DLB 共识标准中的一个提示性特征，但是影像采集和分析方法会影响多巴胺能 SPECT 影像的判读。值得注意的是，多巴胺能显像不能用于突触前多巴胺能缺乏疾病，如帕金森病痴呆、多系统萎缩、进行性核上性麻痹等与 DLB 的鉴别。

2. PET

（1）葡萄糖代谢显像：^{18}F- 氟代脱氧葡萄糖（^{18}F-FDG）是目前最常用于探测人体内葡萄糖代谢的示踪剂。FDG-PET 显像敏感性和特异性要高于 SPECT。在痴呆症患者中，^{18}F-FDG-PET 检测到的大脑代谢低下是神经退行性变的标志。它测量的局部葡萄糖消耗与局部脑谷氨酸突触和星形胶质细胞活动的强度直接相关。^{18}F-FDG-PET 可以评估代谢降低的程度和位置，反映神经元功能障碍。^{18}F-FDG-PET 应用于多种神经退行性疾病的诊断标准中：行为变异型额颞叶变性、原发性进行性失语症、路易体痴呆、进行性核上性麻痹。

（2）Aβ 淀粉样物质显像：Aβ 淀粉样物质显像的标志物可分为以 ^{11}C 标记和 ^{18}F 标记两类示踪剂。[^{11}C]-6-OH-BTA-1，又称匹兹堡化合物 B（^{11}C-PIB），是一种硫黄素 T 的衍生物，能特异性地与 β 样淀粉蛋白斑块结合，但不与弥漫性斑块或纤维原缠结结合。${}^{11}C\text{-PIB}$ 是目前使用最广的 AD 老年斑的示踪剂。${}^{11}C$ 标记半衰期较短，只有 20 分钟，一定程度上限制了其在检查中的应用。与 ${}^{11}C$ 标记相比，${}^{18}F$ 具有较长的半衰期，约为 110 分钟。目前，3 种新型 ${}^{18}F$ 标记分子示踪剂：${}^{18}F\text{-florbetapir}$（氟贝哌啶）、${}^{18}F\text{-flutemetamol}$（氟美他莫）和 ${}^{18}F\text{-florbetaben}$（氟贝贝）已经先后于 2012 年、2013 年和 2014 年获得 FDA 批准应用于临床 β 淀粉样蛋白显像。它们在临床实践中基本上是等效的。

（3）tau 蛋白显像　tau 蛋白是高度可溶的磷酸基蛋白，参与微管形成、稳定细胞架、保证囊泡分泌、神经递质传递等过程。AD 是最常见的 tau 蛋白病变，但是进行性核上性麻痹（PSP）、皮质基底节变性（CBD）以及各种额颞叶退行性变综合征（FTLD），如进行非流性失语症（PPA）和行异变异型额颞叶型痴呆（bvFTD）等都会对脑内 tau 蛋白沉积有一定的免疫反应。AD 脑中的 tau 蛋白是配对螺旋丝的异常磷酸化蛋白成分。tau 蛋白显像可以帮助鉴别诊断 AD 与非 AD 所致 tau 蛋白病变。tau 蛋白显像的标志物有［${}^{18}F$］FDDNP、［${}^{11}C$］PBB3、［${}^{18}F$］T807、［${}^{18}F$］T808 和喹啉衍生物（THK-523、THK-5105、THK-5117）。2020 年 5 月，美国食品和药物管理局（FDA）批准 tau 示踪剂 flortaucipir 用于临床。

（4）Aβ 与 tau 的 PET 显像对比　Aβ-PET 显像广泛而弥散，在认知正常人群中亦可出现 Aβ-PET 显像阳性。类似情况在 tau 蛋白显像中少见。Aβ-PET 显像与痴呆严重程度关联较弱，而 tau-PET 显像最初限于内侧颞叶，随着疾病的进展逐渐向新皮质扩散，与脑组织的萎缩相匹配。

3. 功能影像在不同疾病中的应用价值

（1）阿尔茨海默病：AD 最有效的神经影像学生物标志物包括 ${}^{18}F\text{-FDG-PET}$ 上的后扣带回和颞顶叶代谢降低作为神经退行性变的指标，以及 Aβ-PET 上的皮质 Aβ 沉积在内。IDEAS 在 65 岁及以上人群中开展的研究显示，Aβ-PET 显像影响约 60%MCI 或痴呆患者的临床诊断和诊断可信度。Aβ-PET 在排除 AD 方面最有效，而 ${}^{18}F\text{-FDG-PET}$ 在神经退行性疾病的鉴别诊断、短期临床效果预测、神经退行性过程的范围、定位和分期具有价值。${}^{18}F\text{-FDG-PET}$ 推荐用于评估疑似患有潜在 AD 的 MCI 患者。Aβ-PET 几乎达到了分析有效性（阶段 1）和临床有效性（阶段 2 和 3）。tau-PET 结合脑三维成像定位分析，对不同的 AD 临床表型具有特异性，并且可以预测随后的认知下降和萎缩率。因此 tau-PET 是鉴别诊断 AD-tau 蛋白病和其他神经退行性 tau 蛋白病的强大生物标志物。tau-PET 有助于更好地了解 tau 的作用及其与 Aβ 的相互作用。初步数据表明，Aβ 可能会加速 tau 的积累并允许 tau 扩散到内侧颞叶之外。

（2）血管性认知障碍：VaD 的 Aβ 淀粉样物质显像今后可能用于混合性痴呆（AD 与 VaD 混合）与 AD、VaD 的鉴别。皮质下血管性痴呆被认为是最常见的 VaD 类型，没有异常淀粉样蛋白成像的皮质下血管性痴呆更常见。伴有和不伴有异常淀粉样蛋白影像的皮质下血管性痴呆患者在临床和 MRI 特征上存在差异。脑淀粉样蛋白沉积（脑淀粉样蛋白血管病）是出血性卒中的主要原因，也是 VCI 的可能因素。匹兹堡复合物 B（PiB）PET 成像（PiB-PET）可以检测脑血管 β- 淀粉样蛋白，并可作为识别活体 CAA（淀粉样脑血管病）程度的方法。

（3）额颞叶痴呆：PiB 和 FDG 对 AD 和 FTLD 的鉴别准确率相近。PiB 在定性或定量解释时更敏感；FDG 更具体，但仅当扫描被定量分类时。在已知组织病理学的患者中，PiB 略优于 FDG。

PiB-PET 成像支持了非流畅性 / 语法错乱性原发性进行性失语（PPA）的 logopenic 变异型是阿尔茨海默病（AD）非典型表现的假设，这对疾病的诊断和治疗具有显著意义。

（4）路易体痴呆：新的 PET 分子成像模式，如 Aβ 和 tau 成像，可能为 DLB 病理生理学提供进一步的见解，并可能有助于早期诊断。一项采用 ^{18}F-florbetaben PET 和 FDG-PET 的研究发现，典型 DLB 在双侧颞顶叶交界处、楔前叶和后扣带皮质普遍表现出低代谢。多巴胺转运蛋白（DAT）异常诊断为 DLB 的患者表现出弥漫性低代谢，而感觉运动皮质不受此影响。尽管 DLB 中弥漫性低代谢也累及枕叶皮质，但枕叶显著低代谢仅出现在 Aβ 组。枕部 Aβ 沉积可能与 DLB 患者纹状体多巴胺能消耗和视觉空间功能障碍有关。尽管 DAT 活性降低对认知功能障碍的影响比 Aβ 负担更突出，但后者影响认知功能障碍的发生。

（5）帕金森病：PD 的准确鉴别诊断对治疗和预后至关重要。使用 ^{18}F-FDG-

PET 对疾病特异性区域葡萄糖代谢模式进行成像可以高度准确地区分 PD 和非典型帕金森综合征,包括多系统萎缩、进行性核上性麻痹和皮质基底节变性。人们越来越认识到,认知障碍是 PD 的主要挑战,轻度认知障碍是 PD 伴痴呆(PDD)的前驱阶段。与临床和神经心理学研究一致,最近的 PET 研究表明,非痴呆 PD 患者的后皮质功能障碍先于认知能力下降和 PDD 发展数年。

(6)皮质基底节变性:在神经病理学证实的 CBD 和淀粉样蛋白阴性皮质基底节综合征(amyloid-negative corticobasal syndrome,AN-CBS)中,皮质和基底节中的 ^{18}F-AV-1451 保留中度升高,明显不对称,与不对称皮质和皮质下萎缩相一致,与 CBD 的不对称临床特征一致。^{18}F-AV-1451 PET 在 CBD 中的模式和程度与另一种 4R-tau 蛋白病变 PSP 中的 ^{18}F-AV-1451 PET 的报告一致,在易受 PSP 病理变化影响的特定大脑区域观察到类似程度的适度保留(但更对称)。

(7)多系统萎缩:2021 年一项 18 氟 - 丙基 - 甲氧基 - 碘苯基 - 托烷($^{[18F]}$fluoro-propyl-carbomethoxy-iodophenyl-tropane,$^{[18F]}$FP-CIT)PET 研究发现,多巴胺转运蛋白(dopamine transporter,DAT)结合的空间模式可以反映 MSA 的不同临床特征,为深入了解 MSA 广泛临床特征的潜在病理生理机制提供了见解。

(8)克 - 雅病:^{18}F-FDG-PET 能够检测到 sCJD 患者皮质区域的葡萄糖代谢降低。然而,FDG-PET 在鉴别诊断中的价值有限。目前还没有确定具体的模式。FDG-PET 具有作为早期 sCJD 标志物的潜力,并与临床症状相关。

(9)自身免疫性脑炎:^{18}F-FDG-PET 可能对颞叶异常更加敏感。

七、电生理检查与认知障碍诊断

1. **脑电图** 脑电图(electroencephalogram,EEG)对于痴呆的诊断、鉴别诊断和预测具有一定价值。多种痴呆亚型如 AD、DLB、PD 相关痴呆,均可出现全脑弥漫性慢波。AD 患者 90% 可有 EEG 异常,表现为 α 节律减慢、不规则、消失或波幅下降,并可出现广泛性 θ 波,中间混有 δ 波活动。相对于 AD,多发梗死性痴呆患者的 EEG 可有较多的局灶性异常和阵发性异常电活动。全脑 EEG 慢波及 EEG 中值频率与 PD 患者的认知功能相关。EEG 对大多数痴呆亚型的鉴别诊断缺乏特异性。根据 CJD 患者周期性尖波复合波的特征性脑电图改变,其诊断的敏感度和特异度为 66% 和 74%。

2. 定量脑电图 定量脑电图(quantitative EEG,QEEG)较常规 EEG 对痴呆诊断的敏感性更高,尤其在痴呆早期和 MCI 阶段。采用 QEEG 预测 MCI 患者发展为 DLB 的敏感度和特异度均接近 100%。然而 QEEG 的不同参数或技术方法可能影响痴呆诊断率。目前 QEEG 对痴呆诊断的敏感性和特异性范围差异大,作为常规认知功能损害个体的初筛评价方法证据不足。

3. 脑诱发电位和事件相关电位 脑诱发电位(cerebral evoked potential,EP)是指给予神经系统(从感受器到大脑皮质)特定的刺激,或使大脑对刺激(正性或负性)的信息进行加工,在该系统和脑的相应部位产生的可以检出的、与刺激有相对固定时间间隔和特定位相的生物电反应。事件相关电位(event-related potential,ERP)也称内源性事件相关电位,是人对外界或环境刺激的心理反应,可用于研究认知过程中大脑的神经电生理改变,即探讨大脑思维的轨迹。相对 EEG,诱发电位和事件相关电位在痴呆诊断中的应用尚不成熟。但作为检测认知减退较敏感的方法,EP 及 ERP 对于痴呆的诊断仍有潜在临床价值。

八、基因检测与认知障碍诊断

遗传因素在多种痴呆相关疾病中扮演重要角色,如 AD、FTD、CJD 等。在具有阳性家族史或散发早发性痴呆患者中检测相关致病基因具有重要意义。目前已确认位于 14、1、21 号染色体上的早老蛋白 1(presenilin 1,*PS1*)基因、早老蛋白 2(presenilin 2,*PS2*)基因、淀粉样前体蛋白(amyloid precursor protein,*APP*)基因是早发型家族性阿尔茨海默病(EOFAD)的主要原因。86% 的 3 代或 3 代以上早发型 AD(<60 岁)的家庭存在 *APP*、*PS1* 或 *PS2* 基因突变,*PS1* 突变是最常见的原因。位于 19 号染色体上的载脂蛋白 Eε4(*APOEε4*)等位基因不仅是晚发型 AD 的危险因素,也是早发型 AD 的危险因素。尽管如此,高达 75% 的人携带一份高风险 ε4 等位基因仍然没有 AD,高达 50% 的 AD 患者不携带高风险 ε4 等位基因。而且,*APOEε4* 携带者不一定会成为 AD 患者,在其他痴呆(如 FTD、

DLB）中 *APOEε4* 携带率也很高。因此，*APOE* 基因的检测不能作为痴呆诊断的依据。

在具有强常染色体显性家族史的家庭中，有 3 个致病基因解释了 80% 以上的额颞叶痴呆病例：*MAPT*、*GRN* 和 *C9ORF*。*MAPT*、*GRN* 和 *C9ORF72* 均以常染色体显性遗传方式引起疾病。*C9ORF72* 中的突变往往是最常见的，在大多数病例系列中携带 *GRN* 和 *MAPT* 突变的人比例较低。除了这 3 个主要基因，还有许多罕见的额颞叶痴呆基因。*PRNP* 突变占克 - 雅病的 10%~15%。伴有皮质下梗死和白质脑病的常染色体显性遗传性脑动脉病与 *Notch3* 基因突变有关。对痴呆人群不加选择地进行突变基因筛查，其阳性率低，花费较高。而对具有明确家族史的痴呆病例、早发的散发性病例及特殊临床表型的病例，根据临床表型对候选基因进行筛查有助于提高检出率。靶向捕获二代测序具有高通量、准确性好、阳性率高等特点，已在临床逐渐应用。

第四节　认知障碍的转诊

我国社区认知障碍筛查尚未真正起步，面临诸多困难点。近年来，老年人接受的筛查渠道越来越多，诊断也越准确高效。基于老年人群认知主诉（自查或知情者评估）可排查出存在认知障碍风险的老人群体，再经由社区卫生机构的医生或评估员完成二次初筛。有效的认知筛查工具能加速后续诊断和治疗进程，若受测老年人在自查和社区筛查中均被评估为高风险，则基本确定是认知障碍人群，此时须立即转诊至专科医院，并结合血液、脑脊液、基因组、神经影像及并发症的检查、神经心理评估等方法做出全面的临床评估诊断并及时干预。

为提升认知障碍的早期检出率，各级医院应通过数字化记忆门诊的建设形成层级式筛查体系，工作流程涉及接诊、转诊、确诊和随访等，在各级医院间实现患者信息互通，建立流程一体化的患者管理责任制。社区一级卫生机构及社区老年活动中心受限于医疗条件难以进行认知障碍的综合诊断，推荐社区一级卫生机构及社区老年活动中心在完成认知初筛后为表现出认知损伤的筛查对象提供转诊服务,并将患者的相关诊疗信息和病历记录提交到与该医院对接的三级医院诊疗系统,同时建议患者前往三级医院记忆门诊进行进一步的生化、影像和临床检查,以便得到准确诊断。

一级和二级医院医师发现有以下情况之一者,可认定为认知障碍高风险人员,必要时应为其进行向三级医院记忆门诊转诊:

1. 在一、二级医院进行的或自助线上完成的初筛结果提示认知障碍高风险,总体认知能力或记忆专项测评提示认知损伤。

2. 初筛结果显示有明显的认知下降主诉,自述持续 6 个月以上且进展快速。

3. 初筛结果显示有因认知损伤导致的日常生活能力受限和精神症状。

对已明确患有认知障碍的老年人群,社区一级卫生机构及社区老年活动中心应在争得机构负责人、患者及家属同意后,由专人负责登记、填写转诊病情介绍单并联系好上级医院。同时对符合相关条件的认知障碍老年人群则应由医务人员护送患者转院,确保安全转入上级医院并做好病情交接工作。三级医院在接待转诊患者后,在急诊科进行转诊登记,实行优先就诊、检查、交费、取药;需住院者应优先安排。全院各部门要相互配合、沟通协调,做好转诊衔接工作,医务人员要做好转诊登记工作。医务科相关负责人要采取定期检查和随机抽查相结合的方法,加强转诊工作的督促指导,及时总结经验,发现和解决问题,并将检查考核情况纳入相关考核工作。三级医院应高度重视转诊工作,对于只需进行后续治疗、疾病监测、康复指导,护理等服务的患者,医院应结合患者意愿,宣传、鼓励、动员患者转入相应的乡镇卫生院或社区卫生服务中心,由下级医院完成后续康复治疗及随访工作。根据患者的病情需要,由诊疗组长确定需要转出的患者,需与下级医院做好联系以保证患者在转出过程中的安全。转诊医院双方要保持通讯畅通,遇急危患者时应直接沟通,建立急救绿色通道,不得以任何理由拒收患者。

(卫东锋　张淑娟)

参考文献

1. 中华医学会神经病学分会痴呆与认知障碍学组. 阿尔茨海默病源性轻度认知障碍诊疗中国专家共识 (2021). 中华神经科杂志, 2022, 55 (5): 421-441

2. 中国微循环学会神经变性病专业委员会. 痴呆诊断中 PET 临床合理化应用中国专家共识 (2021). 中国现代神经疾病杂志, 2021, 21 (11): 918-927

3. 中国老年保健医学研究会老龄健康服务与标准化分会《中国老年保健医学》杂志编辑委员会, 社区失智老年人初筛流程共识 (草案). 中国老年保健医学, 2019, 17 (4): 5-8

4. 田金洲, 解恒革, 王鲁宁, 等. 中国阿尔茨海默病痴呆诊疗指南 (2020 年版). 中华老年医学杂志, 2021, 40 (3): 269-284

5. 解恒革. 积极推进认知障碍的社区筛查. 中华老年心脑血管病杂志, 2022, 24 (8): 785-789

6. 张占军, 姜淼, 张俊英, 等. 社区老年脑健康体检与痴呆风险筛查体系构建与实践- 北京方案. 科学通报, 2020, 65 (14): 1339-1347

7. 田金洲, 解恒革, 秦斌, 等. 适用于中国人群的痴呆筛查和评估框架. 中华内科杂志, 2018, 57 (12): 894-900

8. 贾芷莹, 董旻晔, 施贞夙, 等. 基于互联网技术的老年认知功能障碍评估技术应用与探索. 中华全科医师杂志, 2019, 18 (8): 784-788.

9. 李涛, 王华丽, 杨渊韩, 等. 中文版《AD8》信度与效度的初步研究. 中华内科杂志, 2012, 51 (10): 777-780

10. 简文佳, 时晶, 倪敬年, 等. 日常生活能力量表鉴别痴呆与轻度认知损害. 中国老年学杂志, 2014, 34 (4): 865-868

11. 李彪, 宋泽宇, 曹艺, 等. 老年用户智能手机应用使用现状调查与研究. 科学技术创新, 2019, 24: 78-79

12. 孟秋艳, 尹惠茹, 王硕, 等. 老年轻度认知障碍患者计算机化认知筛查测试的研究进展. 中华护理杂志, 2019, 54 (7): 1023-1027

第六章　认知障碍综合治疗

　　认知障碍综合治疗的核心是建立在早期筛查和脑健康管理基础上的早诊断和早干预。抓住 MCI 关键窗口期，甚至将认知障碍防控的窗口前移至 SCD 期，在群体学层面：识别及控制危险因素，提高民众意识，积极进行一级预防；在医疗机构：提高医生对 MCI 的诊断水平，明确病因，根据病因进行针对性治疗或对症治疗，进行二级预防；病因不能根治的情况下，尽量延缓病情，进行三级预防。

第一节 认知障碍风险因素控制

一、认知障碍风险因素

认知障碍风险是指作用于人的身体、影响人的认知功能的一类风险。具体讲,认知障碍风险是指在人的生命过程中,因自然、社会和人自身发展的诸多因素,导致人出现认知功能障碍的可能性。与认知障碍有关的风险因素可归纳为以下几类:

1. 人口学因素 年龄因素一直被认为是认知障碍的最大风险之一。随着年龄的增长,MCI 发生率呈现增高趋势,并且在 65~79 岁年龄段出现加速增长的趋势,中国 65 岁以上人群轻度认知障碍总体患病率约为 20.8%、痴呆发病率约为 4.8%,且女性高于男性。因此,对 65 岁及以上年龄段人群进行重点监测和管理,将有助于降低认知障碍的发病率。从人口学因素考虑,认知障碍防控的重点为高龄、女性、低教育水平、低社会支持、未婚等人群。

2. 心脑血管危险因素 心脑血管病是导致认知障碍,尤其是血管性认知障碍(包括血管性痴呆)的核心病因,约占 42%。公认的心脑血管危险因素有吸烟、高血压、糖尿病、血脂异常、肥胖、心脏病、动脉硬化、高同型半胱氨酸血症和情绪紧张等。在老年人群中,很多人合并肥胖、高血压、糖尿病、高脂血症等代谢综合征,极大地加剧了罹患认知障碍的风险。有关"三高"(高血压、高血糖、高血脂)与认知障碍关系的研究进展较快,已经形成了基本共识。

高血压是老年人最常见的慢性病,民间有"十老九高"的说法。据调查数据显示,我国 60 岁以上老年人高血压发病率约为 53.24%;在 80 岁以上的老人中,高血压发病率高达 60.27%。众所周知,患有高血压的老年人容易出现脑卒中、心脏病、视网膜病变、肾脏病。高血压还是诱发血管性痴呆、阿尔茨海默病等认知障碍的高危险因素。研究表明,与血压正常者比较,高血压患者发生认知障碍的风险增加了 1.4 倍,约 11% 的高血压患者伴有不同程度的认知障碍,主要表现在处理速度和执行功能受损,也有研究发现老年高血压患者的记忆力、运动速度、注意力等认知域会表现出不同程度损害，并且与高血压严重程度密切相关。

糖尿病有很多并发症，如眼底病变、糖尿病足、糖尿病肾病、周围神经病变等。研究发现，糖尿病也能引起中枢神经系统病变、认知障碍以及痴呆。在65岁以上糖尿病患者中，有约18%女性和20%男性会出现不同程度认知功能受损。2型糖尿病被看作是轻度认知障碍和痴呆症的独立危险因素，甚至有一些学者将痴呆症称为3型糖尿病。神经科学家研究发现，高血糖状态可造成大脑神经元和脑血管损伤，增加认知功能障碍的风险。糖尿病患者也容易出现低血糖症状，导致心律失常、昏迷，反复出现的低血糖状态可引起认知功能障碍。此外，糖尿病患者体内胰岛素数量和质量都不正常，也会造成大脑神经元的损伤。

高血脂的主要危害是动脉粥样硬化，容易造成脑动脉狭窄，发生脑梗死或脑出血。而脑梗死或脑出血会使大量脑细胞死亡，从而诱发脑认知功能下降，最终导致认知症。要想很好地控制"三高"，除了合理用药外，重要的是建立良好饮食、行为习惯，如戒烟限酒、限制动物性脂肪或胆固醇的摄入、多吃蔬菜和水果、吃动结合、管控情绪等。

3. 脑卒中　我国脑卒中后认知障碍（PSCI）发病率高达48%~52%，且PSCI会增加脑卒中后的死亡风险（约增加2.8倍）。因此，脑卒中从血管危险因素里独立出来，成为认知障碍风险管理的重点因素。脑卒中病变特征，如梗死部位、梗死面积、低灌注、临床缺损症状的严重程度、脑组织病理改变（脑白质病变、脑萎缩、淀粉样脑血管病等）合并认知障碍的风险显著增高。此外，后循环缺血性卒中患者中50%以上合并认知障碍。

4. 遗传学因素　遗传导致的认知障碍疾病多数发病年龄小，进展快，呈现明显的家族聚集性。如今的研究证实，*ApoEε4*基因、*Notch3*基因突变是MCI发生的独立危险因子，可用于早期预测MCI的发生，尤其与遗忘型MCI相关性最强。对于有家族遗传的人群，早期接受基因检测，及早预防认知障碍的发生非常关键。

5. 患有某些系统性疾病　研究发现，代谢性疾病、内分泌疾病、肝功能不全、肾功能不全、肺功能不全、视力下降、听力下降、睡眠障碍、慢性疼痛等系统性疾病与认知障碍发生存在关联性。因此,在中老年人群中积极开展健康管理,有效管控慢性病、延缓机体衰老的速度是有效防控认知障碍疾病的前提。慢性病不是特指某一种病,而是对一类起病隐匿、病程长且病情迁延不愈、病因复杂、缺乏确切的传染性生物病因证据,且有些病因尚未被完全确认的疾病的概括性总称。慢性病属于一种身体上的永久性病变,具有不可逆的病理变化,需要特殊的康复和长时间的健康管理。

国外发达国家的经验告诉人们,脑健康管理的基础是普及大众对认知障碍的认识和预防理念,明确各类认知障碍症都有不同危险因素,从年轻时期就开始关注脑健康,从预防基础疾病开始,关注饮食、生活习惯、社会活动、体育锻炼、脑功能训练等,定期接受脑健康体检及痴呆风险筛查,以生命全周期的视域管理脑健康、积极认知储备、主动预防认知障碍的发生。

6. 慢性中毒及外伤　长期嗜酒对中枢神经系统的损害已经被证实,由过量饮酒所致的认知功能受损,如记忆力下降、人格改变,甚至出现精神症状等,统称为"酒精诱发的神经认知障碍(痴呆)",临床上主要表现为韦尼克脑病和科萨科夫综合征等。此外,毒品滥用(包括镇静类、精神类药品)和脑外伤也是导致认知功能障碍的直接诱因。

7. 不良生活习惯　吸烟、偏食、体力及脑力活动少、独居、精神紧张、长期疲劳、熬夜、不良心境等。血管危险因素、系统性疾病、代谢性疾病、内分泌疾病、慢性中毒和不良生活习惯为可干预的危险因素,应该进行早期干预。不良生活习惯,如高脂饮食、吸烟、酗酒、运动习惯差、作息不规律、睡眠质量差、不爱动脑、不喜欢社交活动等都是引发认知障碍的风险因素。

二、认知障碍风险管理

引发认知障碍的风险因素可分为两大类:不可改变因素和可改变因素。不可改变因素包括基因多态性、年龄、性别、种族和家族史。其中,年龄是导致认知功能下降的最主要的已知危险因素。可改变因素包括受教育程度、生活方式(如缺乏身体运动、不健康饮食、抽烟及过量饮酒等),以及特定疾病(如高血压、糖尿病、高血脂、肥胖和抑郁）等。此外，社交隔离、缺乏认知训练也被认为是可能的风险因素。由于可改变因素的存在，使得采取公共卫生学的方法或实施一些关键措施预防认知障碍的发生成为可能。

2017年的《柳叶刀》杂志发表过一篇重磅综述文章，提出12个公认的认知障碍风险，包括：低教育程度、高血压、糖尿病、听力障碍、吸烟、过度饮酒、肥胖、缺乏运动、低社交生活、抑郁、脑部外伤、空气污染。2019年WHO发布了降低认知功能下降和认知障碍风险指南，同样提出12项干预措施，简述如下：

1. 适度运动 指南推荐有氧运动结合抗阻运动。在实际执行该措施时，指南建议遵循2010年WHO关于身体运动促进健康的全球建议中对于65岁以上成人的建议，具体包括：每天进行有氧运动，或每周进行至少75分钟的高强度有氧运动，或相当于中等强度的有氧运动和高强度两种活动。每次有氧运动应该至少持续10分钟。为了获得额外的健康益处，65岁及以上的成年人应将中等强度有氧运动增加到每周300分钟，或每周进行150分钟的高强度有氧运动，或中等强度和高强度运动的同比组合。如果确实无法参与运动，应每周进行3天或3天以上针对平衡能力的锻炼，以防止跌倒。加强肌肉力量的活动应涉及主要肌肉群，每周2天或更多。如果由于健康原因无法进行推荐量的体育活动时，应在能力和条件允许的范围内，尽量开展其他适当的运动。

2. 戒烟 指南提出戒烟的方案包括非药物干预，如正念疗法、认知行为疗法、行为活化治疗、动机性面谈、权变管理、暴露和厌恶疗法等。药物干预，如用尼古丁替代疗法（替代药物包括安非他酮和伐仑克林）。还建议联合心理咨询，戒烟的效果较好。

3. 合理膳食

（1）进食水果、蔬菜、豆类（如扁豆、豆类）、坚果和全谷物（如未经加工的玉米、小米、燕麦、小麦、糙米）。

（2）每天至少摄入400g水果和蔬菜，且需注意土豆、红薯、木薯和其他淀粉类根茎不属于水果或蔬菜。由于健康体重成人每天消耗能量约2 000cal（1cal=4.186J）。

（3）从游离糖中摄入的总能量不超过10%，相当于每天摄入50g（约12茶匙），但理想情况下应低于总能量摄入的5%，以获得额外的健康益处。大多数游离糖是由制造商、厨师或消费者自行添加到食品或饮料中的，也可存在于天然的蜂蜜、糖浆、果汁和浓缩果汁中。

（4）从脂肪中摄入的能量应低于总能量的30%；不饱和脂肪（多存在于鱼、鳄梨油、坚果、向日葵、油菜和橄榄油中）优于饱和脂肪（存在于肥肉、黄油、棕榈和椰子油、奶油、奶酪、酥油和猪油中）和反式脂肪（包括工业生产的反式脂肪）。建议将饱和脂肪的摄入量减少至总能量摄入的10%以下，将反式脂肪的摄入量减少至总能量摄入的1%以下，尤其应避免摄入工业生产的反式脂肪。

（5）每天少于5g盐（约1茶匙），使用碘盐。

当然，中国有独特的饮食文化和膳食习惯，不能简单机械照搬西方国家的膳食标准，不必迷信生酮饮食、得舒饮食、地中海饮食等西方膳食模式。建议参考《中国居民膳食指南2023》的内容，合理安排符合自身特点的膳食，保证脑营养的同时让生活变得更丰富多彩。

4. 限制酒精摄入　如今，已经有多项研究证实，酒精是认知障碍和认知功能下降的独立危险因素，限制饮酒对脑健康的维护非常重要。

5. 认知干预　建议在社区卫生服务机构和社区健康管理机构工作人员的指导下，积极开展数字化认知训练，保持大脑的灵活性。

6. 社交活动　鼓励中老年人积极参与社会活动，积极融入社会，对保持良好心理状态，自我价值的实现有很大益处。

7. 体重管理　尽管研究表明，体重减少及相应的行为/生活方式改变，并无直接的证据显示对认知障碍有明显改善；但是，合理控制体重能有效改善代谢因素，包括血糖耐受、胰岛素敏感、血压、氧化应激和炎症反应等，这些指标的改善被认为是减少认知功能损害的潜在机制。

8. 高血压管理　通过改变生活方式，包括健康饮食、体重管理、身体运动、药物使用等，来加强血压管理。合理用好4类降压药，包括血管紧张素转换酶抑制剂（ACE）、血管紧张素受体阻滞剂（ARBs）、钙通道阻滞剂（CCB）和噻嗪类利尿剂。正确治疗高血压通常需要多种降压药物的联合使用。服用降压药的注意事项：未采取有效避孕措施的孕妇和育龄妇女不应使用 ACE 抑制剂、ARBs 或噻嗪类／噻嗪类利尿剂，应该使用 CCB。如果加强剂量无法控制住血压，可咨询医师。β 受体阻滞剂不推荐作为一线治疗药物。如果过去 3 年内已有心肌梗死发作，或有心房纤颤、心力衰竭，则 β 受体阻滞剂应加入降压药的起始剂量中。心绞痛患者也可能受益于 β 受体阻滞剂的治疗。

9. 糖尿病管理　对于 1 型糖尿病患者，每天注射胰岛素（推荐等级：1 级）。2 型糖尿病，如果无法通过改变饮食、保持健康体重和有规律的体育活动（推荐等级：1 级）来达到降糖目标，口服 2 型糖尿病降糖药；二甲双胍作为超重患者（推荐等级：1 级）和非超重患者（推荐等级：4 级）的初始药物；如果未达到血糖目标（3 级），除二甲双胍外，应添加其他类型的抗高血糖药物；使用阿司匹林、血管紧张素转换酶抑制剂和他汀类药物（推荐等级：1 级）来降低患有糖尿病和 10 年心血管风险 >20% 的患者的心血管风险。

10. 血脂管理　有关高血脂与认知障碍的关系，学术界尚未统一观点。因此，2019 年指南有条件地推荐中年期控制血脂以降低认知障碍的风险，而不推荐在老年患者（≥65 岁）中使用他汀类药物控制血脂。

11. 抑郁症管理　认知障碍常常伴随焦虑、抑郁。对于中、重度抑郁症患者，治疗方法包括心理／非药物治疗和药物治疗。

心理教育（适用于个人及家属）；应对当前的社会心理压力；重新激活社交网络；如果条件允许，进行简短的心理治疗；定期跟进。

抗抑郁药物：选择性 5- 羟色胺再摄取抑制剂（氟西汀）和三环类抗抑郁药（阿米替林）是 WHO 处方中提到的抗抑郁药，并列入 WHO 基本药物标准清单；指南也推荐沃替西汀，其改善认知功能优于度洛西汀、塞曲林、西酞普兰、艾司西酞普兰、苯丙嗪和去甲三嗪。

12. 听觉损失管理　听力损害导致功能下降、社交和情感健康受损；与他人沟通困难必然带来沮丧、孤立和孤独。助听器能最大限度地减少听力损失，改善日常功能，是治疗老年人听觉损失的首选方法。

第二节　治疗认知障碍常用西药

研究人员认为,在阿尔茨海默病的早期阶段,即在轻度认知障碍(MCI)或临床前阿尔茨海默病阶段,及时给予治疗可能最有效,从而减缓或阻止疾病的进展并保持大脑功能。这种早期干预策略有望为未来的治疗提供关键的预防和保护作用。迄今为止,美国 FDA 批准了多种用于阿尔茨海默病症状管理的药物。这些药物名称和商品名分别是:多奈哌齐(安理申)、加兰他敏(Razadyne)、盐酸美金刚、卡巴拉汀(艾斯能)、多奈哌齐 / 美金刚的复方制剂(纳扎利)和阿杜卡姆单抗。2021 年 12 月《国家基本医疗保险、工伤保险和生育保险药品目录(2021年)》纳入了一款国产阿尔茨海默病治疗药物,药品名称为甘露特钠胶囊,商品名为"九期一",代号 GV-971。

一、针对 AD 和 VaD 的治疗

迄今为止,改善认知的药物主要针对 AD 或 VaD,尚无 FDA 批准的治疗 MCI 认知症状的药物。目前临床常用的改善认知障碍的药物主要有:

1. 麦角生物碱类制剂　麦角生物碱按化学结构分为胺生物碱和肽生物碱两类,前者有氨基酸麦角碱(麦角新碱、甲基麦角新碱),具有兴奋子宫平滑肌的药理作用。肽生物碱包括麦角胺和二氢麦角碱,两种药物具有明显收缩血管,减少动脉搏动的药理作用,可显著缓解偏头痛,用于偏头痛的诊断和急性发作时的治疗。其中,二氢麦角碱对偏头痛急性发作的疗效优于麦角胺,作用强度是麦角胺的 6 倍。

麦角生物碱类药物的药理机制十分复杂,如阻滞 α 受体、增加环磷酸腺苷的作用,扩张脑毛细血管,增加脑部供血,改善脑组织对能量和氧的利用,还可直接兴奋多巴胺和 5- 羟色胺受体,促进相关神经递质的释放。

2. 吡咯烷酮类制剂　吡咯烷酮类药物可促进大脑对磷脂和氨基酸的利用,增加脑内蛋白质合成,还可激活腺苷酸激酶而增加 ATP 的形成和转运,改善脑组织代谢,提高学习与记忆能力,临床常用的药物有吡拉西坦、茴拉西坦、奥拉西

坦、普拉西坦、左乙拉西坦和复方吡拉西坦等。

3. 钙离子拮抗剂 钙离子拮抗剂选择性地作用于脑血管平滑肌,增加脑血流量,减少血管痉挛引起的缺血性脑损伤,并具有神经保护及促进智力恢复的作用,临床常用的有尼莫地平。

4. 胆碱酯酶抑制剂 胆碱酯酶抑制剂是一类能与胆碱酯酶(ChE)结合,并抑制 ChE 活性的药物,也称抗胆碱酯酶药。其作用是使胆碱能神经末梢释放的 Ach 堆积,表现 M 样及 N 样作用增强而发挥兴奋胆碱受体的作用,故该类药又称拟胆碱药。可分为易逆性或短暂性胆碱酯酶抑制剂,如新斯的明、毒扁豆碱等;难逆性或不可逆性胆碱酯酶抑制剂,如有机磷酸酯类,包括农业杀虫剂和战争毒气。

新斯的明是人工合成的含季铵基团的二甲氨基甲酸酯类药物,能可逆地抑制胆碱酯酶活性,使乙酰胆碱免遭水解并在胆碱能神经末梢蓄积产生 M 样及 N 样效应。这类药物还有吡啶斯的明、安贝氯铵、毒扁豆碱、加兰他敏、多奈哌齐等。

加兰他敏是 1952 年苏联科学家首次从沃氏雪花莲(石蒜科石蒜属植物)的鳞茎中分离出来的,1996 年,其首次作为 Ach E 抑制剂类药物于奥地利上市,2001 年获得 FDA 批准用于治疗 AD,是世界上最早批准使用的治疗轻度至重度阿尔茨海默病的药物。加兰他敏的有效成分是生物碱,是可逆性胆碱酯酶抑制剂。也可用于重症肌无力和脊髓灰质炎(小儿麻痹症)后遗症的治疗。

多奈哌齐为选择性脑内乙酰胆碱酯酶抑制剂,对外周乙酰胆碱酯酶的作用少,通过抑制胆碱酯酶的活性,减少乙酰胆碱的降解,是现今治疗轻至中度 AD 的一线药物。

研究发现,轻至中度 AD 患者接受多奈哌齐、卡巴拉汀、加兰他敏治疗后,认知功能、总体能力和日常生活能力有不同程度的改善。中至重度或重度 AD 患者的随机对照试验结果表明,多奈哌齐与认知和功能的适度改善有关,此药已获得 FDA 批准在美国用于治疗重度 AD。早期使用卡巴拉汀有助于改善中、重度 AD 患者认知功能。但是,使用胆碱酯酶抑制剂治疗 AD,5 年以上对认知功能的远期疗效仍需进一步研究。2003 年一项纳入了 29 项平行组或交叉随机、双盲、安慰剂对照试验的系统评价和荟萃分析认为,胆碱酯酶抑制剂对 AD 患者的神经精神症状和功能预后有一定的益处。目前尚无证据支持哪一种胆碱酯酶抑制剂对 AD 治疗效果最优。

大多数患者对胆碱酯酶抑制剂具有较好的耐受性,部分可出现腹泻、恶心、呕吐、食欲下降和眩晕等不良反应。临床试验中多奈哌齐的不良反应以腹泻、恶心较常见;卡巴拉汀常见的不良反应包括头晕、恶心、呕吐、进食障碍 / 体重减轻和头痛,最常见的是呕吐;加兰他敏常见的不良反应包括胃肠道症状(恶心、呕吐和腹泻)、饮食失调 / 体重减轻和头晕,其中最常见的是厌食。临床医生应根据耐受性、不良反应、易用性和药物成本来选择药物。

胆碱酯酶抑制剂的使用存在剂量效应关系,中、重度 AD 患者选用高剂量的胆碱酯酶抑制剂作为治疗药物,但应遵循低起始剂量、逐渐滴定的给药原则,并注意药物可能出现的不良反应。

5. 谷氨酸受体拮抗剂　代表药物是美金刚。美金刚能够拮抗谷氨酸受体,具有调节谷氨酸活性的作用,用于中、晚期阿尔茨海默病患者的治疗。

盐酸美金刚是一种具有非选择性、非竞争性、电压依从性、中亲和力的 NMDA 受体拮抗剂,通过抑制 NMDA 受体调节谷氨酸能的神经递质,为 FDA 批准的第一个用于治疗中、重度痴呆治疗药物。

2004 年一项随机、双盲、安慰剂对照的临床试验发现,在接受稳定剂量多奈哌齐的中至重度 AD 患者中,美金刚在认知、日常生活能力、整体症状和行为方面的结果明显优于安慰剂。美金刚和多奈哌齐的联合治疗具有良好的耐受性和安全性。2019 年一项纳入 44 项双盲、平行组、安慰剂对照、随机试验的系统评价研究发现,美金刚在轻度 AD 中的疗效与在中至重度 AD 中的疗效存在重要差异,美金刚对中至重度 AD 患者有一定的临床益处,无论是否同时服用胆碱酯酶抑制剂,但对轻度 AD 患者没有益处。与胆碱酯酶抑制剂相比,美金刚不良反应发生率相对较少,主要包括意识模糊、头晕、头痛和便秘,多为轻、中度,但明显的意识模糊需要减量或停药,此外,不推荐用于严重肾功能损害的患者。

6. 甘露特纳胶囊 甘露特纳胶囊于 2021 年 12 月进入最新版的《国家基本医疗保险、工伤保险和生育保险药品目录(2021 年)》。甘露特钠胶囊是药品名称,商品名为"九期一",代号 GV-971。

甘露特纳胶囊由中国海洋大学、中国科学院上海药物研究所、上海绿谷制药有限公司 3 家研发单位开发,原料是海洋褐藻,活性物质是一系列低分子酸性寡糖化合物。2019 年 12 月底甘露特纳胶囊获得中华人民共和国国家药监局"附条件批准"许可,正式在国内上市,同时向美国食品药品监督管理局(FDA)申请在美国开展国际多中心 Ⅲ 期临床试验。2020 年 4 月,FDA 批准甘露特纳在美国、加拿大的 72 家临床中心正式开展临床试验。

研发人员研究发现,这种聚合度很低的寡糖化合物通过重塑肠道菌群平衡,抑制肠道菌群特定代谢产物的异常增多,减少外周及中枢炎症,同时降低 β 淀粉样蛋白沉积和 tau 蛋白过度磷酸化等机制,改善认知功能障碍,治疗轻至中度阿尔茨海默病。为此,甘露特纳胶囊的药理机制为改善肠道菌群、调节"脑 - 肠"轴功能,间接干预大脑功能。

因为痴呆症的机制不明,并且尚无特效治疗药物,人们对国产抗痴呆药甘露特纳胶囊满怀希望和信心,期待它发挥出"神奇的药力",战胜阿尔茨海默病,给我们每个人带来优雅老去的信念。

7. 银杏叶提取物 主要成分是从中药银杏中提取的黄酮类和萜类活性成分,具有较强的自由基清除作用和神经保护作用,可抑制细胞膜脂质过氧化反应,具有扩张血管、增加血流和抗血栓形成作用。胆碱酯酶抑制剂能够抑制脑内胆碱酯酶对乙酰胆碱的水解,是 FDA 批准用于治疗 AD 的标准药物。目前关于药物治疗 MCI 的利弊还有待商榷。

8. 其他 如今,生物药,如抗体、干细胞、疫苗等成为新生代防治认知障碍疾病的"明星"药物。2021 年 6 月美国食品和药品管理局(FDA)批准了世界上首个防治 AD 的抗体药阿杜卡姆单抗(Aducanumab),以 β 淀粉样蛋白为靶标。随后,FDA 又批准仑卡奈单抗(Lecanemab)上市,针对 β 淀粉样蛋白沉淀和聚集相关的蛋白 N3pG。仑卡奈单抗于 2022 年底在中国申报上市,预计在 2024 年获批。此外,还有多奈单抗(Donanemab)正在申请上市过程中,其靶点是 tau 蛋白。尽管上述生物药的研发企业已经投入巨额成本,但是限于 AD 的病理机制并没被完全揭示,因此药物的临床疗效和远期收益仍无法预估。AD 的治疗药物依旧是全世界 AD 患者和家庭热切期待的梦。

如今,临床治疗认知障碍相关疾病依然是针对病因进行对症治疗,如叶酸、维生素 B_{12} 缺乏导致的 MCI 需要补充叶酸和维生素 B_{12},甲状腺功能低下导致的 MCI 应进行激素替代治疗;对酒精中毒导致的 MCI 应补充维生素 B_1;脑卒中导致的 MCI 应积极治疗脑卒中,尽量减轻认知障碍后遗症。总之,AD 是一种复杂的疾病,目前缺乏 FDA 批准的有效单靶点治疗药物。这种情况导致了联合药物治疗的开发和设计。包括胆碱酯酶抑制剂和美金刚在内的联合药物治疗似乎成了中至重度 AD 患者的最佳和有效治疗。此外,联合药物治疗表现出更好的临床疗效以及相似的耐受性和安全性。

二、针对额颞叶痴呆、帕金森病痴呆和路易体痴呆的药物

临床治疗主要是针对行为、运动和认知障碍等的对症治疗。许多广泛用于治疗其他类型痴呆和神经退行性疾病的药物常被用于这类痴呆的对症治疗,其疗效参差不齐。

1. 胆碱酯酶抑制剂 胆碱酯酶抑制剂可改善 PDD 患者的认知功能、日常生活能力和总体认知功能。2011 年运动障碍协会(MDS)制定的指南推荐重酒石酸卡巴拉汀为 PDD 痴呆的治疗用药。英国精神药理学协会第 3 版抗痴呆药物专家共识推荐,胆碱酯酶抑制剂应用于治疗路易体病导致的痴呆(PDD 和 DLB)。2015 年的一项系统评价研究显示,胆碱酯酶抑制剂可改善 PDD 的整体症状及认知功能。理论上,胆碱酯酶抑制剂的应用能增加乙酰胆碱水平,可能会促使 PDD 锥体外系和运动症状加重。因此,在使用胆碱酯酶抑制剂治疗 PDD 过程中,医生应事先向患者和家属交代可能风险,在使用过程中应注意观察患者锥体外系症状的变化,并遵循小量开始、缓慢滴定的给药原则。

胆碱酯抑制剂对 DLB 治疗有效,可能是因为可降低 DLB 患者的皮质 Aβ。

建议将乙酰胆碱酯酶抑制剂用于 DLB，特别是标准剂量的卡巴拉汀和多奈哌齐。研究提示多奈哌齐 10mg/d 可以显著改善 DLB 患者的认知、行为和整体功能，安全且耐受性良好。一项随机、双盲、安慰剂对照的国际研究证实，卡巴拉汀 6~12mg/d 可以显著改善 DLB 患者的认知功能和精神行为症状，尤其是注意力和淡漠、焦虑、错觉、幻觉改善明显，安全且耐受性良好。

现有的研究表明，胆碱酯酶抑制剂也可部分改善 PDD 患者的精神症状。2011 年的英国精神药理协会第 2 版专家共识中表明，胆碱酯酶抑制剂可用于治疗 PDD 和 DLB 的神经精神症状。卡巴拉汀和多奈哌齐对 DLB 幻觉为代表的精神症状有效。

目前临床上常用第二代（或非典型）抗精神病药物，主要包括氯氮平、喹硫平、利培酮和奥氮平等。喹硫平是通过研究证实的新一代抗精神病药物里唯一能改善视幻觉症状，同时锥体外系症状影响较小的药物。氯氮平可考虑用于 PD 精神症状，但需检测血液中粒细胞。不推荐将奥氮平用于 PDD 精神症状的治疗，存在较大的加重运动症状和部分精神症状的风险。

需要提出的是针对 PPD 和 DLB 精神症状的处理首先要分析精神病性症状的原因，尤其应注意药源性因素，如多巴胺制剂能加重患者的幻视和认知损害等。在去除病因的前提下，可先选择环境及心理行为的干预措施。若胆碱酯酶抑制剂等改善智能药物治疗后，精神症状无好转，对幻觉妄想、兴奋躁动、谵妄症状明显者选择非典型类抗精神病药治疗。神经安定剂可导致 DLB 认知能力的减退、诱发严重的运动障碍以 DLB 对安定剂的敏感性，应谨慎使用。

2. NMDA 受体拮抗剂 一项随机、双盲、安慰剂对照的国际研究显示，美金刚可以改善轻、中度 DLB 患者的整体临床状态和行为症状，但是对轻、中度 PDD 无认知改善的作用。2011 年美国运动障碍协会循证医学工作组制定的指南中并未推荐美金刚作为 PDD 的治疗用药。美金刚治疗 PDD 的证据不足。

三、进行性核上性麻痹的治疗药物

进行性核上性麻痹（PSP）是一种致命的神经退行性疾病，其发病机制尚未完全阐明,目前尚无根治方法。尽管如此,一些患者在接受左旋多巴治疗初期可能会经历症状的短暂改善,但这种效果往往难以持久,且对疾病的整体进展并无显著影响。尽管如此,研究者们并未停止探索,新的实验性治疗药物正在进入临床试验阶段,以期为 PSP 患者带来新的希望。神经病理学和遗传学研究均表明,tau 蛋白在 PSP 的发病机制中扮演着关键角色。此外,MDS(运动障碍学会)发布的新的 PSP 诊断标准,通过整合 PSP 的临床表型和相关条件,扩展了 PSP 的诊断范围。同时,多种潜在的生物标志物正在被研究,以帮助鉴别诊断和评估新疗法的有效性。尽管目前针对 PSP 的临床试验正在积极推进,但可用于临床阶段的药物选择依然有限。

四、针对皮质基底节变性的药物

皮质基底节变性(CBD)是一种罕见的神经退行性疾病,目前尚无有效的治疗方法可以缓解疾病进展。现有的治疗主要集中在对症治疗,如帕金森综合征、肌阵挛、肢体肌张力障碍、干眼症及非运动症状等。尽管有一些药物如乙酰胆碱酯酶抑制剂和美金刚被用于治疗其他类型的痴呆,但目前没有证据表明它们对 CBD 痴呆有显著的益处。事实上,使用这些药物可能会加重症状,因此临床医生在开具这些药物时必须谨慎评估,仔细权衡其潜在的风险与获益。随着对 CBD 病理机制的进一步了解,未来可能会有新的治疗策略被开发出来,以改善患者的生活质量。

五、非神经系统变性疾病认知障碍的治疗

1. VCI 的治疗   目前,美国食品和药物管理局(FDA)尚未批准 VCI 的特定治疗方法。临床上用于治疗 AD 的药物如胆碱酯酶抑制剂和 NMDA 受体拮抗剂也被用于治疗血管性痴呆。但在 VaD 中使用胆碱酯酶抑制剂和美金刚遭到质疑。尽管如此,一些专家声明和指南建议考虑多奈哌齐以增强 VaD 的认知能力。在没有改善疾病的治疗方法的情况下,预防脑血管疾病和促进大脑健康的措施是目前唯一可行的选择。控制血管危险因素的干预措施可降低痴呆或认

知能力下降的风险。然而,最近发表的 SPRINT(收缩压干预试验)MIND 发现,与目标血压<140mmHg 相比,在心血管疾病风险增加但没有糖尿病和卒中史的成年人中,大幅度降低血压至<120mmHg 可降低轻度认知障碍(MCI)和轻度认知障碍(MCI)或痴呆的联合终点风险。然而,二级卒中预防试验中并没有证据表明降低血压可以降低痴呆的发病风险。同样,也没有证据表明,治疗高血糖和糖尿病可以降低患痴呆症或认知能力下降的风险。然而,血糖控制对多个靶器官的益处已得到充分证明,建议控制风险因素。

美国心脏协会/美国卒中协会建议使用 Life's simple 7 检查健康状况(不吸烟、目标水平的体育活动、与当前指南水平一致的健康饮食、体重指数<25kg/m²、血压<120/80mmHg、总胆固醇<200mg/dl、空腹血糖<100mg/dl),以保持最佳的大脑健康。

2. 特发性正常压力脑积水 特发性正常压力脑积水(iNPH)是可治疗的痴呆,诊断越早,治疗成功的机会就越大,但是判断患者是否从手术中得到改善存在一定难度。患者症状出现的时间越长,治疗的效果越差。对于诊断性检查阳性的 NPH 患者,应尽早进行相关治疗。采用微创的脑脊液分流手术治疗方案,可以使痴呆症状得到明显改善,可使患者恢复意识、停止胡言乱语的现象,是一种比较有效的治疗手段。外科手术同时会带来相当多长期和短期内并发症。至今仍缺少高质量证据对手术治疗与非外科治疗进行直接比较,因此,手术治疗还不能视为标准治疗选择,选择手术治疗时要考虑外科治疗的短期和长期风险。

3. 亨廷顿病 亨廷顿病(HD)是一种以不自主运动、精神异常和进行性痴呆为主要特点的显性遗传性神经系统变性病。一项 Cochrane 系统评价研究纳入 22 项有关 HD 治疗的多中心、随机、双盲、安慰剂对照临床试验,随访 1 254 名患者,没有一种有效的改善患者认知损害的治疗药物。

4. 韦尼克脑病 韦尼克脑病是一种急症,对怀疑有此病的患者应立即使用硫胺素,无论是静脉注射还是肌内注射,以确保充分吸收。一篇 Cochrane 评价指出,来自随机对照试验的证据不足以指导临床医生确定硫胺素治疗的最佳剂量、频率、途径或持续时间,以预防或治疗因酒精滥用引起的韦尼克脑病。有研究支持针对患有韦尼克脑病的患者和有患韦尼克脑病风险的患者给出不同的治疗方案。具体来说,有韦尼克脑病征兆的患者应经验性治疗至少 500mg 盐酸硫胺素(溶于 100ml 生理盐水),输注 30 分钟,每天 3 次,持续 2~3 天。如果没有反应,可以在 2~3 天后停止补充;如果观察到有效反应,应继续每天静脉或肌内注射 250mg 硫胺素,持续 3~5 天,或直至临床改善停止。每天 100~250mg 的硫胺素剂量显然不能恢复维生素状态、改善临床症状,或预防死亡。尤其是韦尼克脑病患者在不恰当地使用低剂量硫胺素治疗时,硫胺素缺乏引起的生化异常会导致不可逆的脑损伤;这种损伤可能导致死亡,估计死亡率约为 20%,或 85% 的幸存者出现慢性不可逆形式的脑病(科萨科夫综合征)。预防性治疗:每天 1 次肌内注射 250mg 硫胺素,连续 3~5 天,应该用于所有患严重的酒精戒断、营养不良的患者以及饮食不良和有营养不良迹象的人。

5. 克 - 雅病性痴呆 克 - 雅病性痴呆为持续进展性,病程短,预后不良。目前尚无特异有效的治疗方法。对 33 项研究的系统回顾分析提示无明显有效改善克 - 雅病性痴呆预后的药物。近期一项关于抗疟药物奎纳克林的治疗克 - 雅病性痴呆研究提示无改善疾病预后的作用。

(徐 凯 李 鹤)

参考文献

1. 李芳芳, 周嫣. 2019 版降低认知功能下降和认知障碍风险指南解读. 上海护理, 2020, 20 (5): 1-7

2. 姜文斐, 汤雅馨, 潘卫东. 认知储备能与认知功能障碍的新进展. 中国临床神经, 2016, 24 (2): 239-243

3. 商茜茜, 滕文杰, 李文君, 等. 老年人饮食习惯与患轻度认知障碍风险关系的 Meta 分析. 现代预防医学, 2022, 49 (3): 426-432

4. 袁琳丽, 傅荣, 李敬伟, 等. 社区老年人轻度认知障碍影响因素 Meta 分析. 现

代预防医学, 2019, 46 (22): 4099-4104

5. 宋晓雯, 麻微微. 膳食因素与老年人认知功能障碍相关性研究进展. 中国公共卫生, 2017, 32 (10): 1532-1535

6. 邢怀美, 江慧, 李好好, 等. 社区老年人饮食习惯与认知功能的相关性研究. 临床神经病学杂志, 2018, 31 (3): 202-206

7. 贺倩, 安佩林, 周萱, 等. 膳食因素对社区老年人认知功能损伤影响的病例对照研究. 中国食物与营养, 2018, 24 (9): 10-13

第七章　中医药治疗认知障碍疾病

　　发展中医药学,除了要致力于传统理论和经验的挖掘、继承,还要有意识地广泛从现代科学中吸取有益的学术内涵。除了基于上述考虑,也涉及治学方法的问题。与时俱进,古老传统的中医药学生命的薪火传递,不能仅依靠静态的保护,还要通过沟通交流和诠证创新,才能为其注入新的活力。如果把大脑的复杂性和方证的复杂性视为复杂系统中两个非线性因素,中医脑病方证研究就必然需要非线性科学的方法论。

王永炎(院士)

中医有关脑的研究已有两千多年的悠久历史,积累了丰富的经验。《灵枢·海论》记载"脑为髓之海,其输上在于其盖,下在风府"。《说文解字》中,脑以"匘"载于匕部,段玉裁注解为:"髓者,骨中脂也。头髓者,头骨中脂也",指出脑是藏在头中的一种脂状物质。可推知,中国古人早已在解剖结构上对脑有了深入的理解。此外,《黄帝内经》成书之前,古人已经深入研究了脑的形成和发育原理:

《灵枢·经脉》有:"人始生,先成精,精成而脑髓生",指出脑是由先天之精化生而成。

《灵枢·五癃津液别》有:"五谷之津液,和合而为膏者,内渗入于骨空,补益脑髓,而下流于阴股",指出脑需要后天水谷之精的充养。

《灵枢·邪气脏腑病形》有:"十二经脉,三百六十五络,其血气皆上于面而走空窍",指出脑需要经络气血、脏腑精气的滋养。

《灵枢·大惑论》有:"五脏六腑之精气,皆上注于目而为之精。精之窠为眼,骨之精为瞳子,筋之精为黑眼,血之精为络,其窠气之精为白眼,肌肉之精为约束,裹撷筋骨血气之精而与脉并为系。上属于脑,后出于项中。故邪中于项,因逢其身之虚,其入深,则随眼系以入于脑。入于脑则脑转,脑转则引目系急,目系急则目眩以转矣",表明脑与五脏相关,脑和眼相联属,同受精气的滋养,脑病(头晕)与眩晕相互关联。

《灵枢·决气》有:"液脱者,骨属屈伸不利,色夭,脑髓消,胫酸,耳数鸣";《灵枢·海论》有:"髓海不足,则脑转耳鸣,胫酸眩冒,目无所见,懈怠安卧",指出了脑病发生的病理机制,即内因。此外,《内经》还论述了脑病发生的外因,如《灵枢·口问》有"故邪之所在,皆为不足。故上气不足,脑为之不满,耳为之苦鸣,头为之苦倾,目为之眩"。

中医对脑和心的解剖关系理解最为透彻的时期是清代,不仅有王清任的解剖成就,还有多个医家对心、脑结构和功能的深入探究。清末医家邵同珍在《医易一理》"人身脑气血脉根源脏象论"一书中论述:"脑之精气,如树之枝干,根生于脑,缠绕周身,五官百体,无微不到。心之血脉,根生于心,亦如树之枝干,百体内外，一气流行。脑之精气，心之血脉，互相环抱，如果核初生之二瓣，鸟卵之内黄白也。人形从此渐成，脏腑从此渐具矣。"这段论述大概意思是从脑发出的神经散布全身、无处不到；从心发出的血管、血液到达全身内外。二者互相缠绕环抱，共同维系复杂的生命活动（图 7-1）。

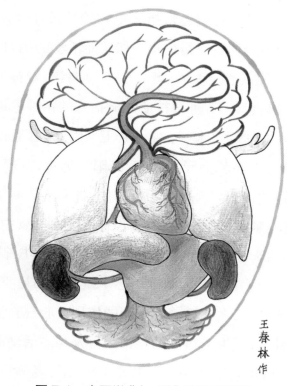

图 7-1　中医学"心 - 脑"关系示意图

综上，《内经》已经较为详尽阐述了脑的形态、结构、病理及生理机制，为后世治疗脑病指明了方向。当然，限于古人缺少先进的观测工具和研究手段，还无法将认知、意识等精神层面的功能与脑联系在一起，最初提出"心主神明"的观点。从《内经》到明清医家的著作可知，中医对于脑的结构和功能有清晰的认知，但是在临床实践过程中，中医认识到气血的充盈及通畅与否对脑主神明的功能起着决定性作用。因此脑与心之间的关系主要表现在心主血脉与脑主神明之间的关系，也体现在脑对心的支配和协调作用。

第一节　中医诊治认知障碍的思路

一、心 - 脑理论

《素问·灵兰秘典论》记载："心者,君主之官也,神明出焉"。这段论述是"心主神明"学说的原始出处。神明通常指人或物的精灵怪异,在很多场合里也特指人的精神。中医学中的神明泛指统率一切功能活动的能力和生命活动的外在象征。在这个意义上,肝、心、脾、肺、肾"五脏"均具有藏神的作用,称作"五神脏"。中医用神、魂、魄、意、志五种精神活动概括人的精神意识和思维活动,其中"心藏脉、脉舍神",心藏神是"体",心主血脉是"用"。由于心主血脉,心不断为脑供给血液、营养脑神。而脑为元神之府,以阳气为本,依赖气血的充盈。中西医汇通学派大师张锡纯指出:"人之神明有体用,神明之体藏于脑,神明之用出于心""然其所注重者在脑中元神,不在心中识神"(《医学衷中参西录》)。由此可见,神明之用主要归功于脑。换句话说,脑的功能包括心主神明的功能。

"心主神明"以"心主血脉"为基础。心主血脉指的是心气推动血液在脉中循行,周而复始,流注全身,发挥濡养和滋润的作用。心气充沛、脉道通畅是血液运行正常的前提条件,心气推动血液的正常运行是神志活动的动力,该功能失调则表现为血行无力,精神萎靡,易疲劳,易发生瘀、阻、痰等病理改变。如果这些病理改变发生在脑内,则可能表现为运动、感觉、精神、意识、思维活动等的异常改变,表现为健忘、思想不集中、思维能力低下、失眠多梦、惊悸不安、烦躁恍惚,甚则谵妄、昏迷。引用《灵枢·平人绝谷》:"血脉和利,精神乃居",意思是说心主血脉功能的正常是脑发挥自身功能的物质基础。

反之,脑主神明调控心主血脉的功能。《内经》系统阐述了这种调控机制,即通过任督二脉、足太阳膀胱经将脑和心联系起来。在医学实践中,古人发现情志变化可以影响气血的运行,如《素问·举痛论》所言,"喜则气和志达,荣卫通利""惊则心无所倚,神无所归,虑无所定,故气乱矣"。

诚然,心 - 脑关系问题仍旧是人类面临的最大、最重要的问题。对该问题的理解和阐释不仅形成了经验主义、理性主义、一元论、二元论、物质和意识等哲学概念,而且不断催生神经科学、心理学、认知神经科学、人工智能的新理论。

二、脑与五脏的关系

认知障碍在中医经典著作中被认为病位在脑,却与心、肝、脾、肺、肾"五脏"及胃、小肠、大肠等都有关联(图7-2)。

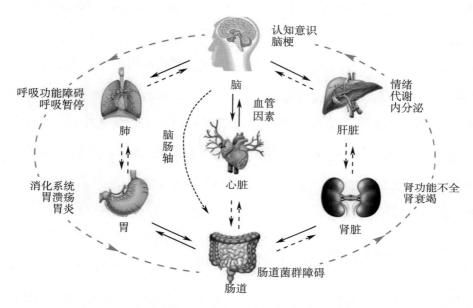

图 7-2 脑与全身各个器官的关系图

中医认为,肾藏精,主骨生髓,是脑髓的重要来源。脑为髓海,是精髓汇聚的地方,肾精的充足与髓海的充养密不可分,肾精亏虚则不能上充养脑髓,脑髓空虚,思维迟钝、善忘,甚则痴呆,认为健忘与肾精不足有联系。《杂病源流犀烛》述:"健忘,心肾不交病也",认为心阳与肾阴不能升降平衡、互生互滋,可致认知功能障碍。

脾为后天之本,化生输布气血,濡养脑髓。王清任在《医林改错》里论述:"灵机记性在脑者,因饮食生气血,长肌肉,精汁之清者,化而为髓,由脊骨上行入脑,名曰脑髓"。大概意思是说,脑髓需要依赖后天脾胃的充养功能才能逐步发育、不断生长。《济生方》指出"盖脾主意与思,心亦主思,思虑过度,意舍不精,神宫不职,使人健忘",即心与脾都与思相关,若思虑过度,则会劳心伤脾,致使心、脾两虚,出现健忘等症状。

肝藏血,主疏泄,调节血量。肝血不足,容易导致眩晕、昏蒙、视物昏花。肝藏血功能失职,则容易导致各种出血。肝火旺盛、肝阳上亢则能迫血,上冲头面、破络入脑,导致脑内出血,出现脑卒中。此外,肝主疏泄的功能影响情志、意识活动,肝失疏泄则气机失畅、郁郁寡欢、情绪压抑。反之,情志、意识活动的异常也可以导致肝的疏泄功能异常,出现肝气上逆、肝风内动,所谓"郁怒伤肝"指的就是这个意思。

肺主气司呼吸,通过宣发和肃降布散精气,排泄人体浊气。脑内的新陈代谢需要不断从自然界摄取清气,排除体内浊气,吐故纳新。此外,肺主通调水道,对体内津液的输布、运行和排泄有疏通和调节的作用。脑髓之中津液代谢同样依靠肺的功能。反之,精神情绪的变化同样可以对肺产生影响。肺在志为悲,因此悲伤、忧虑的情绪对肺有很大影响,致使肺的宣发肃降功能失调,出现气行不利,诱发各类临床症状。

三、中医认知障碍的病因病机

长期的中医临床实践概括出认知障碍形成的外感、内伤两大致病因素。

1. 外感因素

(1)六淫致病:中医理论中将风、寒、暑、湿、燥、火六种自然界气候异常变化(太过或不及,或者未有其时而有其气)导致的人体不适称作六淫。中医临床常描述为风邪犯脑、寒邪中脑、暑扰神明、湿蒙清窍、燥邪伤神、火扰神昏。

(2)疫疠之气致病:中医所说的疫疠之气即传染病。关于疫疠之气导致认知障碍的描述在何廉臣的《重订广温热论》一书中已有详尽论述,如"温热伏邪,内陷神昏,蒙蔽厥脱等危症……但为邪热所蒸……血毒所攻,则心灵有时而昏,甚至发狂、昏颠、昏蒙、昏闭、昏痉、昏厥,而全不省人事矣"。

2019年12月暴发的新型冠状病毒感染(COVID-19)属于疫疠之气的范畴。其已经被证实可诱发多器官疾病,包括神经系统表现,如头晕、头痛、嗅觉减退、味觉减退、脑出血、卒中和认知障碍。在 COVID-19 性认知障碍中,脑雾(brain fog)约占 32%,记忆障碍约占 28%,注意力障碍约占 22%。另外,有认知障碍疾病的人群,新冠发病率明显高于健康人群,如 AD 患者感染的风险是正常人群的 2.29 倍,各种类型痴呆患者感染的风险是正常人群的 2.16 倍。为此,中国医师协会神经内科分会认知障碍专业委员会专家组于 2022 年 8 月发布了《新型冠状病毒肺炎后认知障碍诊治和管理共识》,为减少新冠肺炎后认知障碍对人类日常功能的损害,以及新冠肺炎防控期间认知障碍患者的诊疗提供参考。2023 年 6 月在《科学报告》杂志上发表了一篇荟萃分析文章,指出感染后出现持续症状(长新冠)个体发生神经心理缺陷和认知功能障碍的风险显著增高。于是,认知障碍又新增了一种类型:新冠病毒性认知障碍。

(3)中毒和脑外伤:认知障碍发病因素中,中毒占有较大比例,如嗜酒引起的酒精中毒、重金属中毒、神经毒性药物引起的中毒等。此外,脑外伤也是诱发认知障碍的重要因素,包括交通事故、撞击、高空坠落等。

2. 内伤因素

(1)七情致病:七情是人体对外界客观事物变化的不同情志反应,包括喜、怒、忧、思、悲、恐、惊,原本属于"常情",一旦情志活动太过或不及,超越了人体正常生理活动范围,使人体气机紊乱、气血失调,即可导致认知障碍的发生。

(2)饮食劳逸:饮食、劳作、休息,是人类赖以生存和保持健康的前提和生活方式。一旦出现偏差,久而久之导致身体出现各类疾病,包括认知障碍相关疾病。

(3)先天遗传及个体素质:先天因素导致认知障碍是不容忽视的病因之一,是多种遗传相关认知障碍疾病的核心病因。个体素质是性格特征与体质类型的综合体,是生命个体在生长、发育过程中形成的特定素质,如阳性体质的人,性格气质多呈现自信、外向,阴性体质的人性格气质上多呈现抑郁、内向等,更容易诱发认知障碍性疾病。

3. 痰饮、瘀血等病理产物 痰饮和瘀血既是脑病的病理产物,又是引起脑病的重要原因之一。《丹溪心法》记载:"健忘,精神短少者多,亦有痰者",痰浊上蒙清窍,心神被扰,致使神思迟钝,认知记忆功能减退。《血证论》曰:"心有瘀血,亦令健忘"。痰浊来源于津液,津血同源,因此瘀血与痰浊互为因果,痰瘀互结,蒙蔽清窍而致人善忘。

当然,导致认知障碍的病因、病机通常是复合性的,如素体不足、年老体衰,气血生化不足、神经损伤等,导致形神俱衰、精明失聪、神思凌乱、遇事善忘、情志失调。中医在临床上对患者做出证候判断,如肾精亏虚、痰瘀阻络、痰浊阻窍、脾肾亏虚、肾精亏虚、痰瘀互结等,随后根据方证相应的理论,制订治则、治法,遣方用药。

四、认知障碍疾病分期诊治

中医学从整体出发,对认知障碍疾病的病机形成了独特认识,并由此提出了相应的治则、治法,从整体入手,针对认知障碍疾病气血不足、肾精亏虚、痰瘀痹阻、热毒内侵的病机,制订益气升阳、泻火解毒、化痰开窍、活血化瘀、益智安神的治则和治法。痴呆的辨证论治按照不同阶段分别实施。

1. 平台期

(1)临床见髓海不足,忘失前后,兴趣缺失,起居怠惰,或倦怠嗜卧;行走缓慢,动作笨拙,甚则振掉,腰胫酸软,齿枯发焦;脑转耳鸣,目无所见;舌瘦色淡,脉沉细。治法:滋补肝肾,生精养髓。代表方:七福饮(出自《景岳全书》)。

原方:

人参 6g,当归 9g,白术 5g,熟地 9g,炙甘草 3g,枣仁 6g,远志 5g。

加减:

若心烦,溲赤,舌红少苔,脉细而弦数,可合用六味地黄丸或左归丸。

若头晕,耳鸣,目眩或视物不清,加天麻、钩藤、珍珠母、煅牡蛎、菊花、生地黄、枸杞。

七福饮在实际应用时还经常加入山茱萸、五味子,在补气的同时还能收敛固涩,避免诸药的药效流失。加山茱萸、肉苁蓉、知母、鹿角胶、龟甲胶、阿胶以增加七福饮滋补肝肾、生精养髓的功效。

(2)临床见迷惑善忘,兴趣缺失,反应迟钝,易惊善恐;食少纳呆,或呃逆不食,口涎外溢,四肢不温;小便混浊,夜尿频多,或二便失禁;舌淡体胖大有齿痕,舌苔白或腻,脉沉细弱,两尺尤甚的脾肾亏虚证。治法:温补脾肾,养元安神。代表方:还少丹(出自宋代《洪氏集验方》)。

山茱萸 6g,山药 9g,茯苓 6g,熟地黄 12g,杜仲 6g,牛膝 9g,肉苁蓉 6g,楮实子 6g,小茴香 6g,巴戟天 6g,枸杞子 9g,远志 6g,石菖蒲 3g,五味子 6g,大枣 5 枚(现代中医根据原方改良)。

加减:

若呃逆不食,口涎外溢,加炒白术、生黄芪、清半夏、炒麦芽。

若夜尿频多,加菟丝子、五味子、蛇床子。

若二便失禁,加益智仁、桑螵蛸。

(3)临床见善忘茫然,找词困难,不识人物,言语颠倒;多梦易惊,少言寡语;倦怠少动,面唇无华,爪甲苍白;纳呆食少,大便溏薄;舌淡苔白,脉细弱的气血不足证,治法:益气健脾,养血安神。代表方:归脾汤。

原方:

白术 18g,茯神 18g,黄芪 18g,龙眼肉 18g,酸枣仁 18g,人参 9g,木香 9g,炙甘草 6g,当归 3g,远志 3g。

加减:

若脾虚日重,加茯苓、山药。

若入睡困难或夜间行为异常,加柏子仁、首乌藤、珍珠粉、煅牡蛎、莲子心。

2. 波动期

(1)临床见多忘不慧,表情呆滞,迷路误事,不言不语;忽歌忽笑,洁秽不分,亲疏不辨;口吐痰涎,纳呆呕恶,体肥懒动;舌苔黏腻浊,脉弦而滑。属于痰浊蒙窍证。治法:化痰开窍,醒神益智。代表方:洗心汤(出自清代陈士铎《辨证录》)。

原方:

人参 30g,茯神 30g,半夏 15g,陈皮 9g,神曲 9g,甘草 3g,附子 3g,菖蒲 3g,

生枣仁30g。

加减：

常加郁金、制远志以增加化痰益智之力。

舌红苔黄腻，可加清心滚痰丸（中成药）。

若言语颠倒，歌笑不休，甚至反喜污秽，或喜食炭，可改用转呆丹（出自清代陈士铎《辨证录》）。

转呆丹原方：

人参30g，白芍90g，当归30g，半夏30g，柴胡24g，生枣仁30g，附子3g，菖蒲30g，神曲15g，茯神30g，天花粉9g，柏子仁15g。

(2)临床表现为喜忘，神呆不慧或不语，反应迟钝，动作笨拙，或妄思离奇；头痛难愈，面色晦暗；常伴半身不遂，口眼歪斜，偏身麻木，言语不利；舌紫瘀斑，脉细弦或沉迟。属于瘀阻脑络证。治法：活血化瘀，通窍醒神。代表方：通窍活血汤（清代王清任《医林改错》）。

原方：

桃仁15g，红花15g，赤芍5g，川芎5g，葱白3根，生姜5片，大枣5枚，黄酒250g，麝香0.3g。

煎药方法：

先用黄酒250g煎前面7味药15~30分钟，去渣。将麝香加入滤过后的药液内，加热沸腾后关火，隔3分钟再加热沸腾1次后关火、晾凉备用，临睡前服用。连服3剂。隔1日后再服3剂。

加减：

通血络常加全蝎、蜈蚣。

化络瘀可加天麻、三七。

病久气血不足，加当归、生地、党参、黄芪。

久病血瘀化热，加钩藤、菊花、夏枯草、竹茹。

(3)临床表现为急躁易怒，烦躁不安；妄闻妄见，妄思妄行，或举止异常，噩梦或梦幻游离或梦寐喊叫；头晕目眩、头痛、耳鸣如潮；口臭、口疮、尿赤、便干；舌红或绛,苔黄或黄腻,脉弦滑或弦数。属于心肝火旺证。治法:清心平肝,安神定志。代表方:天麻钩藤饮。

原方:

天麻9g,钩藤(后下)12g,石决明(先煎)18g,山栀9g,黄芩9g,川牛膝12g,杜仲9g,益母草9g,桑寄生9g,夜交藤9g,茯神9g。

加减:

若失眠多梦,减杜仲、桑寄生,加莲子心、丹参、酸枣仁、合欢皮。

若妄闻妄见、妄思妄行,减杜仲、桑寄生,加生地黄、山茱萸、牡丹皮、珍珠粉。

若苔黄黏腻,加天竺黄、郁金、胆南星。

若便秘,加酒大黄、枳实、厚朴。

若烦躁不安,加黄连解毒汤或口服安宫牛黄丸。

3. 下滑期 临床表现为无欲无语,迷蒙昏睡,不识人物;神呆遗尿,或二便失禁,身体蜷缩不动;躁扰不宁,甚则狂越,或谵语妄言;肢体僵硬,或颤动,或痫痉;舌红绛少苔,苔黏腻浊,或腐秽厚积,脉数。属于热毒内盛证。治法:清热解毒,通络达邪。代表方:黄连解毒汤。

原方:

黄连9g,黄芩6g,黄柏6g,栀子9g。

加减:

若痰迷热闭,神愦如寐,加石菖蒲、郁金、天竺黄,或合用至宝丹。

若脾肾虚极,知动失司,合用还少丹。

若火毒内盛,形神失控,合用安宫牛黄丸。

若阴虚内热,虚极生风,合用紫雪丹或生地黄、天麻、地龙、全蝎、蜈蚣等。

上述中药方剂是针对临床认知症的治疗而制定的,从古人的智慧中,我们不仅能学到因时、因地、因人的"三因制宜"思想,早期补肾为主并贯穿全程,中期化痰活血泻火,晚期解毒固脱,方随证变,序贯治疗,经多个临床研究证实疗效确切,值得在更大范围内推广。

读书丸为古人为了提高智力、提高学习成绩而制定的一张处方,这个处方记录在明代医学家徐春甫所著《古今医统大全》里。书中描述：读书丸，治健忘，能除百病，日记万言。本方是令五脏和乐，心神得宁的方式，让好记性随之而来。

原方：

人参、生地黄、当归、川芎、远志、石菖蒲、菟丝子、地骨皮、五味子、酸枣仁，各等量。

制作方法：

原方打粉、炼蜜为丸，每天吃2颗，早晚各1颗。补肾养心，平肝通肺，益脾助运，共祛痰浊，养血凉血，安神开窍，使阴气平顺，阳气固守，除焦虑，解烦躁，治健忘。可将这个方子用于基层社区的卫生服务机构和广大人民群众，作为认知障碍的预防用药。

第二节　改善认知障碍的常用中药

中药用于治疗健忘、痴呆历史悠久。我国现存最早的药物学著作《神农本草经》记载有53种具有"延年"功效、69种"不老"功效的药物。综合现代研究，有24种中药使用的频次最多，包括：三七、人参、黄芪、当归、灵芝、白芍、山药、藏红花、远志、银杏叶、石菖蒲、淫羊藿、何首乌、海马、益智、锁阳、五味子、女贞子、菟丝子、茯苓、杜仲、枸杞子、鹿茸、冬虫夏草。药理研究表明，这些药物均能改善脑血液循环、促进神经细胞代谢，从而改善认知功能。

一、益智作用的单味中药

有研究者应用数据挖掘方法（data mining）及和网络药理学方法（network pharmacology），发现有6种中药在防治认知障碍处方中出现的频次最高，分别是：石菖蒲、茯苓、熟地黄、远志、川芎、益智。

1. 石菖蒲　石菖蒲在中药学中归入开窍药，和麝香、冰片一样，具有"开窍醒神，化湿和胃，宁神益智"的功效。中医认为石菖蒲生长在水边浅水淤泥中，能适应寒冷、潮湿环境，因此以根入药，起芳香化湿、行气活血的作用。

《神农本草经》中记载："主风寒湿痹……补五脏,通九窍,明耳目,出声音。久服轻身,不忘不迷,或延年"。

从石菖蒲的药性上看,其于冬至生,先百草而昌,故有"昌阳"之称。以每寸中有九节者佳。九之数为阳中之阳,故九节菖蒲通阳效果最好。性味清芬温通,苦燥化湿,能振奋五脏阳气而点亮窍道通神明,令人聪明。民间用石菖蒲、生姜共捣成汁灌下,可治痰迷心窍。

现代研究表明,石菖蒲含有 β-细辛醚等挥发油,还含有石竹烯、α-葎草烯、石菖醚、氨基酸、有机酸和糖类,通过抗氧化、抗炎、改善血管内皮系统等作用对脑缺血导致的神经元损伤具有保护作用,具有显著改善实验动物学习记忆能力的功效。

2. 远志　远志在中药学中归入养心安神药,具有"安神益智、交通心肾、祛痰开窍、消散痈肿"的功效。远志苦辛温,性善宣泄通达,既能开心气而宁心安神,又能通肾气而强志不忘,为交通心肾、安神定志、益智强识之佳品,主治心肾不交所致的心肾不宁、失眠多梦、健忘惊悸、神志恍惚。并能祛痰开窍、消散痈肿,治疗痰阻心窍、精神错乱、神志恍惚、癫痫抽搐、惊风发狂、咳嗽痰多等。现代药理学研究发现远志醇提物能改善多种化学药物所致学习记忆障碍模型小鼠的学习记忆能力。

3. 川芎　川芎是伞形科植物川芎的干燥根茎,性温,味辛;归肝、胆、心包经。在中药学中归入活血止痛药,有活血行气,祛风止痛的功效,用于血瘀气滞引起的各种疼痛,月经不调、痛经、闭经、产后瘀滞腹痛等。

现代药理学研究发现,川芎中的挥发油成分,在低剂量时有明显的镇静作用,使戊巴比妥钠引起的小鼠睡眠时间延长,并能对抗咖啡因导致的兴奋作用;而对延髓呼吸中枢、血管运动中枢及脊髓反射中枢具有兴奋作用,如果加大剂量,该作用会转为抑制。

4. 茯苓　茯苓在中药学中归入渗水利湿药,其功效为"利水消肿、渗湿、健脾、宁心"。茯苓为多孔菌科真菌茯苓的球状或块状干燥菌核,以云南省所产的野生茯苓质量最好。《神农本草经》中记载:"久服安魂养神,不饥延年"。《淮南子》一书里就有"千年之松，下有茯苓"的记载。中医认为，茯苓具有健脾除湿、宁心安神、益智健脑、补肾固精的功效，药性平和甘淡，补而不滋腻，利而不伤津，是药食同源的中药上品。

现代医学研究表明，在其所含的活性成分中，主要为茯苓多糖，还含有茯苓酸、麦角甾醇、胆碱、组氨酸、腺嘌呤、蛋白质、卵磷脂、脂肪及一些酶类。茯苓多糖是人体不可缺少的一种物质，有增强人体免疫功能、提高人体抗病能力的作用。卵磷脂则能直接参与机体抗氧化过程，消除自由基，保持机体活力，达到延年益寿的目的。多项研究均表明，茯苓水提液能改善学习记忆障碍模型小鼠的学习记忆能力。

5. 熟地黄 熟地黄在中药学中归入补血药，具有"补血养阴、填精益髓"的功效。熟地黄是玄参科多年生草本植物地黄的根，经加工蒸晒而成，首载于《本草图经》。熟地黄性味甘、微温。归肝、肾经，具有补血滋阴、益精填髓功效。中医认为，肾主骨生髓、充脑。熟地黄补肾、填精、生髓最终形成充脑、益智的功效。结合其在治疗健忘、痴呆等疾病的复方中应用，得知熟地黄在临床上具有治疗健忘证、改善学习记忆作用。现代药理学研究发现熟地黄提取物有抗焦虑抑郁、抗氧化、抗衰老、益智等作用。

6. 益智 益智是姜科，山姜属植物的干燥成熟果实或种子，在中药学中归入补阳药，性辛、温，归脾、肾经，有暖肾固精缩尿、温脾止泻摄唾的功效。现代药理学研究表明，益智仁提取物对机体的前列腺素合成有抑制作用，同时具有强心、钙拮抗作用，有增加记忆及增强免疫的功能，有助于改善学习记忆障碍。

当然，不同的研究方法获取的高频中药信息不尽相同，另有一份研究抽提了防治认知障碍处方中中药的用药规律和使用频次，除了上述中药，还发现人参、当归、白术、黄芪、酸枣仁、五味子、菟丝子和首乌也是经常入药的中药品种。

二、防治认知障碍的中成药

中医药是中国古代科学的瑰宝，是打开中华文明宝库的钥匙，是各族人民在长期生产生活和同疾病的斗争中逐步形成并不断丰富发展的医学科学。在医学实践中,历代名医的经验方逐渐积累、沉淀下来。1076年宋神宗熙宁九年,中国历史上出现了最早的中成药制药厂"和剂局"。到了宋徽宗时期,专门负责中成药销售的"惠民局"从"和剂局"里分离出来,自此中医药走上了标准化道路。发展至今,中成药已经成为医药领域的主力军。2019年版国家医保目录中,中成药新增83个,总占比49.98%。

我国中药制药行业加大了益智、改善认知障碍类中成药的开发,已经获批上市了一系列品种,部分中成药获得诊疗指南或专家共识的推荐,用以治疗血管性痴呆。

1. 银杏叶提取物 以银杏叶提取物为原料的中成药种类较多,如银杏叶片、银杏酮酯滴丸、银杏内酯注射液、银杏达莫注射液、复方银杏颗粒、银杏洋参胶囊等。其发挥药效作用的物质主要为银杏总黄酮和银杏内酯。推荐高剂量(240mg/d)治疗22~26周,对轻、中度VaD患者认知和精神行为症状有效,且耐受性良好。

2. 天智颗粒

组成:天麻、钩藤、石决明、杜仲、桑寄生、茯神、首乌藤、槐花、栀子、黄芩、川牛膝和益母草。

功效:平肝潜阳、补益肝肾、益智安神。

主治:用于治疗肝阳上亢所导致的卒中。患者症状可见智力减退、记忆力变差、思维迟缓、定向力较差、计算力较差、理解多误,同时伴随头晕、目眩、头痛、烦躁易怒、失眠、口苦咽干、腰膝酸软等症状。

推荐治疗24周,可缓解轻、中度VaD患者精神行为症状或肝阳上亢证,同时改善认知功能,联合多奈哌齐对认知有协同作用。

3. 复方苁蓉益智胶囊

组成:肉苁蓉、制何首乌、荷叶、地龙。

功效:健脑增智、益智养肝、活血化浊。

主治:适用于轻、中度血管性痴呆属肝肾亏虚兼痰瘀阻络证。症见思维迟钝、神情呆滞、智力减退、健忘,或头晕耳鸣、腰膝酸软、喜怒不定、失眠多梦等。

对轻、中度 VaD 肾虚痰瘀证患者认知损害可能有益,但缺少足够样本量和足够疗程以及标准结局测量的疗效数据。

4. 复方丹参片

功效:活血化瘀、理气止痛。

主治:用于气滞血瘀所致的胸痹,症见胸闷、心前区刺痛;冠心病心绞痛见上述证候者。

推荐治疗 24 周,对轻、中度 VaD 瘀阻脑络证患者认知损害可能有益,但缺少足够样本量研究的证据支持。

5. 通心络胶囊

组成:人参、水蛭、全蝎、赤芍、蝉蜕、土鳖虫、蜈蚣、檀香、降香、乳香(制)、酸枣仁(炒)、冰片。

功效:益气活血、通络止痛。

主治:用于冠心病心绞痛,属心气虚乏、血瘀络阻证,症见胸部憋闷,刺痛、绞痛,固定不移,心悸自汗,气短乏力,舌质紫暗或有瘀斑,脉细涩或结代。亦用于气虚血瘀络阻型卒中病,症见半身不遂或偏身麻木,口舌歪斜,言语不利。

通过检索国家基本药物目录和丁香园数据库,有一些中成药品种具有益智、健脑、改善认知障碍的功效,临床常用的品种如下:

1. 健脑胶囊

功能主治:补肾健脑,养血安神。用于心肾亏虚所致的记忆减退,头晕目眩,心悸失眠,腰膝酸软;老年轻度认知障碍见上述证候者。

2. 健脑丸

功能主治:补肾健脑,养血安神。用于心肾亏虚所致的记忆减退、头晕目眩、心悸失眠、腰膝酸软;老年轻度认知障碍见上述证候者。

3. 健脑片

功能主治:健脑益智,安眠补身。用于用脑过度,记忆衰退,神经衰弱,头晕目眩,惊悸失眠,心烦易倦,畏寒体虚,肾亏腰痛及老年痴呆等症。

4. 苁蓉总苷胶囊

功能主治：补肾益髓,健脑益智。用于髓海不足证的轻、中度血管性痴呆。症见脑血管病后出现的认知功能损伤,表现为智力减退、思维迟钝、健忘、注意力不集中、语言能力和判断力降低、个性改变、日常生活能力减退、表情呆板、善惊易恐、倦怠思卧、腰膝酸软、脑转耳鸣等。

5. 红鹿参片

功能主治：补益气血,活血通滞。用于轻、中度血管性痴呆,中医辨证属于脾肾两虚、血脉瘀阻证,症见健忘,语言颠倒,神情呆滞,肢体麻木不遂,智力减退等。

6. 九味益脑颗粒

功能主治：活血化痰,补肾益智。适用于老年期血管性痴呆轻症之髓海不足兼痰瘀阻络证。症见近事善忘,呆钝少言,头晕耳鸣,肢体麻木不遂等。

7. 灯盏生脉胶囊

功能主治：益气养阴,活血健脑。用于气阴两虚,瘀阻脑络引起的胸痹心痛、卒中后遗症,症见痴呆,健忘,手足麻木症,冠心病心绞痛,缺血性心脑血管疾病,高脂血症见上述证候者。

8. 脑肽胶囊

功能主治：滋阴补肾,养心健脑,适用于心气不足,肾阴亏损的老年性痴呆,脑外伤后遗症,症见少气懒言,疲乏无力、失眠健忘、头晕耳鸣等。

9. 参茸固本片

功能主治：滋阴补肾,生精壮阳。用于肾虚腰痛,失眠健忘,性功能减退,阳痿遗精,老年痴呆等症。

10. 益智康脑丸

功能主治：补肾益脾,健脑生髓。适用于脾肾不足,精血亏虚所致倦怠食少,健忘头昏,腰膝酸软。

11. 复方手参益智胶囊

功能主治：益精健脑,滋补肝肾。症见健忘、头晕、心悸失眠、倦怠乏力等属肝肾不足,气血亏虚证。

12. 复方活脑舒胶囊

功能主治:健脑益智,补气养血。适用于气血亏虚证,老年性痴呆症见健忘,记忆减退,头晕心悸,倦怠乏力等。

13. 养血清脑颗粒

功能主治:血虚肝旺所致的心烦易怒,眩晕眼花,头痛,失眠多梦。活血通络,养血平肝。

14. 川蛭通络胶囊

功能主治:活血化瘀,益气通络。用于卒中病中经络(脑梗死)恢复期血瘀气虚证。症见半身不遂,口舌歪斜,语言蹇涩或不语,偏身麻木,气短乏力,口角流涎,手足肿胀,舌暗或有瘀斑,苔薄白。

第三节 中成药防治认知障碍疾病的实证研究

——以复方苁蓉益智胶囊为例

以 AD 为代表的认知障碍相关疾病病因和病理机制尚未完全揭示、没有根治的药物和治疗方案,这是全世界医药工作者共同面对的难题。青蒿素的发现及诺贝尔生理学或医学奖获得者屠呦呦的事迹不断激励中国医药工作者,期望从中医药宝库里探索、发现并研发出有效防治认知障碍相关疾病的中药制剂。中医药不仅是中国的,也是世界的,也要遵循现代科学原理,才能真正走向世界。为此,开展中医药防治认知障碍疾病的科学研究十分必要,也非常关键。

在防治轻度认知障碍的中成药品种里,复方苁蓉益智胶囊的临床和基础研究最多,药理机制的揭示系统而全面。以下从 2 个不同研究方向说明中成药防治认知障碍疾病实验研究的设计思路和研究方法,供实际工作中借鉴使用。

一、复方苁蓉益智胶囊改善遗忘型 MCI 患者情景记忆的研究

本研究向相关机构申请伦理批文。通常二级以上综合医院、专科医院、医学

高等院校都设有伦理委员会。申请人填写伦理申报书并参加伦理学答辩,通过伦理审批后将获得一个伦理批号(图 7-3)。

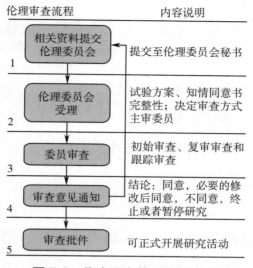

图 7-3 临床研究伦理审批流程

1. 制订被试纳入标准

(1)年龄 50~80 岁;

(2)接受过至少 6 年教育;

(3)中国版 MMS 得分 24 分及以上;

(4)未服用任何胆碱酯酶抑制剂及其他认知障碍改善类药物;

(5)aMCI 符合 Petersen 标准,包括主诉记忆困扰、认知障碍的客观证据,和 / 或客观检查证实认知能力下降。

本研究中患者在听觉语言学习测试(auditory verbal learning test,AVLT)中表现出的记忆障碍或下降的标准差低于预期年龄校正平均得分 1.5 个标准差,日常生活活动正常,且没有痴呆。

2. 制订被试排除标准

(1)短暂性脑缺血发作;

(2)脑出血或蛛网膜下腔出血;

(3)影像学检查证实脑瘤;

（4）伴有任何心脏疾病的房颤引起的脑栓塞；

（5）严重的骨关节、肝、肾、造血系统或内分泌系统疾病；

（6）精神障碍或痴呆；

（7）心脏起搏器手术、冠状动脉介入手术或冠状动脉搭桥手术后无法进行MRI检查；

（8）因植入磁性材料而无法用MRI检查。

3. 制订被试退出／中止标准

（1）拒绝配合数据采集或未按要求服用实验药品；

（2）客观原因导致数据缺失或数据质量差；

（3）被试失联。

4. 实验分组及给药方法 该研究共纳入被试者44名aMCI患者，随机分为治疗组（22人）和安慰剂组（22人）。在3个月的疗程中，治疗组服用复方苁蓉益智胶囊4粒，每次300mg，每天3次，而安慰剂组服用等量的安慰剂胶囊（安慰剂胶囊的外观、气味和味道被模拟与治疗胶囊相同）。

在研究完成之前，患者及实验操作人员均未获知治疗组和安慰剂组的治疗分配情况。在3个月期间，每次随访均记录用药情况、生命体征和不良事件，前2周每天随访1次，其余时间每周随访1次。在基线和最后一次就诊时记录实验室检查和体检结果。所有患者在基线和3个月后在情景记忆编码任务中接受1次fMRI扫描。

所有aMCI患者均都接受一系列神经心理学测试，共包括一般精神状态和其他5类认知功能，分别是记忆功能、处理速度、执行功能、视觉空间处理和语言能力。为了确保认知测试的质量，研究人员在研究开始前接受了专业培训。采用MMSE评估一般精神状态。用AVLT（N1-N5）测试情景记忆；使用符号数字模态测试（symbol digit modalities test，SDMT）评估处理速度；使用Stroop颜色-单词测试（Stroop color-word test，SCWT）评估执行功能；采用时钟绘制测试（CDT）评定视觉空间能力；采用语言流畅性测试（category verbal fluency test，CVFT）评估语言能力。有3例患者（药物组1例，安慰剂组2例）因fMRI扫描时头部运动剧烈,数据质量超出可接受范围而在后续分析中排除。

5. 结果与结论 在人口统计学特征方面,药物组与安慰剂组在年龄、*ApoE* 基因型、教育年限等方面均无显著差异($P>0.05$)。

神经心理测试显示 AVLT(N1-N5)($P<0.001$)、AVLT(N5)($P=0.028$)、Stroop (C-B)时间($P=0.047$)、CVFT($P=0.010$)受年龄影响显著。MMSE($P=0.042$)、AVLT(N5)($P=0.003$)和 Stroop(C-B)时间($P=0.002$)显示,在控制年龄、性别和教育状况为协变量后,组效应与时间效应之间存在显著的交互作用。在其他测试如 DST、SDMT 和 CDT 中没有观察到显著的影响。

简单效应分析显示,治疗 3 个月后,药物组的 Stroop(C-B)时间平均得分 ($P=0.002$)和 AVLT(N5)平均得分($P=0.002$)均较基线有所改善,而安慰剂组未出现上述变化(图 7-4)。组间比较发现,除 3 个月后两组间 MMSE 比较有一定差异($P=0.035$)外,其他各组间比较无显著差异(基线:$P_{MMSE}=0.999$,$P_{AVLT(N5)}=0.290$,$P_{Stroop(C-B)}=0.935$;3 个月后:$P_{(N5)}=0.715$,$P_{Stroop(C-B)}=0.692$)。对于情景记忆编码任务,以药物条件为被试间因素,时间条件为被试内因素,对准确性和反应时间两项表现指标进行方差分析。经统计学分析,与安慰剂组相比,治疗组干预前后 AVLT(N5)测验($P=0.003$)和 Stroop(C-B)测验($P=0.002$)成绩显著提升。在情景记忆任务下正性激活显著脑区中,仅在右侧壳核的区域激活中,组与时间之间存在显著的交互作用(peak 点坐标:x=30,y=-9,z=-3,F(1,39)=6.02,$P=0.02$,图 7-5A)。该区域未发现时间和治疗的主要效果。在情景记忆任务下负性激活显著脑区中,只发现右颞中回局部激活组与时间的交互作用显著(peak 点坐标:x=60,y=0,z=-27,F(1,39)=11.98,$P<0.01$)。此处分组主效应显著,F(1,39)=6.17,$P=0.02$,但未发现时间的主效应,F(1,39),$P>0.05$。

fMRI 结果显示,治疗组右侧颞中回负性激活减少,右侧壳核正性激活增强(图 7-4)。同时,右侧颞中回激活值的变化与 AVLT(N5)测量值的提高显著相关,右侧壳核失活值的变化与 Stroop(C-B)测验测量值的改变显著相关(图 7-5)。

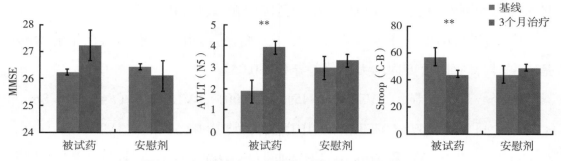

图 7-4　评价治疗 3 个月前后治疗组与安慰剂组
在 MMSE、AVLT（N5）、Stroop（C-B）测验的成绩变化检验
显示苁蓉益智胶囊显著提升了治疗组的情景记忆与执行功能

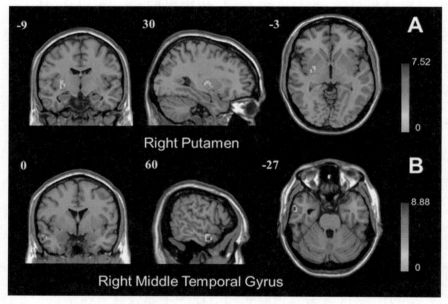

图 7-5　在情景记忆编码任务中，在右侧壳核（right putamen，如图中 A 部
分所示）以及右侧颞中回（right middle temporal gyrus，如图中 B 部分所示）
的功能激活信号上表现出了显著的时间和分组之间的交互作用

　　本研究显示苁蓉益智胶囊治疗 3 个月改善了 aMCI 患者的情景记忆功能。
fMRI 结果显示，在情景记忆编码过程中，右侧壳核的激活改变改善，右侧颞中回
的失活改变减少（图 7-6、图 7-7）。基于 fMRI 的生物标志物可用于改善认知能力
药物的临床试验。此外，这些标志物可以作为 aMCI 患者个体有益临床反应的预
测因子。该结果支持苁蓉益智胶囊可能为 aMCI 患者的治疗干预提供新途径。

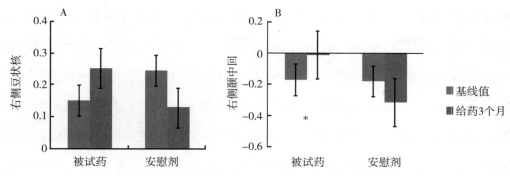

图 7-6 右侧壳核和右侧颞中回激活值的交互效应分析

在右侧颞中回区,只有治疗组表现出明显减弱、几乎消失的负性激活($P<0.05$),其他情况基线组与 3 个月后比较差异无统计学意义。治疗组激活脑区(右侧壳核)呈增加趋势,但不明显,*$P<0.05$

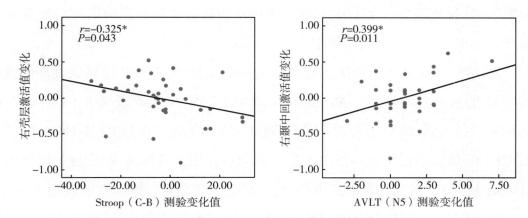

图 7-7 激活值变化与神经心理测验值变化的相关性分析

右侧壳核激活值与 Stroop(C-B)时间测试的激活值呈负相关,右侧颞中回激活值
与 AVLT(N5)测试的激活值呈强正相关。*$P<0.05$

二、复方苁蓉益智胶囊对于遗忘型 MCI 患者工作记忆改善以及脑激活的长期效用研究

本研究纳入 60 名 aMCI 患者,随机分为药物组(30 名)和安慰剂组(30 名)进行为期 2 年的试验。本部分研究的纳入标准与排除标准同上。

1. 实验方法 所有患者在基线和每次随访时均接受神经心理学和工作记忆任务态下的功能磁共振成像评估。通过一系列神经心理测试(同上)并记录实验室测试和身体检查。在 fMRI 评估方面,60 例患者中有 10 例基线时因不适合

fMRI 扫描而被排除(治疗组 4 例,安慰剂组 6 例),6 例患者在第一次随访时因扫描仪不适而决定不再继续随访(治疗组 4 例,安慰剂组 2 例),其余患者均在第二次随访时进行 fMRI 扫描。工作记忆任务采用 N-back 范式。每种情况下有 3 个 block。在每个 block 内,随机向患者展示 10 个个位阿拉伯数字。每个 block 包含 20 个试验。每个数字呈现时间为 1 000 毫秒,然后刺激间隔为 1 000 毫秒。每个 block 以一个 2 000 毫秒的提示表示开始,表示当前的任务条件。在 "0-back" 的情况下,患者被要求判断屏幕上当前的项目是否为数字 "1"。在 1-back 和 2-back 情况下,患者被要求判断当前物品是否在序列中分别出现了与前一个数字相同或者与前一个间隔数字相同情况。每个序列包含 3 个目标,当检测到目标数字时,患者被要求用右手示指尽快按下按钮。反应和反应时间由磁共振兼容反应按钮记录。数字刺激使用 E-Prime 1.0 程序呈现。

2. 结果 在神经心理学测验数据指标中,治疗组以下几项测试表现出成绩的明显改善,包括 MMSE、AVLT(N5) 和 AVLT(N1N5),以及 ROCFT 的延迟回忆测验。干预方法与治疗时间在 MMSE、AVLT(N5) 和 AVLT(N1N5)、DST 和 ROCFT 的延迟回忆评分中发现了显著的交互作用。具体来说,安慰剂组患者在 MMSE、ROCFT 的延迟回忆方面表现出显著的下降率,而药物组表现出 AVLT(N5) 和 AVLT(N1N5) 分数的增加,总体而言,与安慰剂组相比,药物组在记忆测量方面表现出治疗后的显著改善或维持稳定水平(图 7-8)。

基于 N-back 的 fMRI 数据分析显示,两组表现出不同的模式。安慰剂组左侧上顶叶的激活幅度更高,且该区更强的激活与数字广度的大幅下降有关,相反,药物组在该脑区的激活小幅度下降(图 7-9)。

尽管存在潜在的局限性,但目前研究结果首次表明,对 aMCI 患者进行苁蓉益智胶囊长期治疗可通过调节关键大脑区域的激活来改善认知能力。这些发现为 aMCI 患者的未来治疗提供了新证据,将有助于 aMCI 中医药诊疗方法的拓展。后续有必要开展更大样本量的临床研究,以探讨苁蓉益智胶囊治疗 aMCI 患者的确切疗效和潜在神经机制。

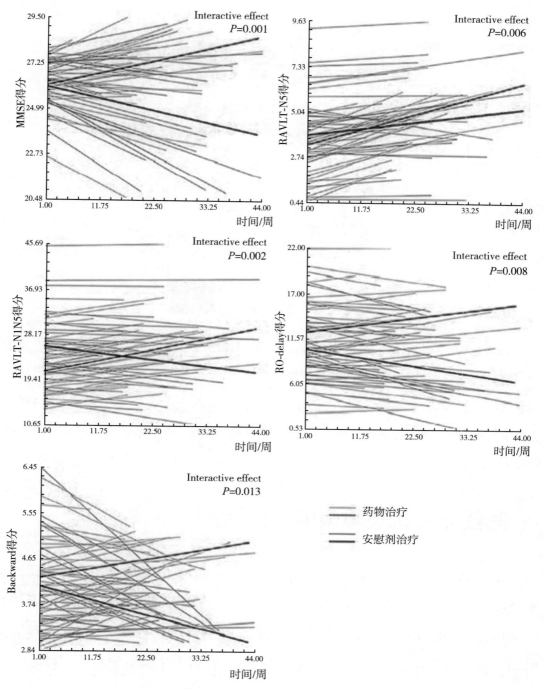

图 7-8　神经心理测验分数随治疗时间的变化

浅色的线表示随着时间的推移患者的得分。红线表示治疗组的估计平均得分，
蓝线表示安慰剂干预组的估计平均得分

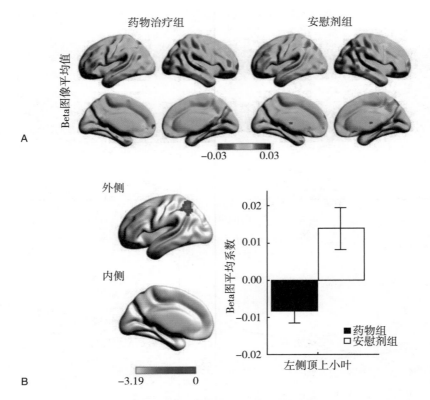

药物治疗组　　　　　　　安慰剂组

Beta图像平均值

−0.03　　0.03

外侧

内侧

−3.19　　　0

图 7-9　工作记忆任务 fMRI 数据的纵向分析
A. 治疗前后工作记忆任务脑部激活变化率；
B. 两组在左侧上顶叶区域激活差异比较

第四节　认知障碍的针灸治疗

　　除了中草药治疗，针灸在认知功能障碍的治疗中也发挥着一定作用。近年来，针灸疗法广泛应用于脑卒中后认知障碍、血管性痴呆等疾病的治疗，有较好的临床疗效，也引起各级医疗机构的重视。作为非药物疗法之一，针灸疗法简单、易学，非常适合在社区医疗机构（一级医院、社区卫生服务中心等）开展。

一、调神通络针刺法

　　调神通络针刺法是头针与体针相结合的一种针法，由天津中医药大学第二附属医院的郭恩吉教授主导创立。郭恩吉教授认为，卒中及其后遗症的病机均为脑络瘀阻、神机失用,可以通过头针调神结合体针通络加以改善和治疗。

头针的配穴是在 2 个头部腧穴(百会和承灵)的基础上,引出 4 条治疗线,相当于针刺的 4 个方向(图 7-10)。

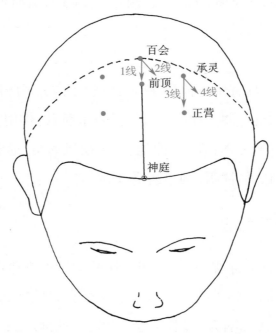

图 7-10 头针治疗的 4 条治疗线示意图

第一条为顶中线(百会向前至前顶),平肝潜阳。百会(GV20),取穴经验:两耳尖连线与头中线相交处。前顶(GV21),百会前 1.5 寸(1 寸 =3.33cm)。

第二条为顶斜 1 线(百会前斜下 45°,长 1.5 寸),疏通下肢经脉。

第三条为顶旁线(距顶中线 2.25 寸,承灵穴与正营穴连线)。承灵(GB18),位置在正对瞳孔直上,距前发际线上 4 寸,头正中线旁开 2.25 寸。正营(GB17),位置在正对瞳孔直上,距前发际线上 2.5 寸,头正中线旁开 2.25 寸。

第四条为顶斜 2 线(承灵前外斜下 45°,长 1.5 寸)。

顶中线和顶斜 1 线均属督脉,督脉络肾,属脑,肾生髓,故针刺该区可以补脑生髓。顶旁线、顶斜 2 线归属足少阳胆经,疏通上肢经脉,主治对侧上肢病症,足少阳胆经络肝,属胆,五行属木,可以调畅周身气机,柔筋缓急,疏利关节。针刺这两条经络可起到平肝熄风、疏通经络气血的作用。

体针主要选用手足少阳和手足阳明经的穴位。少阳为枢,凡枢机不利,皆可选用少阳经的穴位。枢机不利既包括肢体关节不利,经脉津液失约,同时包括神志的异常。阳明为气血津液化生之源,有濡润宗筋,通利关节的作用。常用穴位包括:风池(双侧),外关(患侧)、曲池(患侧)、臂臑(患侧)、涌泉(患侧)、足三里(患侧)、四强(患侧)。

配穴规律:

前两条治疗线,均具有调理神明,疏通经络(下肢),平肝潜阳,益气升阳的作用;后两条治疗线,均具有调理神明,疏通经络(上肢)的作用。

风池开闭醒神以治其本;臂臑、曲池、外关祛风通络,通利关节,疏通患部经络气血;足三里通血脉、复神明;涌泉通络、回阳。

二、醒脑开窍针刺法

醒脑开窍针刺法(简称醒法)由天津中医药大学石学敏院士创立,用以治疗脑神不用为病因、病机的各类疾病。醒法选穴配方以阴经为主,辅以阳经,这是基于对脑神的营养来源和脑为"诸阳之会"理论的深刻认识。选穴宗旨遵循"凡刺之真,先治神""凡刺之法,必先本于神"的理论,按照主穴加辅穴的方法实施:

主穴一:人中、内关(双侧)、三阴交(患侧)。

主穴二:印堂、上星透百会、内关(双侧)、三阴交(患侧)。头部穴位如图 7-11 所示。

辅穴:极泉(患侧)、尺泽(患侧)、委中(患侧)。

主穴一中的内关、人中即为醒脑调神的要穴,在主治功能上强调"开窍启闭调神",以改善元神之府大脑的生理功能。

内关穴为心包经之络,又通阴维,可宁心安神,传统认为心主神明实际上是指心脏功能对元神具有重要影响,与脑之关系密切,针刺内关穴可在调整心脏功能的同时,增加脑血氧供求需要,体现了心包经代心行令,主一身之血脉,达宁心调神。

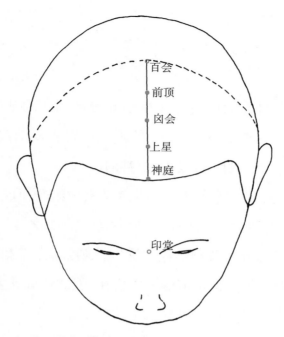

图 7-11　印堂、上星、百会穴位位置图

　　人中穴为全身中痛觉最敏感的穴位,针刺疼痛难忍,有些患者耐受性较差,故选印堂、上星透百会代之,为第二主方,名曰"小醒脑"。印堂为经外奇穴,具有醒神清窍之功。上星与百会同属督脉,督脉上巅与肝经相会,且督脉与任脉相接与冲脉同出一源,针上星透百会可调阴阳,平肝熄风,填精补髓,益气养血,醒神开窍。此外,主穴中的三阴交为肝脾肾三经交会穴,针补三阴交会之所,可调节肝脾肾三脏功能,三脏功能得调,脑髓生化有源,因此针三阴交可补三阴,益脑髓,调气血,安神志。

　　辅穴极泉、尺泽、委中用以疏通经络。

　　醒脑开窍穴位选取以醒脑醒神为主,兼以滋补肝肾,辅以疏通经络,调元神,使之明达;顺阴阳,使之平衡;理气血,使之冲和;通经脉、穴道,使之遏制,虚实有别,兼而顾之。其中主穴最为重要,且以阴经穴为主,起到醒脑开窍,通调元神的主要功效,也是醒脑开窍针刺法不同于传统针刺法的核心之一。

　　如今,石学敏院士团队已经总结并发布了系列中医治未病技术操作规范,其中对于醒脑开窍针刺法以及下文介绍的调神益智针刺法的操作要领做了详细规定,可以在临床实践中参考使用。

三、调神益智针刺法

调神益智针刺法是石学敏院士在醒脑开窍针刺法的基础上进一步发展而来,明确提出"醒脑、补脑、调神、促智"并重。选穴主要围绕头部的腧穴,简称"额三针""顶三针""颞三针"以及内关、神门。

"额三针"由神庭、上旁神庭两穴点共3个穴位组合而成。神庭位于前发际正中直上0.5寸。上旁神庭位于神庭上1寸,及其旁开各1寸处,即左右额肌交界处,这里有额动、静脉分支及额神经分支。针刺方法:直刺至骨膜,不催针,不捻转,留30分钟。大脑额叶又是情感智力所在,因此针刺此处穴位,有改善患者情感智力障碍症状的作用,如图7-12。

"顶三针"通常指百会穴和四神聪。百会居于巅顶,为督脉要穴,与脑脉气相连,其为百脉之宗,具有益气升阳、填髓充脑、开窍醒脑、益智宁神等作用,如图7-13。

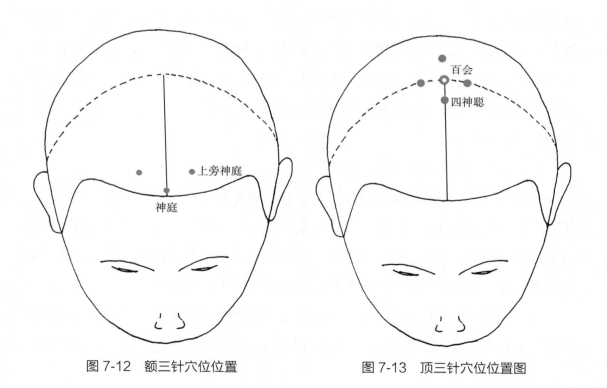

图7-12 额三针穴位位置　　　　　图7-13 顶三针穴位位置图

"颞三针"在患者病灶对侧颞部取穴(例如,左侧半球患病,在右侧颞部取穴治疗)。在耳尖直上 2 寸处为第 1 针(率谷穴),然后以第 1 针为中点,同一水平前后各旁开 1 寸作为第 2 针和第 3 针,如图 7-14。针刺方法:针呈 30° 角朝下刺入,针刺深度 1~1.2 寸,局部有麻胀感或放射至整个头部为度,用同样方法针第 2 针、第 3 针(一般不灸)。

神门是手少阴心经的原穴。心主神明,心伤则脑神无所主,且心主血脉,对脑有荣养作用。内关归属手厥阴心包经,为本经络穴,与神门相配具有宁心调神定智的作用。心包为心之外卫,既可代君受邪,又可替君行令。

受调神益智针刺法的影响,针灸学界又推出"智三针",即针刺神庭、本神(双侧),如图 7-15。其中,神庭为督脉要穴,督脉经气自下而上汇聚此处,可通督调神。本神为足少阳胆经经穴,是胆经经气所发之处,有安神定志之效。三穴合用,共奏醒脑开窍、调神益智之效。

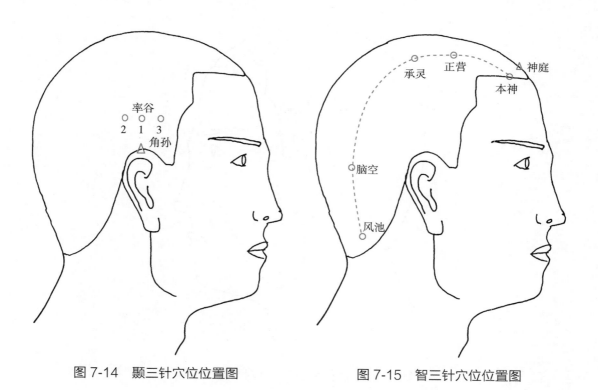

图 7-14　颞三针穴位位置图　　　　　图 7-15　智三针穴位位置图

四、其他针刺方法概述

在临床实践中,用于治疗认知障碍的创新针灸疗法不断涌现,其治则和治法仍是基于调神、通络、醒脑、开窍、宁心、定志等原则。

1. 辨经刺井法配合颞三针　井穴是腧穴的特定穴,位于十二经脉之气"始生始发"部位,针刺井穴可以激发经气、调节脏腑经络功能、开源醒脑。《灵枢·九针十二原》记载:"经脉十二,络脉十五,凡二十七气以上下,所出为井。"意思是井穴为诸脉气所出之处。

上文已经提到"颞三针",针灸学者们在此基础上做了一定改良。其中,第1针透过率谷穴及角孙穴,前者为足太阳、少阳之会,后者为手足少阳之会;第2针通过悬厘穴和曲鬓穴,前者为手足少阳、阳明之会,后者为足太阳、少阳之会;第3针位于天冲穴附近,该穴为足太阳、少阳之交会穴,如图7-16。

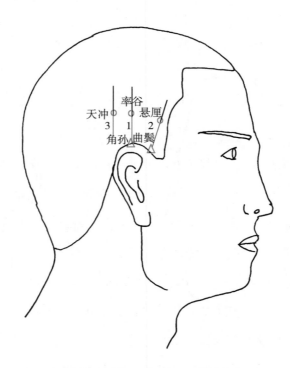

图 7-16　改良"颞三针"针刺位置示意图

2. 通督调神法　督者,有纳督、统领之意,督脉即统率诸经之脉,为"阳脉之海",具有调节全身阳经经气的作用。在循行分布上,督脉起于小腹内,下行于会阴部,向后从尾骨端上行脊柱内部,上达顶后风府,入脑,上行至颠顶,是唯一一条直接入脑的经络,对神经系统疾病起重要治疗作用。督脉通过一条主干、三条分支与诸阳经、阴经直接或间接相交会和相联系。

前文反复提及的百会、前顶、神庭、印堂都是督脉上的重要穴位,针刺督脉经穴,可调理督脉经气,不仅使阴阳诸经经气通畅,还可补益肾气肾精,使元气充盛,以统血行血,利于瘀血消散;肾精充,则生髓,上注于脑,脑海充实,则元神得养,使其功能易于恢复。

3. 经颅重复针刺法 为了加强针刺的临床疗效,黑龙江中医药大学针灸学国医大师孙申田教授创立"宁失其穴,不失其法"的施治原则,强调治疗认知障碍疾病的针刺手法主要体现在重复和刺激量两个方面。重复是指与上一次行针间隔30分钟后再次行针,为了让疗效发挥得更持久。刺激量是指行针时进行小幅度的高速捻转,过程中可以加用少量提插,并且做到持续捻转3~5分钟才能达到刺激量的要求,可以依据患者的耐受程度灵活调整。

该刺法在焦氏头针分区的基础上新提出了脑干区,并根据额极在前额的投射区位置将情感区位置下移,结合Brodmann大脑分区法将大脑皮质脑功能区分为15个区:感觉区、运动区、锥体外系区、自主神经区、额区(情感区)、消化系统区、泌尿生殖区、运动失语区、感觉失语区、命名失语区、位听神经区(晕听区)、旁中央小叶区(足运感区)、视区、小脑区(平衡区)、脑干区。

4. 原络通经针刺法 原络即原穴和络穴,多位于四肢的肘膝关节以下,其灵敏度高且运动灵活,故其在大脑皮质区的投影面积相对较大,针刺之后,通过刺激穴位附近的末梢神经,激发所属经脉及脏腑,改善局部血液循环,促进减退的神经细胞的能量代谢,进而改善患者的认知功能障碍。该疗法由黑龙江省著名中医专家孙远征教授创立,通过对阴经原穴的刺激,达到益气、生髓的目的。

人体有12个原穴,简称"十二原",为12经脉维持正常生理功能之根本。6条阴经的原穴分别是:肝经之原穴太冲、心经之原穴神门、脾经之原穴太白、肾经之原穴太溪、心包经原穴大陵、肺经的原穴太渊。

络脉在经脉别出的部位各有 1 个络穴,加上任脉、督脉和脾之大络(大包穴),共有 15 络穴。原络通经针刺法常选胃经之络穴丰隆、膀胱经之络穴飞扬。

原络通经针刺法常在原穴和络穴的基础上,配合针刺百会、关元、本神、风池,增强行气、醒脑、益气的效果。

5. 调心通督针刺法 全国名老中医湖南中医药大学严洁教授在临床上通过针刺百会、神庭、水沟、内关、大陵、劳宫等穴治疗认知障碍相关疾病,取得了很好的疗效,称作调心通督针刺法。其中,百会为"三阳五会",各经脉之气汇聚之处,配以神庭、水沟可调气血、理髓海、通督益脑。内关为心包经之络穴,大陵为心包经之原穴,二穴主治邪陷心包、心神逆乱,辅以劳宫、神门可驱邪定志、宁心安神。

6. 调气扶阳腹针 腹针的创始人为薄智云教授,故这套针法又称为薄氏腹针。腹针的理论基础是生命全息论,核心是"神阙调控系统"。神阙系统是形成于胚胎期的人体调控系统,是人体最早的调控系统和经络系统的母系统,具有向全身输布气血的功能和对机体宏观调控的作用。

薄智云教授治疗认知障碍疾病选穴主要侧重调气和扶阳,通常通过针刺剑突下至脐上 2.5 寸为调气扶阳上焦区,脐上 2.5 寸至脐下 2.5 寸为调气扶阳中焦区,脐下 2.5 寸到耻骨联合处为调气扶阳下焦区(共 12 针)来实现,如图 7-17。

针灸治疗认知障碍疾病理论和实操相对成熟,如今已经形成相对固定的选穴原则,总体概括主要有百会、神庭、印堂、四神聪、风池、内关、人中、太溪、大钟、悬钟、足三里、肾俞、肝俞、膈俞、三阴交、丰隆、太溪、中脘、关元、血海、委中等穴位。

也有医生用艾灸的手法,灸上述穴位,如百会、神庭、神门、内关、丰隆、太冲穴,每周 6 次,能有效改善 MCI 患者的认知功能及睡眠质量。

综上,中药汤剂、中成药、针灸、针药结合以及康复运动等特色多样的方法灵活运用,在改善症状、控制病情及提高患者生活质量等方面,具有明显的特色及优势。临证应重视中西医结合的方式,联合用药,方能更进一步展现中医药的优势。相信通过深入研究,中医药治疗认知障碍的机制会愈发清晰,也能更好地指导临床。

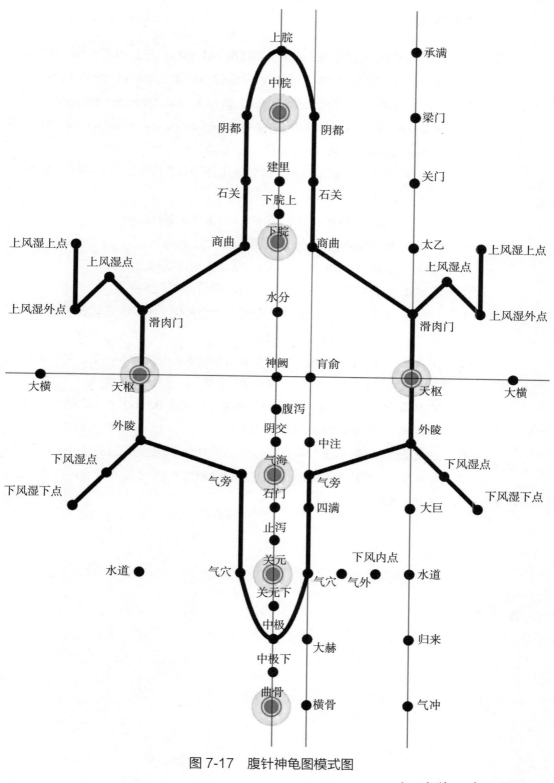

图 7-17　腹针神龟图模式图

（卫东锋　李　健）

参考文献

1. 《中成药治疗血管性痴呆临床应用指南》标准化项目组. 中成药治疗血管性痴呆临床应用指南 (2020 年). 中国中西医结合杂志, 2021, 41 (3): 273-279

2. Sobrino-Relaño S, Balboa-Bandeira Y, Peña J, et al. Neuropsychological deficits in patients with persistent COVID-19 symptoms: a systematic review and meta-analysis. Scientific Reports, 2023, 13 (1): 10309

3. 贾建平. 新型冠状病毒肺炎后认知障碍诊治和管理共识. 中国科学, 2022, 52 (12): 1905-1914

4. 王永炎, 张伯礼. 中医脑病学. 北京: 人民卫生出版社, 2007

5. 赖新生. 针灸脑病学. 北京: 人民卫生出版社, 2006

6. 刘刚, 袁立霞. 脑病良方验方. 北京: 化学工业出版社, 2016

7. 程莘农. 中国针灸学. 5 版, 北京: 人民卫生出版社, 2019

8. 王永炎, 王子旭, 王蕾, 等. 老年脑健康中华科技文明传统元素概述. 北京中医药大学学报, 2021, 44 (7): 581-585

9. 王永炎, 王燕平, 张华敏, 等. 积极老龄化应成为中医学术研究的重要领域. 北京中医药大学学报, 2019, 42 (11): 885-890

10. 陈姚静, 徐凯, 杨财水, 等. 优雅地老去——北京 BABRI 老年脑健康计划. 中国科学: 生命科学, 2018, 48 (7): 721-734

11. 王永炎, 张占军. 认识障碍的防与治. 现代中医临床, 2019, 26 (2): 1-5

12. 靳若旭, 袁秀丽. 针灸治疗老年性痴呆的研究现状. 云南中医中药杂志, 2018, 39 (9): 89-91

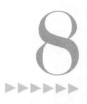

第八章　社区认知障碍的非药物疗法

　　非药物疗法是指在治疗疾病和维护健康的过程中不使用药物的治疗方法。实施非药物疗法的目标不局限于医疗治病的范畴,而是着眼于建立科学健康的生活方式,一方面减少损伤,另一方面节省费用。在基层社区,预防或减缓认知障碍发生的最有效策略就是大力推广非药物疗法,让每一位老年人学会做认知训练、健脑操、健脑营养餐,带动更多老年人实现积极老龄化。

第一节　饮食疗法

饮食干预是指对患者饮食上存在的问题进行相应改进,以促进治疗效果、改善患者预后的办法。目前,饮食干预作为非药物干预中安全、经济、易于管理和接受的治疗方法备受关注。饮食与认知能力下降和痴呆的风险有关。Ngandu 等人已证实通过为期 2 年的随访,饮食干预可以有效防止存在多种血管和生活方式风险因素的 65 岁以上老年人群的认知功能下降。Lehtisalo 等人也发现,目标明确的饮食干预可以提高饮食依从性,防止认知衰退,特别是与良好的执行功能变化有关,而执行功能是在临床前痴呆症中观察到的最早的迹象之一,因此,良好的饮食干预可以帮助减少阿尔茨海默病的发病率。

一、营养干预

1. 抗氧化剂　机体在正常代谢过程中会产生大量的活性氧,若其产生和清除失去平衡而在体内大量堆积时,就会产生氧化应激损伤。脑组织耗氧量大、抗氧化剂浓度较低等特殊性质,使大脑更易于遭受氧化应激损伤,而抗氧化剂能够减缓这一过程。在流行病学研究中,较低的血清微量营养素(维生素 B_1、B_2、B_6、B_{12}、C 和叶酸)水平与认知障碍显著相关。Goodwin 等人发现在控制教育水平后,记忆测试分数与血浆抗坏血酸(维生素 C)水平之间存在相关性。与此同时,Perrig 等人也发现,血浆中抗坏血酸和 β- 胡萝卜素水平较高与老年人记忆力增强有关。此外,维生素 E 的血清水平下降与老年人的记忆力差有关,维生素 E 与番茄红素的复合制剂可改善认知功能,其作用机制与降低同型半胱氨酸、减轻炎症反应有关。

2. 咖啡因　咖啡因广泛存在于日常生活消费品中,如各种茶叶、咖啡、巧克力及可乐等。已知血管疾病患者认知能力下降的风险较高,而越来越多的研究表明,咖啡因能够降低静息时血管的紧张度,并可能存在其他血管保护作用。咖啡因还可以提高认知能力。Jarvis 等人发现喝咖啡越多的英国老年人,其认知能力就越好。老年人似乎比年轻人更容易受到咖啡因改善表现的影响。

3. ω-3 多不饱和脂肪酸 ω-3 和 ω-6 多不饱和脂肪酸属于必需脂肪酸,人体自身不能合成,必须从食物中摄取。ω-3 和 ω-6 脂肪酸存在于绿色蔬菜、种子和坚果中,尽管来源不同,但亚麻酸存在于大多数植物、椰子和棕榈中。Lee 等人研究证明,富含 n-3PU-FAs 的浓缩鱼油可以改善 MCI 受试者的记忆功能。Yacong 也证实,n-3PU-FAs 对 MCI 老年人认知功能的保护作用。

二、多营养饮食模式

与单一营养干预相比,多营养饮食模式的使用似乎对防止认知障碍具有更大的影响。目前较为流行的多营养饮食模式主要有地中海饮食、终止高血压膳食疗法(dietary approach to stop hypertension,DASH)饮食和生酮饮食等。这些特定的饮食模式在预防认知障碍和老年痴呆症方面发挥重要作用。

1. 地中海饮食 地中海饮食作为一种神经保护饮食已经引起了人们的广泛关注,它可以延缓或预防 AD 的发病。地中海饮食源于西班牙、意大利和其他地中海沿岸国家,由清淡且富含营养的食物组成,其饮食的特点主要是食物多样,营养丰富,富含 ω-3 脂肪酸、氧化剂等成分,主要以高摄入蔬菜、水果、谷类、豆类、坚果;摄入不饱和脂肪酸(主要是以橄榄油为主);适当进食鱼肉;进食低到中等量的乳制品;少量摄入红肉制品;用餐时辅以适量葡萄酒。

一项为期 5 年的随机临床试验研究中,对有心血管疾病风险的老年人进行饮食干预,采用地中海饮食与对照饮食进行初级心血管预防。结果显示,使用地中海饮食的人认知能力得到改善,而使用控制饮食的人认知能力下降。其中,研究主要探究了在地中海饮食中添加抗氧化剂的食物如坚果或橄榄油的影响,所以这一发现将地中海饮食对认知的正面影响主要归因于高摄入量抗氧化剂的益处。

2. DASH 饮食 另一种预防认知能力恶化的饮食模式是 DASH 饮食。20 年前,DASH 饮食被制定出来,其目的是测试其对高血压前期和高血压成人降低血压的效果。从那时起,大量实验一致证实,使用 DASH 饮食改善了大范围老年人心血管危险因素的血管功能。与地中海饮食相比，DASH饮食是摄入较多的水果、蔬菜、低脂奶制品、谷物、家禽、鱼类、坚果，摄入较少红肉、糖果和含糖饮料。DASH饮食还含有大量的钾、钙、镁、膳食纤维。DASH饮食模式也可能影响认知功能，因为高血压与认知障碍和血管性痴呆的高风险相关。

3. 生酮饮食　生酮饮食是一种高脂肪、低碳水化合物辅以适当蛋白质及其他营养素的医学饮食方案。生酮饮食模拟人体空腹状态，刺激饥饿代谢模式，迫使机体利用脂肪作为首要能量来源。在动物实验中，钟婷发现生酮饮食能有效预防小鼠的高原低氧导致的脑组织损伤和认知功能障碍。

三、饮食疗法的潜在机制

一方面，健康的饮食模式，包括富含抗氧化剂的水果和蔬菜，鱼类和其他来源的多不饱和脂肪酸，以及B族维生素，这些都已被证明对认知表现有积极影响，并延缓老年认知障碍的发展。另一方面，健康饮食的组成部分可以通过影响突触可塑性和/或突触膜流动性，或通过影响葡萄糖利用、线粒体功能和减少氧化应激来提高认知能力，包括增强神经元细胞信号、血管活性、抗氧化和抗炎信号通路。

这里将详细阐述地中海饮食背后的机制。地中海饮食可能通过多种生物机制对认知健康产生影响。地中海饮食的典型成分（即水果、蔬菜、葡萄酒和初榨橄榄油）都富含抗氧化剂。其中蔬菜、葡萄酒和初榨橄榄油含有丰富的抗氧化剂，如维生素C和E、类胡萝卜素和类黄酮。在坚持地中海饮食的人身上发现氧化应激的减少，可能解释了他们患痴呆症风险降低的原因。

此外，大脑是由神经细胞（又称神经元）、神经胶质细胞构成的。遵循生物界的一般规律，大脑约70%是水，其余则是蛋白质、脂肪、维生素及微量元素等。假如让大脑脱水，那么剩下的干物质中，脂肪约占2/3。除去脂肪，主要是蛋白质成分。

神经细胞的正常生理活动需要完整的细胞膜、正常新陈代谢、合成神经递质、生成神经髓鞘、发起大量的神经冲动等，而这一切生理活动都以组成脑的化学物质为基础。如图 8-1 所示,神经细胞的功能依赖 B 族维生素,包括胆碱、维生素 B_6、维生素 B_{12}、维生素 B_1(硫胺素)、维生素 B_2(核黄素)、维生素 B_3(烟酸);维生素 C、维生素 D、维生素 E;微量元素(铁、锌、锰等);辅酶 Q10,叶酸;不饱和脂肪酸,如 EPA(二十碳五烯酸)和 DHA(二十二碳六烯酸)等。此外,还需要足够的能量和抗氧化剂。神经营养素(碱性蛋白质)如脑源性神经营养因子可保护神经元免受氧化应激,有证据表明地中海饮食可增加血浆脑源性神经营养因子浓度。神经递质合成、突触可塑性和细胞代谢受维生素 C 和 B 族复合维生素摄入的影响。炎性过程也被认为是阿尔茨海默病的发病机制。高浓度的 C 反应蛋白(一种非特异性炎症标志物)与认知能力下降、阿尔茨海默病和血管性痴呆的风险增加有关,而坚持地中海饮食与较低水平的 C 反应蛋白有关。

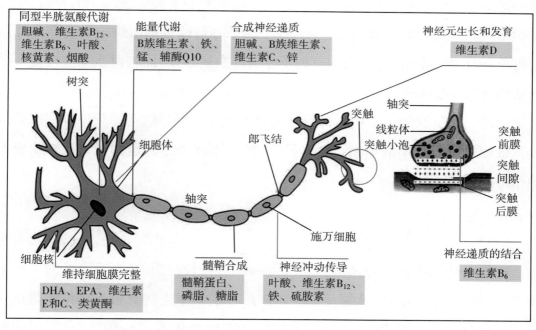

图 8-1　营养元素对神经元的作用示意图

饮食干预能够有效地减缓大脑衰老,干预大脑的认知功能。当然包括饮食在内的多领域干预对于改善或帮助维持老年的认知功能会有更好的效果。

第二节 运动疗法

运动训练和较高水平的心肺健康有关,定期的运动锻炼也有利于保持大脑的健康和认知能力。运动对改善认知功能的作用一直备受关注。2018年,美国神经学会首次将体育锻炼写入MCI防治实践指南,鼓励患者有规律地做有意义、自己感兴趣的体育活动。2020年,复旦大学附属华山医院郁金泰教授牵头制定了全球首个AD循证预防国际指南,并将65岁以上者坚持定期体育锻炼纳入指南(Ⅰ级推荐,B级证据)。本章将总结针对老年认知障碍的运动干预研究进展,为社区老年护理服务内容提供参考。

对于运动保护认知功能的机制研究显示,运动锻炼可以改善大脑的血液循环和氧供,从而使脑部组织得到更多营养物质以维护大脑功能。此外,还有研究显示运动或可增强神经信息传递、促进糖皮质激素和神经生长因子的释放、增强与学习记忆相关脑区的基因表达和神经发生,并与改善脑组织抗氧化能力等因素有关。有研究发现,运动锻炼有助于改善脑白质损伤,而脑白质完整性是一个非常敏感的年龄指标。

运动干预研究的主要控制变量有运动类型、运动强度、运动频率等。运动或体育锻炼可以分为不同类型,许多研究关注了不同类型的运动对于认知功能保护作用的差异。

一、有氧运动

有氧运动是指使用身体的大肌肉群持续进行长时间的、有节奏性的一种运动模式,如步行、跑步、游泳等活动。越来越多的证据支持有氧运动可能防止认知功能的下降。苗杰等人对136例患有MCI的老年人进行随机分组,干预组患者在常规治疗的基础上采用有氧运动(包括游泳、快走、骑车等)的方法每周3次,每次30分钟的干预;对照组给予MCI的常规治疗。结果显示,干预组患者的语言能力、行动能力、记忆功能及健康状况改善程度均优于对照组患者。此外,研究还表明,持续6个月、每周3次的中等强度有氧运动可以有效改善非痴呆型血管认知功能损害(VCIND)患者的执行功能和视空间记忆能力,并降低卒中患病风险。

二、抗阻运动

抗阻运动是指肌肉在克服外来阻力时进行的力量训练,如自由重力训练、机械阻力训练或类似的运动训练。高强度的抗阻运动多为无氧运动。Mavros 等人对老年 MCI 患者实施了为期 6 个月,每周 2~3 次高强度抗阻运动干预,被干预患者的认知功能、肌肉力量及有氧能力明显得到改善。有研究进一步指出,持续 6 个月的抗阻运动改善 MCI 患者的整体认知功能和执行功能,认知获益可持续至随访 18 个月后。

三、身心运动

身心运动指在进行身体活动的同时集中注意力、控制呼吸,以此来提高身体力量、平衡、柔韧性,促进身体健康,如太极拳、气功、八段锦、手指操等。既往研究一致显示太极拳对认知功能具有积极影响。如王乾贝等人将 5 个社区老年 MCI 患者分为干预组和对照组(各 54 名),干预组进行规律太极拳运动(40min/次,4 次 / 周),同时为两组患者讲解 MCI 知识,发放宣教手册,3 个月后干预组患者认知功能、视空间执行功能、延迟回忆均优于对照组。此外,Chan 等人将 50 名老年 MCI 患者随机分为干预组(25 名)和对照组(25 名),干预组进行 6 个月太极气功训练(60min/ 次,2 次 / 周),对照组维持日常活动,结果表明干预组患者睡眠、生活质量和心理健康水平明显优于对照组。Zheng 等人将 135 名老年 MCI 患者随机分为八段锦组、快步走组、日常活动组,其中,八段锦组完成 3 周 1 次,每次 60 分钟(15 分钟热身,40 分钟八段锦锻炼,5 分钟舒缓运动)的锻炼训练,同时接受认知健康教育(30min/ 次,1 次 /8 周);快步走组运动频率同八段锦组;日常活动组仅接受认知健康教育。分别于基线、第 9 周、第 17 周、第 35 周、第 37 周评价患者认知和执行功能,结果证实八段锦最有助于延缓老年 MCI 患者认知功能下降,提高其执行功能。此外,通过指导老年 MCI 患者手指操训练的临床和对照研究发现,手指操可以改善 MCI 患者认知水平,提高其日常生活能力。

四、多模式运动

越来越多的研究者进行多模式运动干预的尝试,如 Devenney 等人将 225 名 50 岁以上被诊断为 MCI 的患者随机分为 3 组(各 75 人)。第 1 组进行有氧运动干预(45min/ 次,3 次 / 周),包括骑车、跑步机上行走、椭圆运动、户外散步、水中慢跑等,每次运动包括 5~10 分钟热身,45 分钟正式锻炼,5~10 分钟舒缓运动。运动时控制最佳心率频次,使用体力自我感知量表管理运动强度;第 2 组进行非有氧运动干预(45min/ 次,3 次 / 周),包括拉伸、平衡、协调、放松、团体游戏和轻抵抗练习等;第 3 组为对照组,接受常规护理,仅参加健康讲座。分别于干预前、干预 6 个月、12 个月对 3 组患者进行评估,评价这种长期、结构化运动干预对 MCI 患者认知下降速度、心血管健康、生活质量、大脑结构、情感脆性等的影响。该干预方案的作者认为长期运动干预可以有效引起神经与基因表达变化,从而使得结果变量改善,目前该方案的干预结果尚未报告,值得持续关注。刘梦姣等人对 90 例老年 MCI 患者进行包括有氧运动、平衡训练、力量训练、协调能力训练及灵敏性训练等多模式运动干预,每次 30 分钟,每周 5 次,持续干预 3 个月。结果发现干预前后患者的中文版简易躯体功能量表(CM-PTT)、蒙特利尔认知评估量表(MoCA)得分在组内及组间差异均显著,结果证实多模式运动干预对改善老年 MCI 患者的躯体功能和认知功能具有一定积极作用。

五、"数字化"运动

随着"数字"时代的到来和穿戴设备的推广,远程干预方式逐渐兴起。由于远程干预具有资源整合、灵活调配、经济便利的优势,在未来有很大的发展空间。在远程运动干预兴起的趋势下,其干预的效果还需要进一步探索和优化。Realdon 等人将 60 名老年 MCI 患者随机分为干预组和对照组(各 30 名),并为干预组提供一系列设备,如传送仪(远程传送康复计划)、脉氧仪、血压计、体重秤、跟踪身体活动和睡眠的设备,供老年 MCI 患者进行自我监测和数据远程反馈。医护人员通过远程视频指导患者日常锻炼,锻炼前医护员进行解释说明和动作示范,如指导患者坐在椅子上进行肩旋转、下肢屈曲、颈肩部或手臂伸展等锻炼,配有背景音乐,每次锻炼 15 分钟(7 次 / 周)。运动过程通过视频剪辑方式报告给医护人员,并向医护反馈生命参数(1 次 / 周);对照组患者在家中自主进行有氧运动。6 周干预后,结果证明远程视频运动干预确保了老年 MCI 患者从医院到家庭护理的延续性,提高成本效益,对患者及照顾者生活质量产生积极影响。

既往的运动干预研究已经取得了一些成果,在未来,以运动为主要因素的干预方案也有长足发展空间,当然,当下还需要克服一些不足。从实验设计来看,对"双盲"的考量应更加严谨,训练员对研究内容的了解可能对研究结果产生影响;从取样来看,还比较缺乏大样本、随机样本的研究,许多研究中存在性别失衡的情况;从干预方案的设置来看,还存在方案单一、干预时长较短等局限。未来的研究可以充分考虑 MCI 患者的个体特点,制定长期、规律、个性化与结构化相结合的运动干预方案,采用观察、访谈等质性研究与量化研究相结合的方式,全面了解 MCI 患者的真实状态和干预方案的作用机制。

要做好干预研究,得到最符合实际、最能指导实践的研究结果也离不开社会各界的支持。有关部门可以加强 MCI 的护理与干预宣传,偏远地区还需建立配套设施,还可以有效利用区域联网、通信技术推广远程监护终端和系统对 MCI 患者进行长期追踪随访,切实提高老年 MCI 患者生活质量,减轻患者本人、家庭与社会的负担。

第三节 认知训练

认知训练指的是针对单一或多个认知领域和认知过程进行训练的非药物干预手段。研究表明我们的大脑具有很强的可塑性,当受环境等外界因素影响或部分脑区遭受外力物理损伤后,大脑会相应地做出结构和功能上的改变,这种外界因素也包括学习、感官刺激、身体刺激等。因此认知训练可以有效地刺激大脑激发其潜能,从而达到在一定程度上改善认知功能的效果。

认知训练的形式多种多样,根据认知域划分可以分为针对单个认知领域的单域认知训练和针对多个认知领域的多域认知训练;根据训练方法不同,认知训练也可分为采用纸笔形式的传统人工训练以及依托计算机平台进行的计算机辅助认知训练。相较于传统认知训练,计算机辅助认知训练可以实现根据参与者的认知水平选择适宜的训练难度,根据参与者的表现动态调整训练计划等功能。

一、传统人工训练

传统人工训练通常使用的是非特异性的认知干预方式,包括手工制作类任务、益智类任务和运动类任务等。这些任务可以是个人干预,也可以以团体干预形式进行。

手工制作类任务包括制作珠子、剪纸等小物件,可以有效锻炼老年人的手指灵活性,从而起到刺激大脑的作用。

益智类任务包括拼图游戏、迷宫、拼字游戏等,通过这些游戏有规律地反复训练也可使得大脑维持一定时间的高效运转。尽管许多研究表明人们学习新的手工运动技能的能力会随着年龄有所下降,但是研究同样发现老年人仍然可以保留在学习上的迁移能力。在同一项研究中,认知训练也显示出它对大脑活动的好处。训练后,与任务计划和执行相关的大脑活动在颞叶 - 额叶区域和皮质下区域减少,这表明随着技能水平的提高,大脑激活效率得到了提高。

运动类任务主要包括有氧运动和无氧运动,此外还包括有氧舞蹈和民族传统体育等多种形式。能够结合身体运动和认知需求的认知相关运动(如太极拳、舞蹈),也被认为可能是保持或改善老年人神经认知的最有益的锻炼类型。老年人在进行太极拳或舞蹈训练后不仅提高了身体相关能力和认知能力,也改善了一些关键的神经影像学指标,如海马体积和白质完整性。

二、计算机辅助认知训练

随着计算机技术的发展以及个人智能设备的普及,计算机辅助认知训练以其个性化和适应性强等特点受到越来越多的关注。这种训练方法是在计算机平台上完成要训练的认知项目,具有操作简单、使用便捷、调整灵活等优点。患者可以根据自己的情况定制训练计划,并在训练中可随时调整训练的难度。同时,基于计算机的认知训练具有形象生动、趣味盎然的特点,更容易引起患者的兴趣,激发他们的积极性和长期参与,这对提高被试的依从性非常有帮助。

计算机辅助认知训练的内容主要涉及记忆、执行功能、注意和处理速度等方面。以往的研究表明认知训练效果在不同认知领域的表现有所不同,在记忆和加工速度领域的表现更容易通过计算机辅助训练得到显著改善,而且处于不同认知状态的人其训练效果也有区别。

在记忆领域,认知正常的人群坚持一段时间的记忆训练对改善认知有帮助,即使在经过记忆领域认知训练的 5 年后,部分参与记忆训练的老年人仍然有所获益。而对于出现较为严重的记忆下降的轻度认知障碍(MCI)患者,虽然改善程度有所不同,但是同样可以通过认知训练获得一定程度上的记忆改善。即使是已经发展为阿尔茨海默病(AD)的患者,记忆训练同样产生了较为积极的效果。同时,通过记忆训练获得的改变也可以迁移到其他认知领域中。在一项研究中,研究者通过自我调整任务难度实施基于情景记忆的 24 小时认知训练,结果表明除老年被试的情景记忆能力显著提高外,还发现了自我报告的记忆和自尊的提高。影像研究表明,针对记忆领域的训练提高了与记忆相关脑区的神经可塑性,主要的改变发生在与记忆相关的额顶区域。大脑与行为改变的相关性提示了大脑可塑性改变可能具有一定的功能意义。

在加工速度领域,加工速度训练后的效应同样能够保持 6 个月到 1 年的时间,也会产生训练效应向其他领域的迁移,表现为如工作记忆、日常生活能力的提高。除正常人群外,在 MCI 人群进行加工速度训练之后,同样发现了积极影响,并且这种影响在不同的 MCI 亚型上均有出现,而单一领域非遗忘型 MCI 从训练中获得提高最大,而且训练的效应在 5 年以后也有所保持。单独对 MCI 遗忘型亚型进行的研究也进一步证实了加工速度训练带来的提高,这种提高同样不仅出现在训练内容所包含的加工速度和注意领域,也迁移到了未经训练的工作记忆领域。其影像研究结果也表明加工速度领域的训练能够增加健康被试的白质纤维完整性以及维持遗忘型 MCI 患者默认模式网络内的功能连接。

在其他认知领域，如执行功能的训练则较难获得统计学上的显著改善效果。但也有部分研究报告了执行功能领域的训练有效性，尤其是在与工作记忆结合的训练任务中。例如在一项 5 周的 n-back 任务训练后，训练效应甚至在 18 个月后也有所保留。由于执行功能广泛涉及日常活动相关的认知控制过程，因此针对执行功能的训练也可以使得老年人在其他认知能力例如言语理解、推理能力和情景记忆等方面获得提高。

首都医科大学宣武医院神经内科的医学专家在 2019—2021 年期间，对患MCI 的 130 例患者进行了临床研究。患者根据随机数字表法分成 2 组，对照组实施传统认知康复训练方法，实验组采用北京师范大学老年脑健康研究中心开发的认知康复训练与评估软件，完成个人认知功能评估后，在护士指导下患者采用脑健康康复系统进行计算机认知训练，30min/ 次，共 3 次。

第 1 次，向患者介绍该系统的使用功能及参与该系统认知训练的目的和意义，并指导患者完成 1 次认知训练；

第 2 次，将患者微信与该系统绑定，教会患者使用微信自行获取认知训练，协助完成 1 次；

第 3 次，评价患者自行通过手机微信完成认知训练的能力，针对问题给予指导。出院后，患者通过脑健康康复系统自行进行居家认知训练，内容包括 4 部分：

1. 建立档案绑定信息　出院前，收集患者基本情况（姓名、年龄、学历、手机号、既往史、疾病史）和认知测评结果、建立档案，将患者出院后使用的个人微信账号与脑健康康复系统绑定，住院期间通过 3 次认知训练教会患者通过微信提醒功能进行居家认知训练。

2. 生成认知训练方案　出院前，根据患者基本情况和认知测评结果，护士通过脑健康康复系统从训练库中自动推荐认知训练方案对患者进行认知训练，每个周期训练任务为 4 周。当患者完成每个周期训练任务后，该系统可根据每次训练数据生成新的训练任务周期，共 6 个周期，根据训练表现逐渐调整或增加难度。每次训练内容由 3 个认知域的训练任务组成，主要包括记忆力、执行力和注意力，每个训练任务耗时 3 分钟，重复训练 3 次，约 30min/ 次，5 次 / 周，训练周期为 24 周。

3. 远程提醒和监督　护士通过脑健康康复系统设置每日 9∶00 提醒功能，患者可收到微信"脑健康家"公众号发送的每日训练提醒消息。每次训练的数据结果会自动存入云端的个人信息数据库，并生成训练报告，包括训练难度、训练结果和训练时间。护士可通过云端查看患者上述情况。

4. 线上、线下咨询和监督　建立脑康复认知训练微信群，每周三护士针对居家认知训练中出现的问题为患者答疑，每个月进行 1 次电话回访，了解训练情况并鼓励患者坚持居家训练。

计算机辅助认知训练属于数字疗法的范畴，是根据认知心理学、神经科学的基本原理设计的一系列小游戏，通过使用者有规律的训练，刺激并激活相应脑区的功能。我们以其中一款经典游戏《观型识壶》为例，解析数字化认知康复训练系统的工作原理。

《观型识壶》这款游戏是专为训练记忆力而设计的。训练要求观察、记忆茶壶形状和名称，根据题目的要求找出茶壶。长期训练可以改善记忆能力，降低患者老年性痴呆或其他神经性疾病的风险。

训练会先给出需要记忆的茶壶样式和名称，如图 8-2。

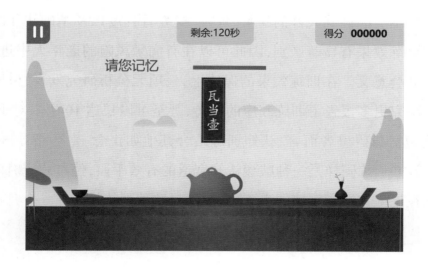

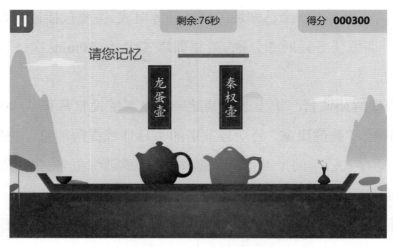

图 8-2 记忆茶壶样式和名称

随后,系统给出 2 到多款茶壶让用户选择名称或给出名称让用户选择茶壶,需要将名称和茶壶都仔细记忆清楚。随着游戏的进行,记忆难度和识别难度会逐渐加大,如图 8-3。

系统会根据记忆正确率、反应速度(耗时短)、难度系数为用户打分。同时还能给出各个认知领域得分和提高情况,对当时脑力值进行评分并与所有测评用户的脑力值做对比,给出脑力值在人群中所处的位置。

由于单域认知训练的训练方式、训练内容及训练量均会影响训练效果,越来越多的研究倾向于探讨综合性认知训练的影响。相较于单域认知训练,多域认知训练或综合性训练因其训练的领域和方法更多,具有更大的人群受众。且综合性训练不会因训练人群的年龄、性别、受教育程度以及基础认知能力等的不同导致训练效果有显著区别,因此可以在有痴呆风险的老年人中进行,具有更重大的社会意义。在训练效果的保持上,一项元分析研究发现,采用综合认知训练的研究更多报告了训练效应的保持,甚至可以长达 10 年。对于 MCI 患者和主述记忆障碍患者而言,认知训练结合其他如正念、生活指导、体育锻炼等的综合认知训练同样是一种减缓认知衰退的有效手段,经过一定时间认知训练的被试在记忆和注意领域的表现更好,同时这种训练效应在 6 个月后仍有所保持。

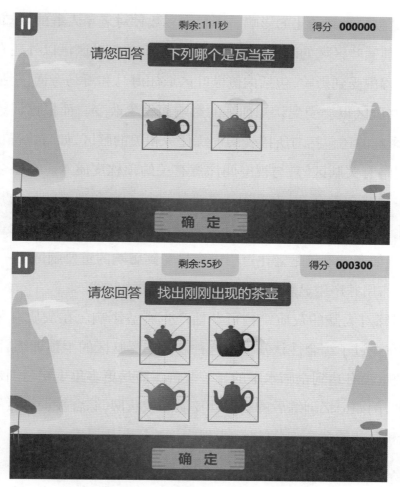

图 8-3　记忆茶壶样式和名称

三、认知训练的神经机制

作为一种认知康复和干预的有效手段,认知训练不仅在行为上能够改善老年人的认知和其他部分能力,并且这种改变往往具有一定的生理基础,即大脑的可塑性。根据以往研究所示,认知训练在一定程度上能够造成老年人大脑结构和功能的改变,并且在大多数情况下,这些改变具有功能意义,与行为表现的提升息息相关。

认知训练对大脑的结构可塑性产生有益影响。主要关注的脑区包括两种,一种是与认知老化相关的主要脑区,另一种是与认知训练内容相关的脑区。在大脑老化的假说中最重要的假说之一是前额叶假说。该假说认为相比于其他脑区,前额叶更容易受到老化的影响。而在大多数针对老年人群的认知训练中,均发现训练后前额叶区域的改变。一些研究表明除前额叶区域以外还有一些脑区会在老化过程中受到影响,包括内侧颞叶区域如海马和海马旁回,小脑和基底节等部位,这些脑区也会受到认知训练的影响而发生改变。而根据训练内容的设置,易受到影响的还包括与所接受的训练任务相关的脑区,如与执行功能相关的中央控制网络有关脑区等,与视空间注意有关的顶枕皮质等。在很多研究中这两种脑区往往存在重合,因为采用认知训练进行干预和训练的目的是提高或维持受到老化影响的认知功能,因此任务涉及的脑区必然与脑老化的重要靶区有密切联系,例如海马不仅是老化过程中容易受到影响的重要脑区之一,还是记忆训练中主要作用并产生显著影响的大脑结构和功能区域。

认知训练对大脑的灰质结构可塑性产生有益影响。在灰质有关研究中发现,即使是在经过了综合性认知训练这种涉及广泛脑区的干预训练后,被试的灰质厚度改变也没有达到全脑水平的显著改善。而是更多集中在与训练内容相关的部分脑区,例如记忆训练后的眶额叶皮质和梭状回,综合性训练后的左右半球额叶、顶叶和颞叶的多个细分脑区,表现为该脑区灰质厚度增加。虽然与年轻人相比,老年人的灰质可塑性更低,但研究发现与控制组灰质体积下降相比,训练组灰质体积得以保持,这表明认知训练可能延缓了老化的不良影响。

认知训练对大脑白质结构的可塑性产生有益影响。相关研究表明认知训练可以提高老年人额顶区域白质纤维完整性,具体体现为轴向弥散系数(axial diffusivity,AD)和部分各向异性(fractional anisotropy,FA)的增加等。即使在去除基线水平白质完整性的影响后,认知训练仍然显现出积极的影响。部分年龄对比的研究甚至显示认知训练在老年人身上表现出对白质可塑性的影响大于年轻人。

认知训练对大脑的功能可塑性产生有益影响。有关大脑的功能可塑性方面主要关注脑区活动模式的改变。在大多数功能态磁共振影像研究中发现与训练内容相关的脑区在训练后出现了激活增强的现象。例如在视觉记忆训练后,发现顶枕区域的激活增强;在双任务训练后,发现腹侧和背侧前额叶的激活增强;

在语义编码策略训练后,发现额叶和左侧尾状核的激活增强等。这些激活增强可以通过大脑可塑性假说中的补偿假说进行一定的解释,即通过当前或者其他区域的激活来弥补由于认知老化而受到影响的脑区,这种激活增强意味着训练引起的代偿成功。与此同时,也有很多研究发现大脑活动减弱的现象,例如在经过总时长约为10小时的视空间和工作记忆训练后,在进行不同工作记忆负载的测验中,被试均出现大脑激活减弱的情况,高负载下主要出现在前扣带、顶叶前部和海马;低负载下主要出现在背外侧前额叶、枕叶前部和舌回。研究者认为这种减弱可能是由于认知训练导致加工效率增加。

认知训练对跨脑区的网络连接产生有益影响。除了大脑结构和功能的单一脑区变化以外,还有很多研究采用脑连接分析的方法关注认知训练对各个脑区之间协调性的影响。研究表明大脑经过认知训练后,训练组被试在静息条件下的功能连接发生改变,发生改变的脑区主要集中在前人研究中受到老化影响较大的网络如默认模式网络(DMN)、背侧注意网络(dorsal attention network, DAN)和训练任务影响较多的如中央执行网络(CEN)等。在具体改变方面,部分研究发现了静息态下网络功能连接的增强,如长期训练后,发现DMN和DAN内的功能连接均有所增强。另一项研究中,DMN中的内侧前额叶和内侧颞叶之间的功能连接也在干预后有了显著改变,同样表现为内侧前额叶和海马旁回的连接显著增强。网络内部及网络间功能连接的增强,证明了认知训练对于脑网络功能重组的积极意义。除了功能连接增强方面的结果被报道以外,也有研究报道了脑区功能连接的减弱。如视空间加工速度训练后,DMN的功能连接只是得以维持,并未在训练后增强,并且CEN功能连接减弱;听觉感知加工训练或视觉运动记忆训练后,均发现了DAN内顶叶和下颞叶功能连接的减弱。对于训练后网络内部功能连接的减弱有两种可能的解释。一方面,由于持续进行的训练提高了部分脑区任务相关加工效率,从而减少了对于网络功能连接的依赖。另一方面,训练降低了老化带来的脑区去分化程度,使得任务进行所需的脑区不再泛化,网络内部的同质性活动减弱,因此部分脑网络功能连接降低。且功能连接的改变和训练迁移的相关性进一步表明了网络功能的重塑是训练后认知康复的关键机制之一。

总体而言,认知训练对于脑可塑性的影响区域主要集中在老化易感区和训练任务相关区,具体体现为脑功能激活增强,灰质皮质厚度增加,白质完整性提高,关键脑网络(如 DMN 和 DAN)连接增强。这些表明认知训练多方面提高脑功能,进而补偿了老化带来的认知功能下降。但是提高大脑活动效率也被认为是认知训练的主要作用机制,体现在顶枕部分的激活减弱和 DAN 内功能连接的减弱。值得注意的是,认知训练造成的改变是发生在老化过程对老年人大脑结构和功能带来退行性损伤的前提下,此时认知训练仍然有效增加了老年人大脑的可塑性,这些神经机制的改变也与老年人训练后行为表现的提升显著相关,提示认知训练导致的老年人大脑可塑性改变可能是认知训练能够提升老年人认知能力的重要原因。

综上,我们得出结论,至少有一些认知训练方法可以帮助促进和改善老年人的认知和大脑健康。在临床药物治疗有限的情况下,认知训练可以为患者提供一种科学、安全、有效的脑健康干预方法。

第四节　神经电生理干预

老年认知障碍的发生往往由于大脑内神经元的功能失常,或脑区之间的神经功能失连接造成,因此可以对大脑进行直接或间接的电、磁刺激使得大脑神经元激活改变以及脑区间的连接变化乃至修饰神经元,最终改善认知障碍患者的认知能力。神经电生理干预技术具有非侵入性、不良反应少、干预效果迅速显著等优点,已经成为认知非药物干预的重要补充技术手段。目前主流的用于认知干预的神经电生理技术主要包括重复经颅磁刺激(repeated transcranial magnetic stimulation,rTMS)和经颅直流电刺激(transcranial direct current stimulation,tDCS)。

一、重复经颅磁刺激

经颅磁刺激(transcranial magnetic stimulation,TMS)是 Barker 等于 20 世纪

80 年代中期发展起来的一种利用时变磁场作用于大脑皮质产生感应电流改变皮质神经细胞的动作电位,从而影响脑内代谢和神经电活动的生物刺激技术。重复经颅磁刺激(repetitive transcranial magnetic stimulation,rTMS)是一种在同一脑区部位给予重复 TMS 刺激的神经干预技术,根据频率不同,可分为 1Hz 及以下的低频 rTMS 和高于 1Hz 的高频 rTMS,低频 rTMS 对皮质有抑制作用,而高频 rTMS 则产生兴奋作用。rTMS 不仅能够影响刺激局部脑区功能和实现皮质之间的功能重建,而且其产生的干预效应能够持续至刺激停止之后一段时间,提示其对脑皮质网络系统具有重塑作用,成为研究神经网络功能重建的良好工具。该技术广泛应用于躯体疼痛障碍、卒中、多发性硬化症和帕金森病等神经精神疾病的治疗和研究,近些年越来越多的研究将其运用于认知障碍的干预中,大量研究发现 rTMS 对认知功能有改善作用,尤其对注意、记忆、语言和执行功能有提高的作用。比较公认的对认知功能有改善的刺激脑区多集中在背外侧前额叶皮质;单次刺激时间以 2 秒、5 秒居多;间隔时间以 24 秒、28 秒居多;每日刺激脉冲总量大多在 1 500 左右;疗程多 2~4 周,10~20 次。在众多的研究中,采用不同的刺激模式得到的结果也有差异。

对于记忆而言,国外研究发现高频 rTMS 对健康被试的工作记忆有提升作用;Fabre 等研究发现 rTMS 有助于促进脑梗患者学习记忆功能的恢复;黄居科等研究表明低频 rTMS 治疗脑外伤患者的前瞻性记忆功能有明显作用;此外,元分析也发现 rTMS 可以有效改善 MCI 患者的记忆能力。对于注意和执行而言,刘锐等研究表明低频 rTMS 对精神分裂症患者的注意和执行功能有改善作用;Mogg 进行的双盲对照研究发现,在 rTMS 治疗结束后 2 周的随访中,治疗组的 Stroop 测验中执行功能显著进步;另外,李斌彬等的研究显示 rTMS 对健康被试的注意定向有提高作用;对于语言而言,研究发现 rTMS 能提高健康被试和 AD 患者以图片命名为测验的语言相关的任务成绩;此外,研究表明 rTMS 使得失语症患者右侧半球的兴奋性增加,反映其语言能力得到一定恢复。rTMS 可通过不同频率刺激对皮质产生兴奋或抑制作用,开辟了临床应用的新领域,其运用于认知障碍干预研究成效上也显示了其巨大潜力,但关于其治疗参数设置、刺激模式与刺激部位的选择、适用的患者等方面仍有许多问题尚待进一步研究,且关于rTMS的治疗机制也需进一步阐明。

二、经颅直流电刺激

经颅直流电刺激(transcranial direct current stimulation,tDCS)是一种非侵入性神经干预技术,通过两个或多个电极,在头皮释放微弱直流电(1~2mA),调节神经细胞跨膜电位。阴极刺激通过神经元超极化降低皮质兴奋性,而阳极刺激通过阈下刺激神经元去极化,增加皮质兴奋性。尽管目前尚不清楚tDCS的确切作用机制,但电流触发阈值电位的动态适应,增加了突触输入将在输出神经元中产生响应的可能性,其产生干预效果的原因可能与神经回路中长时程增强(long-term potentiation,LTP)和长时程抑制(long-term depression,LTD)有关,LTP/LTD效应是大脑可塑性的关键机制,尤其在学习和记忆方面。近几年,tDCS已被应用于健康老年人和认知障碍患者(例如MCI和AD),通过促进大脑可塑性,改善生理和病理性老化相关认知障碍。

tDCS的效果主要取决于刺激参数,包括极性、电极位置、电极片面积大小、刺激周期和电流强度等。其他一些因素也可能影响电流分布,从而影响tDCS疗效,包括头颅解剖结构和脑损伤情况。tDCS刺激强度与认知干预效果有非线性依赖效应,较高的电流并不意味着效果更好。

在tDCS调节认知功能方面,研究最多的是记忆,尤其是情景记忆,且常选用阳极刺激。一些研究通过使用阳极tDCS(1~1.5mA,15~20分钟)刺激老年人的颞顶皮质或额叶皮质,均发现了他们的情景记忆力改善。此外,工作记忆的提升也在一些以左、右背外侧前额叶皮质(dorsolateral prefrontal cortex,DLPFC)为刺激脑区施以阳极tDCS(1.5mA,10分钟)的高教育老年人中发现;在语言领域,tDCS研究多关注老年人的命名功能。Fertonani等用左侧DLPFC阳极tDCS(2mA)干预,发现只有在任务执行期间(在线tDCS)才对健康老年人的命名能力有所提升。除了针对健康老年人的干预,研究还发现tDCS可以提升MCI和AD患者的记忆和言语功能。这些研究最常以DLPFC为刺激脑区,研究结果表明,相较于假刺激组,真刺激组认知障碍患者的词语回忆和图片成绩均在干预后得到显著提升。同样,认知障碍患者的语言流畅性和言语命名在进行 tDCS 干预后都有所提升,并且其脑区之间的连接也有相应的改变。

tDCS 作为重要的神经电生理干预技术,已被大量研究证实可改善健康老年人及认知障碍患者的认知功能,这些认知功能主要集中于记忆和语言,而大部分研究发现 tDCS 无法对注意力产生提升作用,这其中的原因需要更多的研究去探究。与 rTMS 类似,tDCS 以安全、操作简单、低价、易携带和干预效果显著等优点,在认知干预领域有着广阔的应用前景。

tTMS 和 tDCS 作为认知干预领域最主要的神经电生理技术,都被证实可以对健康老年人以及认知障碍患者的认知功能产生显著的提升效果。不同研究中参数设置的不同,导致了一些差异结果比较的局限和临床实践应用的困难,例如刺激强度、单次刺激时长、干预周期、被试个体因素、作用脑区等。未来研究可以结合不同的神经影像技术,例如脑电图(EEG)、磁共振扫描图像(MRI)、正电子发射计算机断层成像(PET)等,进一步评估 rTMS 和 tDCS 的效果和作用机制,寻找精准的刺激靶点,选择个性化刺激模式。

第五节　情绪心理干预

痴呆症患者的症状呈现多样化特点,除了我们熟知的记忆严重衰退、方向不辨、判断力和决策力下降,并最终丧失全部的自理能力,还包括精神症状、情绪障碍,具体表现在焦虑、抑郁、睡眠障碍,甚至抗拒照顾、对身边的人进行身体和言语攻击,这无论对患者还是他们的亲人、照顾者都相当痛苦。这种精神、情绪症状几乎在痴呆患者病程中的任何时间点都可能出现,但是药物治疗效果一直不佳。使用精神类药物干预有一定程度的副作用,严重的会发展成谵妄、帕金森、卒中、肺炎等。因此,国际老年学和老年疾病学协会以及美国国家老年痴呆项目法案提倡在痴呆患者中最小化精神药物的使用。据统计,2012 年在老年痴呆护理之家中抗精神病药物的使用已经减少了 17%。减少精神类药物的主要目的是提供高质量的痴呆治疗和干预方案,鼓励"以人为本"的护理以优化患者及其亲人和看护者的生活质量。为实现这一目标,最重要的是在减少药物治疗的基础上推进非药物干预,以改善痴呆的情绪精神障碍,甚至让这种积极效果迁移到其他痴呆症状中,比如提高认知和日常生活能力。针对精神情绪症状的情绪心理干预是非药物干预的重要策略之一,有望改善痴呆症患者的精神健康和心理幸福。

一、常见的精神情绪障碍症状

抑郁是痴呆常见的情绪障碍,具体特征包括快感的缺乏、易怒、焦虑、精神躁动,并伴随认知功能恶化、睡眠障碍、体重减轻和一些错觉,但悲伤、流泪和自我贬低与普通重度抑郁障碍相比并不是突出的症状特征,自杀的也很少。

在不同类型的痴呆综合征中,还有一个常见的情绪症状——冷漠,虽然它在痴呆患者中普遍出现,但人们往往对它缺乏意识,冷漠和认知障碍显著相关,患者的冷漠通常反映在对日常活动和关系缺乏兴趣,并且情绪冷淡,对任何人和事的主动性和动机降低,整体社会性功能衰退,有"边缘化"的趋势。临床上对这种冷漠症状的药物干预效果微乎其微,但有研究表明通过有组织、有规律一对一互动,对这种情绪状态有一定改善。

此外,痴呆患者的情绪障碍还表现为躁动,躁动包括多种症状,比如言语攻击,以及不正常的言语表现(反复发声无意义音节)、身体攻击、抗拒照顾、游荡和冲动行为。身体攻击和抵抗行为与严重的认知障碍、日常功能下降相关,并多数发生在男性身上,而女性常与言语攻击和重复的、不正常的言语使用有关。这些躁动症状会频繁发生在个人护理的互动中,对看护者是很大的挑战和挫折。在发病过程中痴呆患者还会出现妄想和错觉的精神症状,通常表现在视觉上,尤其是那些曾经患过青光眼或黄斑变性等眼底疾病的人。在严重认知障碍和明显失语症状的患者中,精神症状会引起他们的不安,因此出现攻击性行为、把自己关在房间、隐藏物品和拒绝进食,为亲人和看护者带来烦恼和痛苦。

二、感官刺激干预

感官刺激旨在令痴呆患者参与、集中到有意义并且令人愉快的活动中去。一些常见的感官刺激形式包括：听觉——音乐疗法、嗅觉——芳香疗法、触觉——按摩和抚摸、动物辅助治疗、一对一互动治疗，以及使用 Snoezelen 房间（也被称为多感官房间）。

1. 音乐疗法 对于患有痴呆症的老年人，有各种各样的音乐干预措施，包括听不同类型的音乐、乐器演奏、演唱或边听音乐边进行集体锻炼。音乐干预的范围包括由专业音乐治疗师管理的活动，主动参与演唱以及由各种护理人员私下或在集体环境中向患者展示录制的音乐。在过去十年，越来越多的对照研究评估了音乐干预在痴呆症中的潜在康复效果。音乐干预可以影响这些患者群体的不同功能，如认知、情绪、言语、运动表现等。音乐干预效果背后的心理效应和神经生物学机制很可能在奖赏、唤醒、情感调节、学习和活动驱动的可塑性方面共享共同的神经系统。虽然需要进一步的对照研究来确定音乐在痴呆症神经恢复中的功效，但基于音乐的干预正在成为有前途的康复策略。

有随机对照研究纳入痴呆患者评估了基于音乐干预对认知和精神行为症状的影响，如认知状态、焦虑和激动、抑郁症等。在 4 项研究中，与标准护理相比，音乐聆听结合认知训练（回忆和注意力训练）或体育锻炼不仅提高了痴呆患者的整体认知能力和认知状态，还提高了患者的注意力、执行功能、定向力、词汇记忆和情景记忆。在一项随机对照试验中，看护者唱歌增强了痴呆患者，尤其是轻度痴呆患者的短时和工作记忆。相比之下，团队形式的音乐或烹饪活动对中、重度抑郁症患者的认知能力没有显著改善。只有在痴呆症的早期阶段才观察到音乐带来的认知益处，这可能由于早期认知储备较多，可使用备用的大脑网络连接和认知策略来应对痴呆的病理恶化。

有 6 项研究的结果表明音乐疗法可有效改善痴呆症患者的神经精神症状，其中 3 项研究评估了干预停止后效果的持续时间（从少于 4 周至 2 个月）。其中一个研究显示，音乐干预改善了患者和看护者之间的互动，并提高了参与者的幸福感。相比之下,有2项研究显示音乐疗法或听音乐对神经精神症状没有显著改善效果。有2项研究表明音乐可以减少痴呆症患者的焦虑和易激惹。相比之下,4项随机对照试验显示音乐在减少焦虑或易激惹方面无效。4项研究报告了痴呆患者在音乐干预后抑郁减轻或情绪改善。另外2个随机对照试验没有显示出这样的效果。总的来说,痴呆症的音乐干预效果可能是由熟悉的音乐带来的舒适感和情感安全感引起的,熟悉的音乐可以把一个人的注意力集中在一个积极而熟悉的感官刺激上从而暂时克服困惑和混乱。我们推测通过使用耳机可以增强这种效应。熟悉的音乐可以让一个人被一种特有的情感包围,并能触发自传式记忆并帮助暂时恢复自我认同感。

2. 芳香疗法　芳香疗法一般是使用来自植物(如薰衣草、柠檬、橙子、雪松等)的芳香油,已被用于尝试减少痴呆患者的行为症状、促进睡眠和刺激动机行为。一项RCT(随机对照试验)针对8所养老院的72名重度痴呆患者进行了为期4周的研究并检查了外用蜂花油的效果,对照疗养院使用向日葵油。研究发现,使用蜂花油组的焦虑和神经精神症状的测量值显著下降,但攻击性没有显著下降;值得注意的是,参与者之间的重要差异如药物使用没有得到解释。在另一项15个人的研究中,每天在痴呆病房的公共区域分别喷洒2%的薰衣草油或水蒸气2小时,每隔一天喷洒1次,连续10个循环。在每次治疗的最后1个小时,由1名戴着鼻夹的观察者使用匹兹堡焦虑量表对焦虑进行评估。与水蒸气相比,暴露在薰衣草中的焦虑行为得分中位数降低了20%,差异具有统计学意义。一项综述纳入了13项研究、708名参与者,并揭示了芳香烃疗法对痴呆症精神行为症状的影响。其中,针对焦虑症状,4个试验报告了对焦虑没有显著影响,1个试验报告了芳香疗法的显著益处。针对BPSD(痴呆的行为精神症状)症状,4个报告了芳香疗法的显著效果,1个报告了无显著效果。针对认知能力,2项试验报告芳香疗法对认知能力没有显著影响。目前为止,我们尚没有发现令人信服的证据表明芳香疗法(或接触芳香植物油)对痴呆症患者有益。为了得出明确的结论,未来的试验需要更好的设计以及结果测量的一致性。

3. 按摩和抚摸　按摩和抚摸主要使用手影响皮肤,并且根据位置和施加的压力,影响血管、肌肉和神经系统。它可以通过摩擦、抚摸或按压身体的不同部位来应用,例如手、脚或背部。手法按摩几乎没有副作用,并且易于护理人员应用。有荟萃分析比较了手法按摩和无身体接触的痴呆患者的行为和精神症状变化。结果表明,手法按摩可以显著改善痴呆的行为和精神症状(Cohen Mansfield 激越量表)、抑郁症状(康奈尔痴呆抑郁量表)。关于干预类型的亚组分析表明,芳香油按摩和不使用针压法的干预效果显著。对认知缺陷(MMSE 测评)的影响无法得到证实。

另一项荟萃分析共纳入 11 项研究,涉及 526 名老年人。结果显示,在接受按摩或触摸后,患有痴呆症的老年人的行为和精神问题总得分,身体攻击行为、身体非攻击行为、语言攻击行为和语言非攻击行为的亚组得分显著下降,而焦虑、悲伤和愤怒的亚组得分没有显著下降。但由于本综述中纳入研究的样本量相对较小且质量较低,因此很难就按摩和抚触对痴呆的行为和精神心理症状的影响或实践意义得出结论。

4. 动物辅助治疗　动物辅助治疗(animal-assisted therapy,AAT),是一种以宠物为媒介,通过人与动物的接触,改善或维持残障、认知障碍人士的身体、情绪、认知状况;帮助他们加强与外部世界的互动,进而适应社会、促进康复的过程。

如今,国内外很多康复和养老机构都引进了宠物疗法。认知心理专家也在积极倡导独居老人领养宠物,增加情感交互和正常认知功能的维护。有一项研究证实,动物辅助治疗可以轻微减轻痴呆患者的抑郁症状,认知功能、情绪状态、日常生活活动程度均有一定改善。

一项最新的荟萃分析纳入了 11 项随机对照试验,涉及 825 名参与者。结果显示,与对照组相比,AAT 组表现出痴呆患者的行为和精神症状显著减少,尤其是抑郁。然而,在认知功能、日常生活活动、焦虑或生活质量方面没有发现显著改善。该荟萃分析表明,AAT 可以有效降低痴呆患者的 BPSD。

综上,对于 AAT 对痴呆患者的总体益处和风险,还不能得出明确的结论。需要更好的随机对照试验来提高证据的确定性。鉴于在此类试验中很难实现参与者和人员的盲法,未来的 RCT 应致力于盲法结果评估,明确记录分配方法,并将重要的主要结果纳入设计,如情感和社会功能、生活质量、不良事件和动物的结果。

5. Snoezelen 房间 Snoezelen 房间(也被称为多感官房间)是一种多感觉刺激方法,但采用此方法改善痴呆患者神经精神症状的证据水平存在争议。有文献综述纳入了 18 项研究,其结果涉及多方面,如行为、情绪、认知和功能。当 Snoezelen 方法与"标准活动"组相比时,它似乎对短期行为有效。尽管 Snoezelen 方法可能对情绪、认知和功能有效,但其证据水平仍然很低。进一步的定量和定性研究需要通过整合患者、护理人员和方法成本,以最全面的方式深入研究这个主题。

6. 以情绪为导向的干预 以情绪为导向的干预旨在使用共情、安抚、分散注意力以及引导互动、诱发积极情绪来满足患者的情绪需求。如今常见的情绪干预包括回忆疗法、验证疗法、模拟疗法、日记疗法、绘画疗法等。

(1)回忆疗法:鼓励人们积极谈论过去的事件、经历以及与他人的关系,回忆可以一对一或者团体的形式进行,并利用照片、报纸和个人收藏等可能引起讨论和积极情绪的物品。一些证据表明回忆可以显著改善痴呆患者的情绪障碍以及日常生活质量。特别是患者引发的关于个性化记忆的回忆,相比团体共同的回忆可以对情绪和健康产生更积极的影响。虽然在痴呆患者中设计回忆疗法的研究有不少,但是回忆疗法中的理论操作尚未确定,除了需要一个清晰的理论框架,还需要在内容和实施上更加一致。有研究旨在开发一种统一的方法来实施对阿尔茨海默病(AD)患者有效的回忆疗法。结果显示,回忆疗法在 AD 患者的认知领域、抑郁、日常生活活动和生活质量领域有效。为了使治疗有效,必须在 8~12 周的持续时间内,在一小组患者中定期进行平均 45 分钟的治疗。轻度至中度 AD 患者最有可能受益于与他们过去经历相关的照片、视频和音乐。

(2)验证疗法:此疗法的重点是接受患者的情绪和他们所感知的现实,验证疗法与现实导向的疗法相反,需要治疗者或者护理人员对患者进行很大限度的接纳。有少数研究观察到,验证疗法可以减少痴呆患者的反应性行为症状,提高功能能力,减少情绪障碍,这种疗法在认知障碍更严重的个体中更有效。但是这种疗法还需要更严格的实验设计对疗效以及影响疗效的因素进行探究。

(3)模拟疗法:主要基于个人依恋的对象和关系展开,包括利用痴呆症患者的近亲属和朋友的录音录像,以及一些玩偶和填充动物也被用作患者喜欢的儿童或者宠物的替代品,模拟疗法的目标是减少患者情绪障碍坚持治疗,保持日常活动,以及最小化护理的阻力。一些探索模拟疗法对痴呆行为精神症状的研究显示,此疗法可以减少或维持痴呆患者反应性行为症状。但目前尚缺乏足够令人信服的证据表明模拟疗法对精神行为症状或情绪障碍的改善特别有效。

(4)日记疗法:日记除了能记录我们的日常生活,记录自己的点滴成长和收获,在意识形态层面自省和反思,还是我们人生经历的最好见证者和个人价值的信任背书。

在认知心理学家看来,日记属于表达性写作,能有效改善情绪、改变大脑认知功能。写日记的过程就是将自己的情绪和想法语言化或符号化的过程,那些幸福美好的回忆,抑或痛苦、压抑、焦虑的感受,当它们被清晰地写在纸上,情绪就有了表达和宣泄的出口。美国德克萨斯大学奥斯汀分校的社会心理学家詹姆斯·潘尼贝克教授用实验研究证明,书写不仅有益于心理健康,还可以增强免疫系统的功能。研究者还将书写用于辅助治疗癌症、艾滋病、哮喘、类风湿性关节炎及认知障碍等疾病,均取得了令人满意的临床疗效。

脑科学家的研究发现,每天睡前回想一段快乐的回忆并把它写在日记中,可以有效激发前扣带回内 5- 羟色胺(血清素)的大量释放,有助于改善焦虑状态、提高自我意识。写日记的时候,我们会不知不觉被带入一种全神贯注的思考状态,在心理学中称作心流(heart flow)。当我们处于这种状态,所有的苦闷、担忧、焦虑甚至时间的流逝似乎都消失了,我们会坦然地面对挫折和未来的不确定性,变得积极、阳光、乐观、向上。写日记的过程就是一种心理自我疗愈,也是认知能力的自我提升。

新近的研究发现,随着认知障碍程度的加剧,患者书写、语言表达的字词、句法复杂性显著降低,语法错误或不合乎语法规则的句子则显著增多,表现为语义加工困难、语义区分能力退化。研究者通过手稿书写训练、制作辅助记忆书籍及伙伴间交流训练等认知训练方法能明显提高患者的认知功能。

（5）绘画疗法：全称绘画艺术疗法，是通过绘画者、绘画作品和治疗师三者之间的互动，以绘画创作活动为中介的一种非言语性心理治疗，目的是发展象征性的语言，触及内心潜意识，并创造性地整合到人格里，直至发生治疗性的改变。

绘画疗法主要以心理投射理论和人类大脑半球分工功能理论为理论基础。心理投射是用非语言的象征性工具对自我潜意识的表达，是一种类似自由意志物在意识中的反映。大脑半球分工功能理论则来源于美国神经生理学家 Sperry 的裂脑实验。该实验认为大脑左半球主要处理与语言性相关的活动，而右半球则处理非语言性的视觉图像的感知和分析、艺术能力以及情绪反应等，所以绘画疗法对处理同属右半球控制的情感等问题有很明显的疗效。国内外关于绘画疗法的作用机制主要采用绘画治疗大师 Robin 的论述，他认为人类的思维和心理活动大多呈视觉性．而绘画疗法正是运用可视图画去呈现来访者的内心世界，通过来访者对可视图画的表达和思考，从而达到认识和解决问题的目的；人类大多情绪体验是言语所无法描述的，包括记忆等，但这些却通过图像存储在我们的大脑中，这种图像很难被言语所提取，即难以通过语言来达到治疗的目的，而绘画疗法可将这些无意识释放和表达出来，从而达到治疗的目的；绘画本身是一种符号，其价值也是中立的，来访者运用这一工具能较为安全、顺畅地表达自己的内心冲突、情感、愿望等，特别是那些不被自身、他人或社会所接纳的部分，从而达到治疗的目的；其四，在绘画疗法中，艺术创作和心理治疗是平行的。在心理治疗的过程中，通过艺术创作，那些破坏性的力量将得以升华，进而转为建设性的力量来帮助来访者。

在绘画疗法的理论中，有存在主义、完形治疗、来访者中心治疗、精神分析等不同观点，但主要的理论基础是 Freud 的精神分析学说。精神分析学说中"我"分为本我、自我、超我。自我就像一位马夫，驾驭着本我和超我这两匹马驹，自我受本我原始冲动影响的同时也受超我在道德方面的约束。Freud 认为普遍性的心理冲突和神经症是驱动艺术家进行艺术创作的动机，代表着一个人遗忘或者压抑的表象和象征，都会从这个人的梦中或者艺术作品中流露出来。Freud 常借助患者用绘画方式表现出的无形、散乱的梦境来分析其隐藏创伤和能量。绘画疗法借鉴其辅助治疗方式,让来访者进行头脑风暴等直觉式的绘画来对其进行分析,同时帮助其释放压抑已久的创伤经历。当人们有着不愿意被提及的情感伤痛时,往往选择将其埋藏而远离意识,久而久之变得无法用语言表达出来。Robin 认为,人的大多数思维和记忆是视觉的,创伤性经验或者负性情绪体验可能被压抑、禁锢,所以很久以前或者主体潜意识不愿意触及的部分无法用语言表达出来,使得伤痛难以治疗。例如我们有时会在描述自己的真情实感时,觉得语言苍白无力,并不能很好地表达自己的感受。绘画治疗过程包括心理治疗与创造两个过程,即治疗师在通过绘画理解患者情绪和助其理清思路正视问题后,陪伴和帮助患者找到问题的解决办法。

绘画疗法作为一种心理治疗方法,在处理情绪和认知功能、提高社交功能和自尊水平等方面均有着独特效果。与传统的心理治疗相比,绘画疗法具有不受语言、年龄、地点环境、认知能力及疾病限制,患者易接受、阻抗小,治疗实施操作简单等独特优势,如曼陀罗绘画,正被广泛应用于临床治疗,特别是作为精神疾病的治疗和癌症、艾滋病等无法治愈以及慢性疾病的辅助治疗,它不仅可以减轻由患者自身恐惧担心所引起的焦虑抑郁情绪,而且还可减轻由疾病本身所带来的精神和躯体症状,从而显著提高患者的生活质量(图 8-4)。

绘画疗法最初是对精神病患者进行诊断和治疗的,大量研究表明,绘画疗法在精神科及智力障碍等方面的疗效显著。费明等在 1990—1991 年对 38 例慢性精神分裂症患者使用绘画疗法和药物治疗的实验分析表明,绘画疗法对改善意志和愉快感缺乏等症状有显著作用。孟沛欣等则对 86 例精神分裂症患者将团体绘画干预和其他康复活动进行对比,干预后量表结果证明进行团体绘画干预的患者自我概念、生活质量与其他干预活动效果好。

国内外大量研究表明,绘画疗法的效果无关来访者的绘画技巧,只要用心作画都能够表现其情绪冲突、心理创伤,从而收到良好的治疗效果。研究者让曾经遭受家庭暴力的儿童用绘画来自由地表达受到暴力侵害的痛苦经历,能更有效地帮助其治愈,认为绘画可以治疗受家庭暴力儿童的创伤。

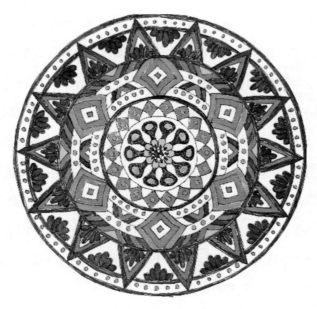

图 8-4　作者绘制的曼陀罗画

　　绘画疗法在提高患者的自我形象、自我概念和人际交往的能力上不可小觑。刘中华用色彩探究方法对家庭教养方式异化的小学生进行纵向研究,用色彩绘画表达"阴暗内外部情境"来缓解他们的压力,提高他们的自我概念。绘画疗法可以补充言语谈话的不足,使学生在充分放松的状态下释放被压抑的情绪和经历,澄清错误认知经验,故绘画治疗的手段可以有效地运用于学校心理咨询情境中。

　　对于痴呆患者的情绪障碍症状,药物干预特别是抗精神病药物引发的发病率和死亡率风险,令很多研究者和机构支持使用非药物情绪干预作为患者的一线治疗方案,与其他药物相比,非药物情绪干预情绪障碍的风险更低。有数百项研究调查了情绪干预的效果,其中许多都有积极的结果,在改善情绪状态的同时提高患者的生活质量、认知功能、睡眠状况。同样,痴呆症患者的照护者也表示出情绪干预的一些好处,包括减轻照护者的负担,增加对痴呆症的有效看护策略。但是,许多涉及情绪干预的研究都有显著的方法学缺陷,如样本量小、单组研究、结果测量中没有应用双盲法,以及缺乏长期疗效和可持续性数据。许多在长期护理环境中进行的行为训练研究是由非专业人员进行的干预效果试验。未来的研究应该改良情绪干预的实验设计,利用培训过的工作人员进行相关干预,并尽量投入到有生态效应的环境中进行。希望有更多关于情绪干预的研究为未来奠定基础,除了验证情绪干预的有效性,还需要对影响干预效果的影响因素进行探究,早日投入大规模的应用,为患者及其亲人和看护人员带来福祉。

(卫冬锋　李　健)

参考文献

1. 伊佳奇, 王培宁. 趁你还记得: 认知症非药物疗法与有效居家照护方案. 北京: 清华大学出版社, 2022

2. 董之鹰. 老龄管理学. 北京: 北京大学出版社, 2018

3. 刘晓红, 康琳. 协和老年医学. 北京: 人民卫生出版社, 2016

4. 廖宗梅, 邓美珍, 陈艳云. 焦虑日记联合森田疗法在老年焦虑症患者中的应用. 护理实践与研究, 2020, 17 (16): 151-154

5. 戴钧秋, 陈爱民, 徐金英. 焦虑日记应用于老年焦虑症患者效果观察. 护理学杂志, 2016, 31 (13): 82-83

6. 刘伟. 团体心理咨询与治疗. 北京: 人民卫生出版社, 2015

7. 李殊响. 常见老年病治疗简编. 北京: 人民卫生出版社, 2016

8. 王月燊, 孔立红, 余超超, 等. 阿尔茨海默病非药物疗法研究进展. 中国老年学杂志, 2022, 42 (4): 985-990

9. 郭春蕾, 王磊, 孙继飞, 等. 非药物疗法治疗轻度认知障碍的临床研究进展. 世界科学技术- 中医药现代化, 2022, 24 (3): 918-924

10. 李紫梦, 靳英辉, 王云云, 等. 非药物干预治疗轻度认知功能障碍病人的证据总结与评价 (五). 循证护理, 2019, 5 (9): 784-791

11. 刘嘉, 苏茜, 左亚梅, 等. 老年痴呆中西医非药物疗法的临床研究进展. 现代中西医结合杂志, 2020, 29 (12): 1351-1356

12. 王蕊, 乔雨晨, 杨璇, 等. 脑健康康复系统在轻度认知障碍患者居家认知训练中的应用研究. 北京医学, 2022, 44 (5): 427-432

第九章　认知障碍患者的家庭管理

　　在认知障碍患者的世界里，充满痛苦、恐惧、无助和挣扎。他们大脑里钻进一个巨大的"橡皮擦"，不断擦去宝贵的记忆、阅历，智力水平被打回婴幼儿时期，需要家人的理解和接纳、需要家人的陪伴和照护。

世界卫生组织曾提出"健康的一半是心理健康",Deptula 等认为抑郁、焦虑等负性情绪均与记忆等认知损害有关,可见心理因素对人身心健康的重要影响。随着年龄的增加、从工作岗位退休、身体功能的减退等都会使老年人产生孤独、抑郁、焦虑等不良情绪。社会、家庭支持作为缓解个体负性情绪的重要因素,对身心健康有重要的影响。家庭成员通过家庭的情感功能满足爱与被爱的需要,缓解个体负性情绪。有调查显示与家人关系不融洽的老年人认知障碍所占比例要大于关系融洽的;独居、丧偶、离婚等老年人中认知功能障碍所占比例也较高;而与家人关系融洽、结婚、与配偶一起居住的老年人中认知功能正常者所占比例较高。这说明增进家人对老年人的关心和支持对减少其认知障碍的发生有一定促进作用。

认知功能是人类认识和了解客观事物的能力,包括感知觉、注意、学习记忆、思维、语言等各种能力。所谓认知功能障碍主要有记忆障碍、失语、失用、失认、失读和视空间障碍等。大脑需要不断使用和刺激,才能保持聪慧。日常生活活动和社交活动等能提供更多表达、思考、交流的用脑机会,对认知功能有重要的影响。调查显示,日常生活能力有障碍、很少与家人交流、很少参加社会活动的老年人,认知障碍的发生率均明显高于经常交流、经常参加活动的老年人($P<0.01$)。很少与家人交流、很少参加社会活动的老年人,大脑得到的刺激明显减少,而日常生活能力下降又可使老人的活动范围缩小,与外界的接触减少,从而影响认知功能,这都提示老年人家属应重视家庭管理对老年人的重要性,积极倡导家人对老年人的谈心,增进家人与老年人的关系,鼓励老年人多参加社会活动,以提高老年人的生活质量,减少认知障碍的发生。

第一节　家庭照护者的培训

我国认知障碍照护的发展大致可分为 3 个阶段:一是 20 世纪 90 年代,老年精神病学领域的启蒙;二是 2000 年后,养老服务机构的认知障碍专区探索;三是"十三五"期间,社区居家场域的认知障碍照护服务试点探索。

随着我国养老服务体系建设的全面推开,社区和居家层面的认知障碍照护服务也取得了一定发展。特别是"十三五"期间国家社区居家养老服务、长期照护保险、医养结合、养老护理人员培训等重大试点和专项行动,推进了认知障碍照护服务在社区居家场域的探索。

当前,家庭照料是认知障碍老年人的主要照料方式,对于家庭照料者而言,照顾病患是一个漫长而又艰苦的过程,他们不仅要承担繁重的照料责任,还要承受疾病所带来的诸多后果及各方面的不适应。有调查显示,我国已有老年痴呆患者约 500 万,且 90% 以上的老年痴呆患者依靠家庭照顾者给予居家照顾,即便在拥有不少专门照顾服务机构的美国,仍有 80% 的患者居住在家中,由家庭照顾者提供照顾。家庭照顾者是老年痴呆人群的主要照顾力量,对减轻社会负担及保障痴呆老人生活意义重大。但由于痴呆老人生活无法完全自理,躯体合并疾病多,同时伴有精神、行为障碍,照顾者往往背负了过重的照顾负担,严重影响其生活质量。家庭照顾者的照顾负担主要表现为生理、心理及社会性负担。有效的护理干预对减轻家庭照顾者的照顾负担至关重要,故而对家庭照护者的培训不可忽视。

2012 年,中国人口福利基金会等联合发起"黄手环"行动,为近百万认知障碍患者免费发放了具有身份标识性的黄色特制手环。2013 年以后,上海、北京等地涌现出一些专注社区和居家认知障碍照护和管理的专业性社会组织,具有代表性的有上海剪爱公益发展中心、尽美长者服务中心,北京的"乐知学院"、诚和敬乐智坊、北科乐活堂(北京乐活堂养老服务促进中心)等,这些组织机构针对认知障碍患者在社区和居家条件下的照护、干预等进行了积极的探索。在 2016 年启动的全国居家和社区养老服务改革试点中,上海市长宁区、北京市朝阳区等地将认知障碍服务体系纳入试点进行积极探索。长宁区提出了从筛查、社区干预管理、家庭照护支持、医疗服务支撑和机构照护保障的全链条认知障碍照护服务体系,依托上海市统一的养老服务综合评估系统、全覆盖的长期照护保险制度等,专项推进失智老人照护床位建设及失智友好社区建设等,填补了上海市养老服务体系中认知障碍照护的空白。

2020 年,北京市将失能失智人员列入基本养老服务的重点保障对象,提出加快构建针对失智老人及家庭的支持体系。北京市朝阳区的认知照护服务体系试点,基于北京市"三边四级"的养老服务体系框架基础,在机构重点推动认知照护专区建设、针对机构管理和护理人员开展认知障碍照护服务专题培训,提升机构认知障碍照护水平;在社区则主要通过社区文化体育等活动,进行科普宣传和倡导活动,凝聚更多的社区养老服务组织等共同开展友好社区的创建。居家服务支持则通过专业的社工带领,整合属地养老服务资源,将认知障碍患者的个案管理、膳食营养指导、运动康复引导、认知康娱训练、照料者赋能减压及居家环境安全排除等 6 大板块,与日常生活照料支持一起,为居家的认知障碍老人及家庭提供整合性照料支持。

青岛、成都等地则是在长期照护保险的试点中,将认知障碍的照护服务纳入其长期照护保险覆盖范围,并明确鼓励和支持各类服务主体开展针对认知障碍老人的居家照料服务,为家庭照料者提供照料技能培训等支持和协助。照料人才的短缺是全球各国认知障碍照护服务体系发展共同的短板和难题,专业的正式照料人员、非正式的家庭照料者以及社会志愿者,都是认知照护体系不可或缺的照料人才资源。在中国,家庭照料者在认知障碍服务中发挥着支撑性的作用,在未来的认知障碍服务体系建设中,应当充分考虑家庭成员在其中的重要价值和作用。"以人为本"不仅要保障患者安全和需求的满足,也应关注到认知障碍照料者的压力和需求满足。

由于中国目前社会结构中痴呆症患者照顾方面存在的制约因素,导致了照顾者照顾行为的负性结果。第一,照顾者缺乏管理痴呆症精神行为症状的能力。未经治疗的精神行为症状尤其是激越、攻击行为等威胁到患者自身、照顾者以及公众的安全。第二,主要家庭照顾者的负担非常重,照顾者可用的支持来源非常有限。第三,对于痴呆症患者的治疗,初级卫生保健体系和综合医院专家医疗系统之间缺乏协同机制。成年子女、亲戚等家庭成员和朋友、同事等个人社交网络仍是照顾者危机状况下寻求支持和帮助的唯一来源。基于这些负性的照顾行为结果进行批判性反思,通过政策干预,发展痴呆症照顾以及老年照顾相关的社区卫生服务项目是改善痴呆症患者及其家庭照顾者现状的可行措施;社区卫生服务中心在发展痴呆症服务项目、支持家庭照顾者、协同综合医院痴呆症专家医疗方面占主导地位。

面对疾病带来的各种丧失,照料者需要时间去适应与调整新的家庭角色与家庭关系,处理丧失以及由丧失引发的哀伤反应。在照料者负担类型上,照顾认知障碍患者所面临的负担是多方面的,这些压力来源于生理、心理、社交、经济等方面。在生理方面,长期的照顾压力会导致照料者出现一些如身体疲惫、睡眠障碍、免疫系统功能下降等生理问题。在心理方面,长期的照顾会导致照料者出现抑郁焦虑等情绪问题,在一项对于照料者的照顾体验的质性研究中指出认知障碍照料者会产生恐惧、自责、情感受挫、自卑等情绪体验。在社会交往方面,由于繁重的照顾任务,照料者可安排用于社交的时间减少,社交范围缩小,甚至造成照料者的自我隔离,削弱了照料者的社会支持系统。在经济负担方面,一方面认知障碍患者一定程度上部分或完全丧失了劳动力,无法负担家庭功能,另一方面高额的医疗护理费用,加重了经济负担。在照料者负担影响因素上,主要包括两个方面:患者因素与照料者因素。在患者因素方面,患者的性别年龄,包括痴呆类型、痴呆严重程度、精神行为症状、生活自理能力、认知功能等会影响照料者的负担水平;在照料者方面,照料者的性别、年龄、文化程度、与患者的关系、照顾时长、应对方式、社会支持、文化差异、自我效能感等因素都会影响照料者的负担水平。在照料者负担的干预上,国外主要有环境调节干预、综合干预、健康护理干预模式,这些干预模式其核心在于通过提升照料者的照顾知识与护理技巧,帮助照料者建立社会支持系统,提升照料者的护理能力,缓解照料者的心理负担,同时部分干预模式还会提供暂息照顾以及环境改造,缓解照料者的照顾压力。

痴呆患者照顾者负担为中重度,照顾者家庭功能存在明显缺陷及生活质量多个方面低于一般人群。减轻照顾负担,能提高照顾者生活质量,采取有效的措施来合理地安排睡眠、护理时间及月护理支出等问题。另一方面,家庭成员之间的情感介入距离会适中。家庭功能干预方面,在对痴呆照顾者进行家庭干预时,应该重点从注重提升家庭成员之间的沟通、角色扮演、行为控制和总的功能决策地位入手。提高生活质量措施方面,应该提供给患者来自配偶与子女更多的情感、经济、心理方面的照料,尊重彼此的生活空间,加强照顾者的心理健康疏导。较重的老年痴呆患者家庭照顾者的负担可能导致患者病情加重和照顾者成为患者的恶性循环。

目前对干预模式和内容的研究较为单一,针对照护者的培训较少。因此,需要开发标准化的痴呆老人家庭照顾者负担的评估工具,并通过循证实践挖掘比较有效的干预策略和方法,为改善老年痴呆患者、家庭照顾者乃至家庭的健康提供科学依据。

第二节　服药依从性教育与管理

患者依从性(patient compliance/treatment compliance)是指患者的行为(如吃药、饮食或改变其他生活方式等)与医嘱的一致性,可反映患者遵医服药的程度。当患者发生漏服药物、更改服药剂量或次数、不遵嘱停药或换药等行为视为不依从服药行为。临床上主要通过问卷调查评估患者服药依从性,在研究中主要通过电子监测或计数药物进行评估。目前,我国对于认知障碍患者的服药依从性研究较少。影响患者依从性的主要因素包括6个方面:①社会人口学特征如年龄、性别、社会经济状况;②态度和信念;③知识;④治疗方案的复杂性和治疗时间长短;⑤求医条件;⑥家庭支持。

导致患者依从性不佳的因素包括10个方面:①智力、记忆力、理解能力减退;②经济状况不佳;③对生活失去信心;④知识缺乏;⑤健康素养低;⑥听信错误医疗宣传;⑦药品不良反应;⑧联合用药过多或用药过于复杂;⑨独居无人监护;⑩不良生活习惯。

相关研究结果显示患者的服药依从性与认知障碍可能呈"U型曲线"的关系,即认知障碍较重的患者,虽照料者的时间依赖负担也可能较重,但该部分患者的服药行为由照料者主导,客观上减少了漏服、错服药物的概率,服药依从性反而较高。而轻度认知障碍的患者主要自行服药,服药依从性则可能低于痴呆患者。研究表明,照料年限长和家庭人均月收入低的服药依从性更差,可能与照料者在长时间的护理过程中压力逐渐增大却未能及时调整心态有关。日常陪护中,照料者们通常会承受着来自生活、经济、情感、体力等各方面的压力,照料者负担随照料时间延长而增加,而具有较小的经济负担也能够提高服药依从性。情感负担较轻的照料者,其所照料的患者服药依从性更好,可能与该部分照料者客观上更多地陪护,更积极地帮助患者、提醒患者服药,以及主动学习相关照料知识有关。照料者在患者的服药依从性中发挥着巨大的作用,照料者的态度对服药依从性的影响有时甚至大于患者本身。照料者在照料过程中,并不只有压力和负担,还获得了体现自身价值的满足感,以及获得心灵的成长、个人的成长、与其他家庭成员关系的改善、对未来生活的美好憧憬等。此外,照料者得到更多的社会支持,包括来自家庭、朋友、邻居以及社会组织的支持,有助于减轻负担和使照料者更好地应对照料任务。积极提供线上及线下用药知识等的宣传教育及长期随访能帮助患者更好地控制病情,保证依从性。

老年痴呆患者由于疾病等因素的影响,使得其在认知能力上有较大缺失,导致患者在服药过程中易发生用药差错问题。由于认知能力的严重退化,老年痴呆患者经常会记错服药时间和剂量,甚至是忘记服药。严重的会出现妄想症或幻想症,进而拒绝服药。老年痴呆患者普遍服药依从性欠佳,治疗效果不理想。调查发现约有22.50%的患者出现漏药、33.75%出现误服的现象,还有约12.50%的患者因各种原因拒服药物。由于患者基础性疾病较多,病情复杂,需要服用的药物种类多,本身就容易混淆,患者认知能力差,服药依从性差,他们在服药期间存在较多的安全隐患。因治疗疾病的需要,患者长时间、频繁服用药物,也更容易造成患者误服或是未按时、按量服用药物。

中医本身在有效性、创伤性以及安全性方面具有独特优势,但中药本身的类型极为复杂,各个医师在临床理解方面存在一定的差异性,实际处方也存在一定程度的差异化、个体化,再加上患者本身对于中药不够了解,在实际用药过程中可能存在用药不规范、不良反应等问题,导致部分患者服药依从性较差。为此,应加大健康宣教力度。医患沟通以及医生和患者家属的交流有助于患者的康复和病情缓解,加强医患沟通可以让患者和家属更好地了解医生对于疾病的诊断和治疗,大幅度提高患者治疗过程中的依从度。因此,医生要利用给患者临床诊治的机会适时开展健康宣教。健康教育无疑会增加用药安全性,有效降低用药差错的发生率。推进健康教育需要注意的问题是重点宣传安全用药的重要性,医生要借助自己扎实的临床知识和丰富的专业技能,使患者能够更好地了解疾病相关药物知识以及安全用药的重要性。在对住院患者开展健康教育的过程中,医生的作用不容忽视,有关服药安全的健康宣教是必要的。另外,医生在进行健康宣教前,应对患者的病情有基本掌握,再根据患者的学习水平和接受能力开展有针对性的教育,确保健康宣教的质量,以取得更加显著的健康教育效果。另外,实施健康教育时应采用一对一、面对面的交谈方式,让患者和家属能切身感受到医护人员的温情,体会到家的感觉。

根据相关统计数据可知,临床药学服务质量对患者服药依从性的影响巨大,临床能否为患者提供科学合理的药学服务,往往直接关系到临床治疗的成败。相较于西医领域快速发展的临床药学服务来说,中医药学服务则存在一定的滞后性,临床并未针对患者进行系统、规范的药学服务,尚需进一步优化。根据相关研究可知,导致患者服药依从性不高的因素主要包含几个方面:首先,患者本身在医学知识方面有所欠缺,临床缺乏有效的药学干预,导致患者极为容易存在不依从问题。其次,部分老年患者身体各项功能衰退,同时合并多种病症,临床使用的中药相对较为复杂,在剂量、方法方面也存在较大的复杂程度,最终导致患者依从性不佳。再者,部分患者对于临床医务人员不够信任,导致其对于医师、药师提出的意见不够重视,内心仍旧会存在疑虑。最后,部分慢性病患者在长时间用药过程中感觉效果不理想,或是对于药物期望过高,当未能达到预期疗效的情况下,往往会选择停药或者自行换药。

中医药学服务能够有效提升患者服药依从性,改善药学服务满意度,并针对不良反应进行有效的控制。包括建立药学服务交流机制,临床中药师与医护人员、患者之间建立良好的交流沟通机制,以此来发挥药师的协同、监督职能,更好地落实临床药学服务;严格建立药历,基于药历的规范完善药历的细节,使得临床中药师能够提供更具针对性的药学服务；规范中医药学服务流程，即针对中医药学服务整个流程进行全面的规范，明确临床中药师在药学服务中的具体职责、任务，进一步提升药学服务的规范性；药物不良反应管理，围绕中医治疗过程中可能产生的不良反应进行科学合理的管理，全面了解患者产生不良反应的诱因，以此来采取针对性的优化方案；药学健康教育，针对患者进行更为系统、细致的健康教育，帮助患者深入了解相关的知识内容，以此来改善患者认知，提升患者依从性；线上随访，即针对患者进行全面跟踪随访，能够将中医药学服务延续到院外，从而有效巩固中医药学服务成果。研究结果显示，观察组总依从率高于对照组，证明中医药学服务的实施可促使更多患者理解遵循医嘱用药的意义，可使患者充分认识到遵医嘱用药的重要性，从而督促患者积极主动采取对疾病有利的行为方式，遵医嘱用药，这有利于提高治疗效果。与此同时，观察组药学服务满意度高于对照组，证明中医药学服务的实施有利于构建和谐的护患关系，帮助医护人员赢取患者的信任感及认同感，这对于提高医院及科室声誉十分有利。此外，观察组不良反应总发生率低于对照组，证明中医药学服务能够有效规范临床用药，规避一些不合理用药现象，同时针对患者进行全面跟踪，进一步针对不良反应进行有效的控制。

建立全面的服药依从性健康教育体系，具体措施包括：①纠正态度和信念；②改善医疗的各个环节；③建立良好的医患关系；④促进家庭和社会的支持；⑤坚持持续督导；⑥应用提醒物。

第三节　紧急状况的内容与判别

在社区筛查过程中，高龄老人因为其为特殊群体，比年轻人更易出现一些不安全的突发事件。所以如何应对高龄老人的安全问题，在疗养任务中至关重要。高龄老人由于年龄高，多患有各种慢性疾病，在筛查过程中可能出现各种突发事件。高龄老人常见的突发事件包括：低血糖、哮喘发作、高血压急症、心脏病突发事件等。

1. 低血糖 低血糖反应多发生在有糖尿病病史的老人中。低血糖发生的原因非常多,如饮食、运动、各种不良刺激、糖皮质激素分泌不足、胰岛细胞瘤等等,并非身体有疾病时才会发生低血糖,当食欲不振、过度饥饿、精神过度紧张、出汗过多、体液不足的情况下均可发生。对于有低血糖发生史的患者,一定要做好预防措施,可以随时携带含糖量高的食物或饮料,液态优于固态,首选50%葡萄糖。因为当发生低血糖时,病情进展很快,1分钟甚至几十秒患者就可能出现意识不清,50%葡萄糖方便携带,饮用方便,用量小,吸收快,以便于迅速缓解症状甚至救命。因此,建议经常发生低血糖的患者或者在使用降糖药以及胰岛素的患者随身备用50%葡萄糖。门诊抽血室、治疗室也应将50%葡萄糖作为基础常备药。

2. 哮喘发作 支气管哮喘简称哮喘,是由多种细胞和细胞成分参与的气道慢性炎症性疾病。哮喘的典型症状为发作性伴有哮鸣音的呼气性呼吸困难。急性发作是指喘息、气急、胸闷或咳嗽等症状突然发生或加重,伴有呼气流量降低,常因灾难时精神紧张,吸入刺激性气体或粉尘诱发。哮喘发作多为老人既往有慢阻肺(慢性阻塞性肺疾病)或者支气管哮喘的病史,常对螨虫、猫狗的皮毛、花粉等过敏,发作时突然出现咳嗽、胸闷、呼吸困难、大汗淋漓、口唇发绀、心跳加快等。轻度患者步行时感气短,呼吸频率轻度增加,可有焦虑,闻及散在哮鸣音,血气检查正常;中度患者稍事活动感气短,讲话常中断,呼吸频率增加,时有焦虑,闻及哮鸣音,可有三凹征,心率增快,SaO_2(动脉血氧饱和度)91%~95%;重度患者休息时感气短,端坐呼吸,只能讲单字,常伴焦虑和烦躁,大汗淋漓,呼吸频率>30次/min,三凹征,闻及弥漫响亮的哮鸣音,心率增快>120次/min钟,奇脉,PaO_2(动脉血氧分压)<60mmHg(1mmHg=0.133kPa),$PaCO_2$(动脉二氧化碳分压)>45mmHg,$SaO_2 \leqslant 90\%$,pH值可降低;危重患者不能讲话、嗜睡、意识模糊甚至昏迷,胸腹矛盾运动,哮鸣音减弱或消失,表现为"沉默肺",脉搏变慢或不规则,严重低氧血症和高二氧化碳血症,pH值降低。部分危重患者在数分钟内即可危及生命。

3. 高血压急症 高血压急症是指原发性或继发性高血压患者,在某些诱因作用下,血压突升(一般超过 180/120mmHg),伴有进行性心、脑、肾等重要靶器官功能不全的表现。高血压急症包括血压升高时伴有不稳定型心绞痛或急性心肌梗死、急性左心衰竭、主动脉夹层、高血压脑病、颅内出血、脑梗死、急性肾功能衰竭及子痫等,需要立即进行降压治疗以防靶器官损害。高血压急症是高血压患者病程中需要紧急处理和控制的并发症,其发生率占所有高血压患者的 1% 左右。高血压急症无绝对的血压升高界定值,凡血压相对性升高时,伴有重要靶器官进展性损伤,需要急诊处理者,均可视为高血压急症。与高血压急症不同,如果血压重度增高,但无急性靶器官损害的证据,则定义为高血压次急症。高血压急症由于病势凶险,如抢救措施不及时,可导致病情迅速恶化或死亡,基层医院医师常第一时间接诊,需紧急救治。

4. 心脏病突发事件 心脏病突发事件多为心绞痛、急性心肌梗死,表现为心前区阵发性、压榨性疼痛,疼痛主要位于胸骨后,可放射至心前区与左上肢。如果发作时间比以前延长或对硝酸甘油治疗反应变差,提示可能出现急性心肌梗死,心电图有明显异常改变。不稳定型心绞痛是心肌梗死的早期表现形式,发展到心肌缺血坏死就是心肌梗死。两者共同的表现是心绞痛。

(1)心绞痛:心绞痛大多数是胸痛,位于胸部正中,胸骨后稍偏左或偏右,偏左占大多数,疼痛范围约有手掌大小。近 50% 的心绞痛患者人除胸痛外,还伴有左肩、左上臂的疼痛。少数患者还会有上腹痛、头痛或咽痛的症状。心绞痛重者,胸部有紧缩感和受压的感觉,甚至产生焦虑或濒死的恐惧感。轻者,仅有烧灼感或钝痛。心绞痛每次发作时间 3~5 分钟,很少超过 15 分钟,每天可发作 1 次或数次。如果在发作时吸氧气或舌下含服硝酸甘油,疼痛时间会有明显缩短。心绞痛发作时,患者要自动停止活动,待疼痛缓解后可行动如常。心绞痛发作时,患者还可感觉头晕、心慌、气短、出汗、呼吸费力。心率可比平时增快,血压可有轻度上升。这些伴随症状和体征随心绞痛终止后会逐渐恢复正常。在心绞痛发作时心电图检查可显示心肌缺血劳损的表现。不稳定型心绞痛的特点是疼痛时间延长,超过 15 分钟,性质加重,短时间重复发作,1 天内多次发作或休息时也发作,如果不进行干预,在 1~2 天可能发展为心肌梗死。休息一段时间或服用硝酸甘油有效。

（2）急性心肌梗死：表现为严重的心绞痛，疼痛时间在半小时以上，含硝酸甘油疼痛无明显缓解。心肌梗死的临床表现差异极大，一部分患者发病急骤，病情极为严重，未到医院就已发生猝死；一部分患者无自觉症状，或症状很轻未引起注意，不会到医院就诊。老年人和糖尿病患者可能表现无痛型和不典型心肌梗死。老年人急性心肌梗死发病时，有少部分患者上腹痛伴恶心、呕吐，易被误诊为急性胃肠炎。心肌梗死发病时，患者还可出现呼吸困难，血压不升反降，原有高血压者血压可降低 30mmHg 以上。

因高龄老人在社区筛查过程可能突发紧急状况，对高龄老人进行认知障碍筛查时应注意以下几点：

加强筛查人员风险防范意识。加强筛查人员法律知识、风险因素、风险辨识、风险防范、应急处理等知识学习，并定期考核，针对考核结果，分析原因并进行持续质量改进。

强化筛查人员临床急救操作。筛查人员应掌握紧急抢救药物的禁忌证和适应证，并熟练急救药物用法、用量及抢救设备的应用。

加强检查引导和指导。筛查人员在患者检查前应详细询问其既往病史、用药史等，并对意识清醒者及家属进行心理和认知方面的引导，对于存在疑问和负性心理情绪应正确指导。

第四节　紧急状况的处理流程

1. 筛查过程中，患者突发低血糖时首先可根据目测迅速判断出患者是急性还是慢性病病容。根据经验询问患者是否有低血糖发生史，一般有晕血和低血糖发生史的患者大都会主动陈述自己的病史。当患者在营养不良、体液不足、过度紧张等情况下，都容易发生低血糖。当患者发生低血糖时，症状非常典型，如：全身乏力、大汗淋漓、面色口唇苍白、末梢血管收缩、目光呆滞、意识障碍、语言能力减弱甚至短暂丧失等。此时应立即安慰患者及家属并说明，患者发生了低血糖,只要补充够糖,患者的情况会很快好转。同时将含糖量高的饮料或 50% 葡萄糖喂服进患者口中。这时患者的吞咽功能也比较迟钝,一定要确保喂服到口,同时应注意患者应采取坐位或半坐卧,以防呛咳和误吸。喂服完后予以半坐卧位,继续观察 3 分钟,同时询问患者感受,情况明显好转者可以继续观察,而症状缓解不明显的患者应立即送往急诊输液室进行静脉补液和进一步治疗。

2. 哮喘是慢性疾病,有长期反复发作的特点,患者有较长病史,因此口腔门诊诊疗前问诊了解患者病史、用药习惯及用量,对于预防及处理哮喘发作有关键作用。如遇无准备的哮喘急发,治疗主要为支气管扩张药 β2 肾上腺素受体激动剂,主要作用是稳定肥大细胞防止其脱颗粒。沙丁胺醇是目前最常用于急救的吸入型 β 受体激动剂。其他用于慢性或急性发作哮喘治疗的药物还有肾上腺素。对于有意识的患者,一般通过定量吸入器给药沙丁胺醇。如患者失去意识,无法配合吸入用药或对沙丁胺醇顽固抵抗性支气管痉挛,则肌内注射 1:1 000 浓度的肾上腺素(成人 0.2~0.5ml,儿童 0.01mg/kg,最大剂量为 0.5mg)并启动紧急医疗救援系统。

3. 无论是何种高血压急症均应立即紧急处理,必要时转诊,以确保患者安全。对于急性缺血性脑卒中、脑出血、高血压脑病,应注意降压的速度和幅度;对于主动脉夹层动脉瘤、急性心肌梗死、不稳定型心绞痛、急性左心衰竭伴肺水肿等,应立即降到安全水平。视病情轻重可含服降压药物配合治疗,如卡托普利、硝酸甘油片等,慎用或不用舌下含服普通硝苯地平片剂。不推荐短效二氢吡啶类钙拮抗剂用于急性冠状动脉综合征和心力衰竭的降压治疗。患者在监测血压时应用易于调整剂量且起效快的降压药物,如缓慢静脉滴注硝酸甘油、尼卡地平、乌拉地尔、硝普钠等。

(1)不稳定型心绞痛患者的急救护理方法,具体如下:

1)患者进入急诊室之后,马上采取卧位休息,这是为了预防患者发生心肌梗死。并及时给予患者充分吸氧,氧气的浓度保持在 30%~50%,以中流量吸入,这样可以使患者保持较高的血氧饱和度,为患者心脏提供充足的氧气,可以有效地缓解患者的疼痛感。同时告诉患者保持充足的睡眠,这对病情的康复来说至关重要。

2）密切观察患者病情，不稳定型心绞痛的发病群体多为老年人，且病情发展较快，发生心肌梗死的概率很高，若不及时发现并加以治疗，可能会给患者带来生病危险，所以在护理过程中一定要加强对患者病情的监测，密切监测患者呼吸、血压、心电图等变化，并观察患者是否出现心肌缺氧的现象，一旦出现了上述情况，观察患者是否出现心慌、气短、咳嗽以及胸部疼痛的现象，由于患者年龄段的原因，可能这些病情的变化不会很明显，需要护理人员增加巡房的次数，对患者进行更加密切的监测。同时记录患者心绞痛的次数、频率，以及疼痛部位。

3）给予患者硝酸甘油静脉滴注，在静脉滴注的过程中，要控制好滴注的速度，严格控制在 8~10mg/min，护理人员要做好记录，若发现速度过快，要及时进行调整，以免加重患者的心脏负担。输液过程中患者尽量卧床休息，大小便也尽量在床上解决，以免出现头晕、心悸的症状。同时护理人员要注意观察患者的面部颜色变化，频繁询问患者是否出现心悸、头疼的症状，并且需要定时给患者测量血压。

4）不稳定型心绞痛患者会有很大的心理压力，可能会出现恐慌、焦虑的情绪，护理人员要经常与患者进行沟通，在此过程中要有足够的耐心，让患者可以对护理人员敞开心扉，以便更好地了解到患者的心理以及情绪的变化，并根据患者需要给予相应的解决，对患者进行心理疏通和指导，有利于病情更好地恢复。在中医领域中，冠心病心绞痛的病因与气虚血瘀有关，而开展穴位按压可代替针刺的作用，起到通经活络、疏导气血的效果，将两种治疗方式联合应用，在等待急救药物起效的几分钟内为患者实施穴位按压，可以有效保证患者的生命安全，而且通过按压内关穴可以缓解患者心绞痛症状，膻中穴可改善胸部疼痛感，郄门穴可宁心、活血，治疗胸痛症状效果非常显著，患者发病时按压上述 3 个穴位可以起到疏经通络的作用，患者的症状在短时间内得以缓解，保证急救药物的治疗效果，同时也是保证患者的生命安全，从而提升患者的生存质量。

（2）急诊心肌梗死的治疗原则是挽救濒死的心肌，缩小梗死面积，保护心脏功能，及时对症处理各种并发症。筛查过程中，当患者突发心肌梗死，具体急救措施如下：

1）应立即对患者的神志、瞳孔及生命体征（呼吸、血压、脉搏、体温）等进行快速检查并做出判断。

2）吸氧可以迅速改善心肌缺氧状况，控制或者缩小梗死面积。根据患者胸闷、胸痛程度，决定给氧浓度。

3）评估患者现状，根据心电监护的变化，随时准备好相应急救药品。

4）心肌梗死发生后，心肌耗氧量增加，容易导致冠脉痉挛，心肌缺血严重，血栓形成，甚至发生室速、室颤等并发症。可以给予哌替啶 50~100mg 肌内注射，以缓解患者疼痛症状。

5）硝酸甘油可以直接扩张冠状动脉，解除动脉痉挛，增加侧支循环血流，降低左心室前负荷的作用。但心电显示下壁及右心室梗死患者必须注意，若发生心动过速或血压下降，立即停用硝酸甘油并加快输液速度，以维持患者生命体征平稳。

6）考虑升压药及血管扩张药的应用，并补充血容量，及时纠正酸中毒等。

7）急救处理后，立即就近转送患者至有救治能力的医院，转运途中要密切观察患者意识、生命体征，及心电监护的变化情况。并及时与医院急诊做好院前交接工作，开通绿色通道，尽早给予再灌注治疗。

第五节　未来认知障碍的人工智能家庭化医疗模式

2019 年 1 月，国家卫生健康委员会印发文件确定在江苏省等 6 省市开展"互联网 + 护理服务"试点工作方案。给予 MCI 共病患者健康教育、家庭指导等多项护理延伸式服务，其对于疾病康复、预防及后期患者的生存质量改善有积极的意义。依托互联网的居家护理模式成本低廉、形式多样、实时推送、100% 达到率的特点弥补了传统延续护理服务的不足，扩展了护理服务模式的广度和深度。基于互联网的居家护理模式让患者、医院、政府都从中得利，具有良好的经济与社会效益。

目前,信息技术融合认知障碍诊疗领域备受关注。认知功能信息化评估与监测技术包括远程和移动健康技术、基于云数据的服务、医疗设备、远程监护工具和传感器技术等。该类技术能够间接、动态地评估与监测个体早期认知功能及行为特征的改变,从更高水平的生态效度上甄别认知功能异常导致的细微表现,同时便于个体实时参与院外认知功能评估。

智能家居是一种配有传感器和执行器的特殊家居技术,该技术被集成到住宅的基础设施中,通过实时、动态监控用户在日常活动中异常的行为及生理活动等,间接预测用户与活动相关的记忆功能、注意力及执行功能。Jekel 等通过智能家居对 MCI 患者 6 项工具性日常生活活动进行监测,结果发现,MCI 组表现出更多的搜索和任务无关行为,在解决任务时需要更多的时间,并且这些测量结果与被试记忆和执行能力呈负相关,对 MCI 的早期评估尤为重要,可能是认知能力下降的第 1 个指标。智能家居还可以通过 8 项日常活动测试,结合机器学习算法,将痴呆患者与认知正常者自动分类。Wang 等开发了一套家庭远程夜间监测系统,用以监测用户的睡眠情况。结果表明,与健康老年人相比,痴呆早期个体睡眠质量较低、睡眠觉醒次数较多,睡眠 - 觉醒周期交替更为频繁。因此,基于智能家居采集的睡眠特征对可疑痴呆个体提供了潜在的筛查线索。相对于短暂的、情节性神经心理学测试,智能家居具有更高的生态效度,避免了量表测试者及受试者的主观偏倚。此外,智能家居因其实时、动态监测用户的日常活动及行为特征,是自动化监测与识别院外痴呆及 MCI 人群认知功能的有效手段。但是,智能家居的监测成本仍需进一步研究。

考虑到老年人群认知障碍问题的严重性,护理人员,尤其是社区护士在早期识别认知障碍人群中应该发挥"守门员"作用。认知功能信息化评估与监测技术为老年认知障碍人群早期护理介入提供了新思路及新工具。可穿戴设备、智能家居等能够实时捕捉用户认知表现的细微差异,有助于认知障碍人群的超早期识别及护理。此外,护理人员应结合老年人对信息化技术的应用体验及认知功能监测结果,不断挖掘信息化技术在认知障碍筛查、认知健康管理方面的潜在应用价值,以促进其在医疗健康领域中的应用与发展。认知障碍的筛查与识别在疾病管理中位于首要环节。认知功能信息化评估与监测技术可以更为便捷、快速、客观地评估个体的认知功能,能够早期间接、动态监测个体的异常行为,进而识别高危人群。同时,该类技术还具备认知障碍分类、分级等功能,这使得认知障碍人群的精准化分类管理更为快捷。信息化技术在实现认知障碍人群早期筛查方面不仅有利于延缓疾病的进展,还可以减轻护理人员的疾病管理负担,其居家监测功能有助于提供延续性护理服务能力。此外,信息化技术支持基于行为的认知评估,在收集数据时不引起他人关注,保护了老年人的隐私,体现了以人为本的理念。

(卫冬锋　杨财水)

参考文献

1. 胡昔权. 老年痴呆居家康复指导. 北京: 电子工业出版社, 2020
2. 王湘, 邓瑞姣. 老年性痴呆患者护理模式的国内外比较及其启示. 解放军护理杂志, 2006, 1: 44-46
3. 晏志勇, 徐新娥, 刘明霞. 精神障碍护理技术, 武汉: 华中科技大学出版社, 2019
4. 中国老年学和老年医学学会. 健康长寿专家共识. 北京: 华龄出版社, 2020
5. 郭淑一. 赋权取向对认知症照护的启示. 社会与公益, 2020, 11 (10): 36-38
6. 王英全, 梁景宏, 贾瑞霞, 等. 2020—2050 年中国阿尔茨海默病患病情况预测研究. 阿尔茨海默病及相关病, 2019, 2 (1): 289-298
7. 钟敏, 杨雪云. 家庭照顾者压力疏导的社会工作介入研究—以庐江县失能失智老人照顾者为例. 湖北经济学院学报 (人文社会科学版), 2018, 15 (6): 20-23, 47
8. 杨团. 以家庭为本、社区服务为基础的长期照护政策探索. 学习与实践, 2014, 6: 82-91
9. 王震. 居家社区养老服务供给的政策分析及治理模式重构. 探索, 2018, 6: 116-126

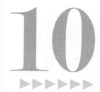

第十章 认知障碍患者的社区管理

2017年5月29日,在瑞士日内瓦召开的第70届世界卫生大会通过了《2017—2025年失智症公共卫生应对全球行动计划》,号召各国政府积极推进痴呆(失智症)认识、降低风险、早诊断、早治疗、照护者支持等工作。我国率先在上海开展了失智症友好社区建设,成立"失智照料中心",开展失智老人日托服务。照料失智老年人不仅是一个家庭的责任,也是整个社会义不容辞的义务。在不久的未来,我国将完善老年医疗护理服务体系,打造多个认知症友好社区,让认知障碍患者有所依也有所医,有所养更有所乐。

中国作为拥有全世界最庞大老年群体的国家,人口老龄化带来的制约经济发展、威胁个体健康等诸多挑战也会随着社会进步日益突出。中国发展研究基金会关于中国人口老龄化的报告表示,预计到 2025 年,中国 65 岁及以上的老年人口将超过 2 亿人。2050 年,中国老年人口将接近 4 亿人,其中以阿尔茨海默病(Alzheimer's disease,AD)为主的痴呆症,主要表现为严重认知障碍以及脑功能损伤,目前已成为老年人身心健康的最大威胁之一。并且随着年龄的逐渐增加,痴呆的患病风险也在持续增长,从 65 岁开始,AD 的患病率接近 2%,并以每 5 年翻倍的速度持续增长,85 岁以后患病风险高达 20%。我国现有 AD 患者已经超过 1 000 万,预计 2030 年将达到 1 811.6 万。

庞大的数量令社会保障体系、养老服务体系和老年人健康支持体系承受极大负担,甚至出现人口老龄化水平超前于经济发展的情境,所带来的威胁对个人、家庭而言是沉重的打击,因为照顾痴呆患者相当复杂和费力,用于护理和医疗的费用也是巨大的开销,所以如何在保证个体利益和社会经济效应的前提下,改善痴呆症患者的护理服务,需要家庭和社区卫生服务单位的全面联动合作。这不仅体现在对年长痴呆患者的干预和护理,更重要的是对患有轻度认知障碍的痴呆高危患者进行早期的筛查与干预,以此减轻病程后期患者的症状,降低护理的人力、财力成本,因此我们需要大多数患者在社区卫生服务机构对痴呆早期的认知障碍症状进行早期筛查和干预,让社区服务成为支持痴呆患者的主要方式,并且搭建相关医院专科的绿色通道,在需要时将患者转介给专家。

第一节　社区医师定期随访

社区卫生服务机构将认知障碍患者登记在册并纳入常规管理,包括宣教工作、个性化健康指导、患者微信群管理等。其中常规宣教包括发放健康教育手册、宣传合理用药、倡导参与社区活动、坚持身体锻炼、鼓励每天读书看报等。

1. 随访的目的　首先,随访指定期的认知状态评估和监测。对于 50 岁以上的老年群体,社区卫生服务中心将提供定期的认知评估以对痴呆风险人群进行筛查,而随访则是在此基础上,对曾评估过痴呆风险的个体再评估,定期了解其认知发展状况,评估其痴呆风险指数,在必要的情况下及时干预并就诊。据统计,痴呆症导致的中国经济损失近1 000亿元,其中医疗卫生的投入就高达600亿元,除了这些医药开销,患者护理照护的特殊开销平均到痴呆患者家庭中,每年需要承担15 000~24 000元,这导致痴呆患者沉重的经济负担。但是有研究表明早期筛查诊断可以显著降低痴呆带来的经济消耗、缓解社会以及个体家庭的经济压力,其根本原因在于,痴呆和癌症等慢性疾病不同,它有比较长时间的"治疗时间窗",又称机会窗,在痴呆可能的病程早期——轻度认知障碍出现时,积极干预治疗,可以有效缓解老年痴呆症状,还能遏制老年痴呆早期症状的进程。所以对于痴呆患者,越早识别出典型症状、越早诊断出具体疾病和病因,可以显著延缓痴呆进程,所以社区医生针对痴呆和认知障碍的随访筛查是必要的,正如广大群众日益重视的体检,认知状态的评估就好比反映大脑健康状态的体检,只有越早诊断才能有利于疾病的治愈。

其次,随访指针对早期筛查结果为认知障碍的患者进行定期干预,根据患者目前的认知状况、日常生活自理能力,以及可能的风险因素,社区医生可以提醒并监督轻度患者通过改善生活习惯进行认知障碍干预,比如注意饮食搭配,提倡"地中海饮食",指多食用富含膳食纤维的水果、蔬菜、五谷杂粮,多使用不饱和脂肪酸的食用油比如橄榄油等;并且在闲暇时多进行脑力活动(如阅读、写作)和社交活动。同时,目前有研究表明认知训练是延缓老年人认知衰退、维持正常生活能力的一种重要的非药物干预手段。相比于药物干预,认知训练无相关的不良反应,对于健康人群和痴呆早期人群更为安全。2019年发布的《认知训练中国专家共识》指出,"任何有意愿的人群原则上都能进行以提升认知功能、增加认知储备为目标的认知训练"。社区医生的随访可以帮助社区老年人群在记忆、注意、加工速度、执行功能等多个认知领域开展训练,实验证据显示接受训练的认知领域在训练后获得显著提高,且有效延缓了日常生活能力的下降,获得国内专家A级推荐。认知训练需要基于数字医疗平台,目前中国本土的线上多领域认知训练已经开发,安全有效的非药物干预将结合药物治疗、临床医生指导下的康复疗法共同形成全面整体的预防和康复计划,延缓健康老年人的认知下降,提高其生存质量,促进认知障碍疾病的防治工作。

2. 随访的意义 随着人口老龄化加快,慢性疾病患病率上升,以及人民对医疗保障日益增长的要求,我国积极加强社区基层医疗服务建设,深入推进医改,从 1997 年起,国务院及其相关部门制定了一系列城市居民卫生及农村乡镇医疗保障的政策,令城市社区卫生服务中心乡镇卫生院,甚至村卫生室的各级卫生服务体系有了较大的发展,"看病难、看病贵"的现实问题有了很大程度的改善。社区卫生服务的主要作用就是将全科医学的理论应用于有需求的居民,全科医学除了利用医学知识对患者相关的器质性疾病进行问诊、治疗,还强调实施人格化的、综合性的以及持续性的服务,社区卫生服务的目的也不局限于对抗疾病,更重要的是提高生命的质量和尊严,尤其针对日益壮大的老年人群体。而痴呆是一种在老年群体中高发的异于正常衰老的神经退行性疾病,主要表现为严重的认知功能减退,因此对于痴呆的诊断需要借助认知障碍的筛查,通过评分确定认知障碍的分级,并且通过其他问卷和量表的调研寻找痴呆风险因素。

然而,目前我国民众对于痴呆的知晓率普遍较低,研究表明,近 76% 的痴呆患者对于自己身患痴呆毫无察觉,并且 50% 的患者家属对于亲人的痴呆病程发展也没有体会,这一现象对痴呆的早期诊断以及干预起到严重的负面影响。所以,在社区卫生服务体系中,社区医生的定期随访对于认知障碍高风险人群的筛查和干预都起到重要作用。

第二节　社区医师定期开展脑健康测评

研究表明,目前在社区的早期护理中对于痴呆症的筛查和诊断严重不足。在针对认知障碍和痴呆进行相应干预和治疗之前,对它们的识别和诊断是必要的第一步。痴呆症患者以及早期高危人群可以通过一系列结构化的临床神经心理测试进行诊断,对有家族病史以及有相关针对性的慢性疾病史的个案调查进行识别。虽然目前并没有可以完全逆转痴呆疾病进程的特效药,但是已有研究表明,早期诊断有助于减轻痴呆患者及其护理人员的痛苦,以及这种神经退行性疾病进程中的不确定性,所以在这一小节中,我们将介绍痴呆早期认知障碍的筛查和诊断方法,主要涉及的程序包括从患者和家庭成员了解认知衰退进程以及相关疾病史,通过有关量表进行记录评分,并且让患者完成各项认知功能的评估,在特定情况下推荐血液检查评估遗传因素,并且完成神经影像的进一步筛选和诊断。

一、认知测评诊断

在神经心理方面,目前临床对于痴呆、认知障碍的专业测试包括简易精神状态检查量表(MMSE)、极早期失智症筛查量表(AD-8)和日常生活活动量表(activity of daily living scale,ADL),MMSE 应用最为广泛,涉及认知域丰富,对于认知障碍的区分准确率较高,而 AD-8 主要涉及患者的主诉认知状况,指个体虽然有主诉记忆的下降或者其他认知功能的持续衰退,但是客观的认知测评并无显著改变,这也将列为可能存在痴呆的高风险人群,在后续进行随访和认知能力的监测和干预,ADL 指维持日常基本需求所体现的基本功能,反映了人们在家庭和社会中能够保持自理的程度,常见条目的包括自己进食、洗澡、穿衣、出行、家务和管理钱财等,虽然 ADL 也是临床的重要测试之一,但是对于需要社区基层筛查的早期痴呆和认知障碍患者,区分度不够高,可以针对痴呆症患者的社区护理提供量化效果的途径,增加患者配合度和自信心,以及让患者回归家庭和社会以后的环境改造提供符合当前健康情况的参考方案。

除了 MMSE、AD-8 和 ADL 这样的基础测评手段,针对社区基层早期痴呆的筛查,还应该注重具体认知领域的定向评估,认知障碍往往在 50 周岁起就有先兆,并随年龄增长表现出大脑的生理性病变从而引发认知衰退,但是 MMSE 等临床测评对于 50~60 周岁刚步入老年阶段的个体难度较低,难以识别轻度认知障碍,并且受教育程度和社会经济背景可能会导致 MMSE 分数有相当大的偏差,所以需要通过定向评估记忆力、注意力、视空间、语言功能、加工速度、执行功能、逻辑推理的测评,深入了解各项认知功能的水平,提供个体多领域功能的详细信息,动态追踪各项认知功能的变化,多领域认知测评可以帮助解决诊断的不确定性,在测评中尽可能全面地体现出受试者的认知情况以及在一定时间内罹患认知障碍的可能性,并且这些不同领域的评估具有重要的预后价值,临床医生结合专业知识和神经心理学测评结果,可以推断出患者的病因、诊断和预后情况,有利于提出咨询、干预的综合建议。

多领域的高级认知功能评估根据心理学的经典范式改变,最常用的测验包括:记忆领域的测试量表包括听觉词语学习测验(AVLT),复杂图形回忆(RO-delay);视空间能力的评估包括画钟测验(CDT)以及复杂图形模仿(RO-copy);加工速度的评估包括符号数字转换测验(SDMT)和连线测试 A(TMTA);执行功能的评估则包括连线测试 B(TMTB)和 Stroop 色词测验(SCWT);语言能力的评估包括 Boston 命名测验(BNT)以及言语流畅性测验(VFT)。对轻度认知障碍的筛查准确性较高,且可以根据记忆以及其他认知域的得分诊断为不同认知障碍亚型。

二、社区认知测评诊断发展方向

传统认知测评仍然有改进的空间,尤其是社区基层的筛选测评,需要兼具操作简单与用时简短的特点。首先,需要改良传统认知测评纸笔记录的形式,线上测评不仅简化认知测评的操作流程,更优化了数据存储的过程,既能保证测评结果的准确,更有利于受试者动态认知状态的监测,便于对受试者的认知状态进行更准确的评估,对认知衰退状况进行有效干预。同时线上测评适合在认知障碍的风险人群中进行大规模的推广和常规体检,在纸笔问卷电子化的基础上也可以进一步开发社区数字医疗平台,作为社区医生和社区居民沟通的桥梁和存储问诊就诊信息的帮手,此外,线上测评推广方便,在试点应用积累经验后,更多的测评者便可以经过培训进行操作。

此外 MMSE 等传统认知测评中也存在部分题目的筛查区分度不高的问题,并且由于涉及较多语言类以及语音指示类的题目,受受试者文化程度的影响较大,今后可以提取其区分度较高的子项目进行重新编排,适当增加非语言类型的推理性质的题目,提高MMSE区分度的同时,提高它对轻度认知障碍等早期痴呆进程的筛查程度,并且降低测查时间,更适合推广到有大量筛查需求的基层社区。另外,以AD-8量表为代表的询问受试者本身认知状态的半结构性咨询量表,主要依靠受试者自行评估,容易受受试者主观状态的影响,并且没有可靠的常模和客观评估标准,可能呈现不符合客观实际的假阳性结果以及受社会称许效应影响的假阴性结果,不适合独立作为诊断认知障碍的依据,但是AD-8量表本身也没有根据受试者主诉进一步划分具体认知领域的衰退,难以与后续量表形成联系,所以今后可以根据AD-8的主诉问题,联系受试者的各项认知功能得分,建立相应预测模型,与后续的各个认知测评对接,并且添加相关从记忆、反应速度、执行功能、视空间等各项认知能力出发的主诉情况,更容易发现老人个性化的认知损伤问题,建立起个性化的患者"病历"。

第三节　认知康复训练、患者教育

随着我国老龄化的严峻趋势以及人民群众对社区医疗服务的需求日益强烈,社会对痴呆、认知障碍等慢性疾病的保障和改善提出了新的要求,这就需要政府、高校、机构、医院等多方力量积极参与,共同为我国老年健康保障谋取福祉。

一、政府支持和政策引导

政策性的引导与支持是脑健康计划实施能否成功的重要决定性因素,合理的策略制定,健全的网络筛查和工作机制,适时对项目落实情况进行指导和监督,良好的科普宣教以及灵活的管理机制实施,才会使得城市社区卫生服务体系的痴呆风险筛查和防治干预工作层层推进、顺利开展,为了增强老年痴呆风险筛查的普适性和科学性,需要在部分医疗资源丰富、群众平均受教育水平高的城市率先进行试点,为全国范围内推广脑健康相关医疗卫生工作决策提供科学依据,这其中政府给予的推动作用至关重要。

2016 年,北京市政府联合多部门出台《北京市精神卫生工作规划(2016—2020 年)》,将老年痴呆等多种精神障碍作为工作重点,并于 2019 年在城市六个区域试点开展"北京市老年人脑健康体检(痴呆风险筛查) I 期项目"予以落实,形成了具有特色的北京方案及可推广实施路径。在此基础上,2020 年"北京市老年人脑健康体检(痴呆风险筛查) II 期项目"也成功开展,覆盖 65 岁以上常驻老年人口高达 10.2 万人。在北京市卫生健康委员会的号召下,各区卫生健康委、社区卫生服务中心高度重视老年群体的身心发展,开展了卓有成效的工作,在北京范围内也整合了项目资源,共同构成了专家指控组、技术团队、培训管理、健康科普教育及宣传、大规模认知评估和诊断实施团队,最终大规模地为不同认知状况、不同疾病进程的老人提供优质全面的痴呆风险递进式筛查服务,以北京市为试点的痴呆风险筛查所取得的成果和经验需要进一步推广到全国范围内的其他地域城市,但我国领土辽阔,各地区有自身的地理、人文特色,经济、文化发展水平也不均衡,在北京施行的标准化方案可能存在难以推广的情况,所以更需要政府推动,切实加强组织领导,自上而下地实施痴呆防控体系的构建。

二、人才培养及防控体系构建

在政策推动之前,需要有理论基础以及足够的技术、人才储备。并且,随着老年人口数量的显著上升,将传统认知评估和诊断简化,结合大数据计算,在数据挖掘和分析的基础上,给每个检测人员提供一份关于脑认知的检测结果报告,需要解决大范围普及痴呆筛查所需的技术体系,人才培养以及筛查所需的健康知识普及等关键因素,比如 2008 年起,北京师范大学发起"北京老年脑健康促进计划"(BABRI)临床队列研究,采用加速追踪研究设计,发布了北京社区老年人群的 MCI 患病率,确定了认知障碍的高危因素,并建立了老年认知衰退模型,揭示中国老年人群认知衰退轨迹和关键期,以此为基础,适用于北京本土的老年脑健康体检工作体系得以构建。

1. 技术体系 我国痴呆筛查依赖于临床传统测验,效率低、耗时长,而开发的脑健康体检(痴呆风险筛查平台)大大缩短了检测时长,并且基于平台,进一步确立了老年期痴呆风险筛查的分级递进式筛查方案,即根据体检表现将参与筛查的体检者划分为认知正常人群、轻度认知障碍风险人群以及痴呆风险人群 3 类,并根据不同认知状态人群的特点针对性开展后续的检查与干预。另外,线上脑健康体检平台同时提供针对性训练方案,以达到干预效果,并且为痴呆风险人群开辟绿色就医通道,提高痴呆检出率和治疗率。

2. 人才体系 北京师范大学老年脑健康研究中心在脑健康体检推动过程中已经培训出一批具备专业知识技能、熟悉平台使用、具有基层测评经验的专业团队作为相关管理人才的储备团队,在项目实施过程中指导老年人进行脑健康体检起到了巨大的作用,并且制定了一套完整的岗前培训计划,以授课形式向基层卫生服务机构介绍脑健康体检基本科学原理、平台测评、具体内容、平台操作使用流程、痴呆相关疾病干预手段等,为脑健康体检方案的实施提供具有专业素质、配合紧密、协同高效的人员保障。

3. 科普教育 搭建线上科普教育平台与知识库,推送科普宣教文章,组织线上讲座,开设直播课程,开展线下科普教育活动,面向广大受众普及脑健康管理和认知障碍疾病早期防治相关知识,传播脑健康体检、认知康复、自我管理的必要性和重要性。

三、打造三级防控体系、建立绿色就医通道

基层社区卫生站、社区卫生服务中心以及大型三甲医院的分工需要进一步明确,在社区卫生服务中心和基层卫生站系统合作共同实施痴呆早期筛查和随访的过程中,其他机构和医院需要研发多元化、针对性的认知康复训练方案,并且对于筛选出的痴呆高危患者建立绿色的就医通道,相关医疗人员通过监测报告结果进行客观性的描述和诊断,经过经验融合,发现患者认知发展中存在的问题,同时有针对性地提出定制化的建议,合理安排相关训练以减缓进一步的神经病变和认知衰退。同时针对痴呆患者的后期疗养,在家庭承担压力的同时,社区医生的随访检查、护理和干预也需要及时进行人员调配,充分发挥社区医疗服务职能。

第四节　社区卫生服务中心的核心作用

痴呆患者由于严重的认知障碍,会表现为神经功能无法支持躯体功能,逐步丧失独立生活的能力,最终发展为完全依赖于他人的照顾和护理。痴呆患者的护理需要家庭和机构协同完成,但是数据显示,80%的患者都是在家中由非专业护理者进行照顾,原因主要有经济困难,不能支持全天候、长时间机构照顾的费用;以及受到文化价值观的影响,患者自身更倾向于寻求家庭成员的照顾,患者亲属也觉得照顾赡养是应尽的责任。但是在我国,面对人口老龄化家中伴随痴呆患者急剧增长的严重形式,目前还没有做好完全的准备,相比"家庭医生"概念提出更早、社区卫生体系发展更全面的欧美国家,我国目前养老服务和痴呆护理在社区卫生服务框架中仍有待补充,并且还有研究表明,社区卫生服务中心针对痴呆症提供早期诊断支持、家庭照顾者的教育培训以及痴呆患者的干预支持和照顾者的心理健康调节是满足中国痴呆患者家庭的重要因素。

三级医疗卫生服务体系是中国特有的,城市地区的三级主要包括城市综合医院(第三层级)、社区卫生服务中心(第二层级)以及社区诊所(第一层级),针对早期认知障碍的筛查诊断以及后期痴呆症的干预和护理需要培养一批基层的专业队伍,所以社区卫生服务中心作为第二层级,可以以社区诊所为依托,整合资源、协同合作,高效率针对性地开展痴呆高风险人群的健康管理和干预服务,并持续积累经验,为探索更人性化、更可持续性、更低成本的服务模式和服务途径做准备。所以将防治痴呆应用于社区卫生服务的框架中,社区卫生服务中心起到核心作用。社区卫生服务中心的核心任务包括:

1. 提高相关意识,开展科普宣教　动员的对象包括社区居民和社区诊所工作人员,针对社区民众,利用印发宣传资料、撰写公众号文章、开设科普讲座等形式开展老年痴呆预防的教育活动,普及认知障碍早期筛查和应对知识,提升公众精神卫生意识。同时社区卫生服务中心也需要向卫生站工作人员开设相应科普课程,为专业随访人才的培养做准备。

2. 组织人才培训,形成专业团队　社区卫生服务中心需要动员其工作人员以及管辖区社区诊所、卫生站的工作人员参加统一标准化的培训,熟练掌握早期筛查认知评估的各项流程以及相关知识,为居民以及潜在风险人群提供定期的认知检查,并且根据结果提供相应建议和初级干预措施。

3. 加强各级沟通,落实痴呆防治 在为老年人提供认知测评的同时,社区卫生服务中心还应承担痴呆风险的评估,及早识别潜在的痴呆风险,并通过影响因素的评判,为受测者提供相应建议和日常干预方案,更重要的是对发现的可疑痴呆老年人,建议其到上一级医疗机构就诊,进行科学诊断。

老龄化的加速带来的是全球性的公共卫生问题,如何应对快速增长的医疗开支以及减少养老相关的社会资源已经是各个国家政府的战略级目标,我国正在通过完善一系列以社区为依托的认知障碍筛查体系和痴呆患者支持框架,满足社会资源合理分配需求和患者及其照顾者的个性化需求,虽然目前仍然面临诸多问题,比如我国地大物博,存在客观的地域差异,标准化的筛查和防治方案难以推广,在之后还需要技术突破,将早期筛查的时间进一步缩短,诊断准确率也要提高,数字医疗和线上患者管理更加体系化等。为了我国老年群体能够更"优雅",更有"尊严"地老去,政策制定者、服务措施的规划者、技术平台的提供者都应该与社区卫生服务中心倾力密切合作,为进一步探索更优化的患者社区管理做出贡献。

如今,在各级政府的倡导和推动下,认知症友好社区建设正在部分城市试点展开,如上海、青岛、杭州等城市和地区积极探索认知症照护的策略,充分整合居家照护、社区照护和机构照护的模式,充分调动社会资源,依托剧院、餐厅、博物馆、公园、画廊等社区资产,运用认知症非药物疗法,引领认知障碍患者定期参与社会活动、规律的运动和认知训练,尽最大限度延缓甚至阻止认知障碍病情的进展、恶化。

总之,认知障碍患者在性格、行为、习惯等各个方面都发生了巨大改变,对任何家庭都是巨大挑战。但是有一个基本原则是不变的,认知症照料不仅是患者家庭的责任,也是全社会义不容辞的义务。相信在不久的将来,功能完善、医疗资源配套的认知症友好社区将成为基层社区的一大亮点。

(李 鹤 徐 凯)

参考文献

1. 贾建平. 中国痴呆与认知障碍诊治指南. 北京: 人民卫生出版社, 2010

2. 田金洲. 中国痴呆诊疗指南. 北京: 人民卫生出版社, 2012

3. 吴毅, 谢欲晓. 社区康复适宜技术. 北京: 人民卫生出版社, 2019

4. 李达. 社会心理作业治疗, 北京: 电子工业出版社, 2019

5. 孙红, 尚少梅. 老年长期照护规范与指导. 北京: 人民卫生出版社, 2018

6. 祝塌珠, 江孙芳, 陈陶建. 社区常见健康问题处理. 北京: 人民卫生出版社, 2018

7. 中国防治认知功能障碍专家共识专家组. 中国防治认知功能障碍专家共识. 中华内科杂志, 2006, 45 (2): 171-174

8. 王芬芬, 唐丽, 蒋天武, 等. 社区三级管理模式干预老年轻度认知障碍的效果评价. 浙江预防医学, 2013, 25 (5): 5-8

9. 高芳, 张允岭, 陈志刚, 等. 老年期轻度认知障碍的中医研究思路及社区模式初探. 北京中医药大学学报, 2008, 31 (11): 733-736

10. 王华丽. 充分发挥社会工作在认知障碍服务中的作用. 中国社会工作, 2020, 26: 43

11. 宋振玲, 彭蕾. 失智老人照护服务的社会工作介入研究. 社会与公益, 2020, 2: 90-92

12. 刘米娜, 李学斌. 太极延缓社区中老年人认知功能衰退有效性的系统评价. 社会建设, 2017, 4 (4): 42-56

13. 房莉杰. 理解我国现阶段的长期照护政策. 北京工业大学学报 (社会科学版), 2015, 15 (5): 1-6

14. 全国社会工作职业水平考试教材编写组. 社会工作综合能力 (中级). 北京: 中国社会出版社, 2015

后　记

开展脑健康自我管理，做健康的第一责任人

随着社会经济的发展和医疗技术的进步，人口平均预期寿命增加。据 2019 年的人口学数据，中国居民人均预期寿命达 77.3 岁，而日本人口的预期寿命高达 84.2 岁。更长的寿命意味着人们有更多的机会体验人生种种可能，比如发展自我，或者为家庭和社会做出有价值的贡献，这一切都取决一个前提因素——健康，具体来说是脑健康。

世界卫生组织提出"健康老龄化"概念，强调老年人的健康不应该由没有疾病来定义。"健康老龄化"是指为发展和维护老年健康生活所需的功能发挥过程，包括内在能力（intrinsic capacity）和功能发挥（functional ability）两个维度。其中，内在能力指个体以基因遗传为基础、受个体特征影响的生理与心理健康功能的整合。功能发挥则是老年人内在能力与环境的互动以实现个体价值的过程，这里的环境既包括家庭环境、居住环境、人际关系等微观环境，也包括社会观念、公共政策等宏观环境。在生命历程中，内在能力和功能发挥都会因个体不同时点的选择、环境的干预措施而发生变化，并最终影响每个个体的健康老龄化轨迹。

此外，世界卫生组织还针对健康老龄化的事实提出：老年人健康与功能状况是多样化的，"典型的老年人"并不存在，许多老年人身患一种或多种疾病同样能够保持良好的活动能力和较高的生活质量，鼓励人们发挥主观能动性，认识到健康状态与自己的健康行为联系紧密。只有脑健康才是真健康。

为此，我们提出积极开展脑健康管理的理念。提倡从中年期开始定期地自

我监测认知功能,早期识别认知功能下降和轻度认知障碍等认知症的"前兆",以便精准防控、早期干预。提倡终生学习,尤其要持续不断地学习脑健康知识,知晓预防认知障碍的知识和防控方法。提倡参加认知训练,通过合理膳食、适度运动,调试情绪、参与团体活动,维持大脑的活力和敏锐性,改善认知功能,降低认知症的风险。

脑健康管理是健康管理的分支学科,因此与其共用同一套话语体系,如健康素养、健康风险、健康风险评估、健康行为、健康信念、健康信念模式等概念同样适用于脑健康管理的全流程。

广义的脑健康管理是指对大脑的终生健康维护。一个人是否健康、长寿,先天遗传因素仅占 25%,而后天的生活、行为习惯,认知储备、健康素养的培养等对健康的影响占 75%。什么样的生活和行为方式有利于大脑健康的养护呢? 我为你概括出四个基本点,称作"健脑四维"。

一维:尽可能避免脑损伤

大脑外部有坚硬的颅骨保护,内部有强大的血-脑屏障,但是我们一生中难免会遇到大脑伤害。这些损害有的属于天灾人祸、不可抗力、在所难免,有的却是自我生活、行为习惯所致,可以通过自我努力最大限度避免。通过解剖发现,人类的颅骨内侧并不是平滑的,颅骨朝向里面突出有很多棱角、隆起。这些隆起像刀子一样锋利,如果大脑受到强烈震荡,很容易被这些隆起戳伤、划伤,出现不可逆损坏。例如,在交通事故中,大脑极有可能出现撞击损伤。根据交通管理部门的数据,乘车系安全带、骑摩托或电动自行车带头盔,会让头部受伤害的概率下降 50%。此外,带有剧烈冲撞风险的体育项目,如拳击、散打、摔跤、橄榄球、足球等也会产生大脑损伤。有统计数据显示,很多职业橄榄球运动员和拳击运动员退役后会出现精神和神经系统方面的疾病,如抑郁症、帕金森病、老年痴呆等,这和大脑频繁遭受撞击有很大关系。

本书的前半部分提到长期的环境污染也会造成大脑损伤,例如雾霾、水源或土壤被重金属(铅、汞、铊等)污染。此外,神经抑制剂、兴奋剂和致幻剂等"毒品",如鸦片类、苯丙胺类、麦司卡林等,也会对大脑造成严重损伤。我们的日常生活里存在很多种成瘾物质,如酒精、尼古丁、吗啡、糖、电子游戏等,它们利用大脑的奖赏回路,让大脑反复不停地重复做某些事,久而久之在某个脑区形成紧密的神经网络,控制大脑,产生假象、幻觉,从而对大脑造成不可逆的伤害。现实生活里,我们都清楚吸烟、饮酒有害健康,我们缺少的是完全戒断的毅力和自律性。

二维:管控好慢性病

大脑是人体血管最发达的器官之一,几乎所有的血管伤害都会影响大脑功能。因此,控制好"三高",即高血糖、高血压、高血脂,就能最大限度预防心脑血管疾病(脑卒中、冠心病)的发生。

三维:养成健康的生活习惯

生活习惯直接决定身体的健康情况,如果存在一些不良行为,有可能日积月累后会导致身体健康受影响,提早诱发某些疾病。健康管理学中倡导的合理膳食、适度运动、规律作息、高质量社交、持续不断的学习(终身教育)、勤动脑等就是有利于保持大脑健康的良好生活习惯。事实上,养成健康的生活和行为习惯,也是有效预防慢性病,远离成瘾物质损伤大脑的前提和基础,也是脑健康自我管理的着力点。

四维:积极乐观的情绪

尽可能让自己保持心态平和,每天都训练自己开怀大笑,用慈悲心关爱身边的每个人。真诚地与亲人、朋友保持互动,满心欢喜地参与健康的社交活动,让自己感受到被他人需要,自己是个有用的人。

健脑四维本质上是主动认知储备的过程。我们的研究发现,那些教育程度高、坚持终身学习、有良好健康素养、与时俱进、积极乐观、时刻准备迎接新挑战的人,认知障碍疾病的发病率相对较低。套用"你不理财,财不理你"这句俗语,"你不健脑,脑不健你"。大脑是你我最重要的资产,请做好储蓄。脑健康才是真健康,老年人只有维持认知功能正常,才能真正做到颐享晚年幸福生活,才能有尊严地活着、优雅地变老。归根到底,健康要靠自己,最好的医生就是自己。

《重塑大脑,重塑人生》一书的作者诺曼·道伊奇认为,脑是一个有机体,只要还活着,年纪再大仍能不断改变!第一位揭示大脑可塑性的神经生物学家,美国加州大学旧金山分校的迈克尔·梅策尼希宣称：科学的大脑练习可以医治脑病，包括精神分裂症。人的一生，从摇篮到坟墓，一直具有可塑性。即使老年人，也可以通过不同类型的认知训练来改善学习、思考、记忆和知觉等脑认知功能，让大脑保持年轻状态。可以通过刻意、反复训练，让相关脑区的功能变得更强！同样，经过反复训练，受损伤的大脑及认知功能也可以重新恢复。

为此，我带领科研团队及大批志愿者于2009年发起了"北京老年脑健康促进计划"，简称BABRI计划。在我们的倡导下，北京市卫生健康委员会自2019年起，在北京市的基层社区启动了"脑健康体检（痴呆风险筛查）"工作，以项目带动脑健康科普宣教，以实际行动探索认知障碍疾病综合防控系统，为健康中国战略提供中国方案。

在北京师范大学认知神经科学与学习国家重点实验室的专业指导和统筹安排下，北京市城六区（东城区、西城区、朝阳区、海淀区、丰台区、石景山区）基层卫生服务机构持续开展老年脑健康分级筛查、脑健康科普教育、脑健康管理人才专业培训、痴呆风险人群就医推荐、老龄生活指导和认知康复训练等工作。如今，我们已经建立起了一支由社区卫生服务机构的医务工作人员、社区家庭医生、脑健康体检测评人员、专业咨询顾问、志愿者等构成且熟练掌握脑健康体检（痴呆风险筛查）应用平台操作方法和使用规范的工作队伍。

筛查所得到的体检者多领域认知状态、主诉认知情况、慢病史、生活方式等信息，可基于BABRI老年脑健康社区临床队列数据库结合MCI临床诊断标准，采用典型判别MCI风险计算脑健康体检（痴呆风险筛查）中采集的信息并赋予其权重系数，然后加权平均得到综合指数，即脑健康指数。通过该指数厘清参与体检的老年人群的认知与脑健康状况，发现风险人群分布特点和痴呆相关风险因素，形成调研报告。脑健康指数未来可被老龄工作相关领域充分应用：金融保险行业可用其对老人脑健康状态进行评估分级，科研领域开展痴呆风险相关研究时可用其准确纳入受试人群，社会养老机构可用其对风险老人开展认知康复训练等干预措施等；为老年脑健康体检体系在全国范围内推广提供了有益探索和重要经验。

人口老龄化已经成为 21 世纪面临的主要挑战。随着全球人类平均寿命逐年增长，老龄人口基数逐渐增大。老龄化问题逐渐成为全球老龄化背景下制约国家经济发展、关系国家战略布局的核心因素之一。世界卫生组织早在 2002 年正式提出"健康老龄化"架构，倡议世界各国在老龄化工作中，不仅要保障老年身体健康，更应着重关注老年期的认知功能状况，强调老年身心健全在推动老龄化社会发展、提升老年生活质量中的重要地位。认知功能减退与年龄增长密切相关，尽管当今医疗卫生的快速发展有效降低了其他重大疾病的危害，但老年期慢性非传染性疾病的广泛流行仍是老年人群身心健全的主要威胁，其中以 AD 为典型代表的老年痴呆症更是将老年认知损伤的危害推向个人、家庭乃至社会、国家都难以承受的境地。遗憾的是，到目前为止，医学还没有有效治疗 AD 的药物和方案，世界各国的神经生物学家一致认为，预防并且是极早期预防 AD 是目前唯一可以战胜 AD 的方法，其关键就是早发现、早诊断、早干预。

我国的痴呆风险筛查尚依赖于临床门诊使用的传统纸笔测验，测评效率低、耗费时间长、施测过程复杂，对使用人员专业性要求较高，缺乏老年群众接受度高、筛查有效性有保证且易于大范围推广使用的电子化认知测评工具。分子影像检查设备受限于技术要求高、准入标准严格等因素，难以大规模应用。因此，研发适用于早期筛查的痴呆风险筛查工具就显得尤为重要。既往国人对于 AD 和 MCI 的认识率、知晓率严重偏低，缺乏相关科普知识，常规体检内容中缺少脑健康体检项目，致使本土化的认知基础研究数据不足。这一不足反过来又阻滞了相关策略的制定，未能形成"普及性体检筛查—基础数据分析—医疗策略建立—大众科普"的良性闭环。此外，目前我国的脑健康产业发展还处于起步阶段，同时也是一种新兴的弱势产业，其市场需求、产品生产、销售等还没有形成一个完整、明晰的"产业链"，也没有一个成熟的产业发展环境，缺乏可供效仿的成功新兴产业发展先例。

我们已经开发出记忆门诊与痴呆风险筛查的电子化工具，制定了认知障碍早期递进式筛查、分级管理的脑健康管理流程，积极倡导生活照护、医疗卫生服务和养老服务相结合，形成了医中有养、养中有医、医养合作、社区辐射型、家庭医生嵌入式和"互联网+"认知障碍友好社区建设。努力打造适应老人健康需求的包含预防-治疗-康复-护理-临终关怀的整合型、连续性服务体系。积极倡导人文关怀,帮助每一位中国老人实现成功老龄化、健康优雅地老去。

美国的大卫·斯诺登博士在《优雅地老去》这本书里全面记录了她历经十余年,主持开展的以678位74~106岁修女为研究对象的真实世界研究。书中描述了斯诺登博士每年对修女进行一次脑力测试和健康检查,以及研究修女死后捐出大脑的经历,将AD的症状和相关危险及保护因素以真实生动的故事形式展现出来。因为宗教信仰的缘故,修女们的生活环境和生活方式惊人的相似:她们不吸烟、很少饮酒、不用禁药、饮食节制、没有婚育、全部受过良好的教育、接受相似的医疗照顾。修女中约90%的人做教师,保持终生学习的习惯。这个群体还有一个突出特点,教会完整保存着她们每个人的档案材料,包括自传、成长经历、死亡原因、生活日记等。对于医学研究而言,这些资料是分析研究对象生理、心理、认知、行为方式的绝好材料。除了这些一般资料,参与这项研究的修女,每年都接受一次严格的认知测评,并且签署了死后捐献大脑用于科学研究的意向书。

经过严谨、周密的观察和分析,斯诺登博士发现:受教育程度高,生命早期阶段的语言能力强,始终保持正面、积极、乐观情绪的修女们平均寿命更长,更容易在晚年保持认知功能的健全。甚至,她们中有68名修女死后经过大脑解剖发现,脑组织呈现典型的阿尔茨海默病病理改变,但是她们在生前并没有任何认知障碍的症状。修女研究给我们的启示是:合理膳食、坚持规律运动、保持积极乐观的心态、接受高等教育、多用脑等良好的生活、行为习惯有助于延缓衰老、保持大脑健康。

认知障碍疾病是一类让患病者丧失尊严、丧失自我的可怕疾病,探索有效预防认知障碍疾病是无数医学科研工作者的梦想。星星之火可以燎原,越来越多的医学工作者投身基层社区,期望从认知障碍疾病发病早期寻找突破口,帮助更多中国老人优雅地老去。

张占军

2024年8月于北京

附录　社区老年人轻度认知障碍调查常用问卷

1. 个人基本情况调查

序号	问题及选项	答案
1	您所在社区的类型： 1. 城市社区；2. 农村社区	
2	您的出生年月： (如果被试记不清楚，可提供身份证，直接填写身份证号)	
3	您的性别： 1. 男；2. 女	
4	您目前的婚姻状况是： 1. 未婚；2. 已婚；3. 离婚；4. 丧偶；5. 其他( )	
5	您的文化程度是： 1. 未受过正规教育； 2. 小学(1~6 年)； 3. 初中或初中中专(7~9 年)； 4. 高中或高中中专(10~12 年)； 5. 大专、大学及以上(12 年以上)	
6	您目前的工作生活状态： 1. 以工作或从事劳动为主；2. 以养老休息为主	
7	您职业生涯中具体职业是： ( )调查员根据陈述判断其是脑力劳动者还是体力劳动者	
8	您目前的居住状况： 1. 独居；　2. 非独居	
9	您每月可支配收入大概是多少元(人民币) 1. 小于 500 元；2. 在 1 000~3 000 元；3. 在 3 000~5 000 元；4. 在 5 000~10 000 万；5. 大于 10 000 元	

2. 生活方式与健康状况

序号	问题及选项	答案
1	是否吸烟： 1. 吸烟(继续回答 2 和 3)；2. 已经戒烟(继续回答 3)；3. 不吸烟(直接跳到 4)	
2	最近一年里,您平均每天吸多少支烟?	
3	您的烟龄是多久： 您戒烟多久了?	
4	您现在是否饮酒 1. 饮酒(继续回答 5)；2. 已经戒酒(跳到问题 7)；3. 从不饮酒(跳到问题 7)	
5	您每周的饮酒情况： 1. 白酒 40 度(%vol)以上( )两(1 两 =50g)； 2. 白酒 40 度以下( )两； 3. 葡萄酒( )两； 4. 啤酒( )瓶或( )ml； 5. 其他酒类	
6	您最近一年里,每周平均饮酒( ) 这个问题是选做题,可以不作答	
7	平时您吃下列鱼类吗? 1 河鲜,如鲫鱼、鲤鱼、草鱼、河虾等 2 若是,吃的频率是： (1)几乎每天吃；(2)每周至少一次；(3)每月至少一次；(4)有时吃；(5)很少吃 3 深海鱼类,如带鱼、平鱼、鳕鱼、三文鱼、海虾等 4 若是,吃的频率是： (1)几乎每天吃；(2)每周至少一次；(3)每月至少一次；(4)有时吃；(5)很少吃	
8	近一年里,是否吃过含鱼油类的保健滋补品(如深海鱼油) 1. 是； 2. 否(直接跳到 10)	
9	若吃过含鱼油类的保健滋补品,吃的频率是： (1)几乎每天吃；(2)每周至少一次；(3)每月至少一次；(4)有时吃；(5)很少吃	
10	平时是否喜欢吃动物肝脏、肥肉类食物? (1)是；(2)以前吃,现在不吃；(3)否(直接跳到 12 题)	
11	如果吃动物肝脏、肥肉类食物,吃的频率是 (1)几乎每天吃；(2)每周至少一次；(3)每月至少一次；(4)有时吃；(5)很少吃	
12	您平时吃禽蛋(鸡蛋、鸭蛋等)吗? (1)是；(2)以前吃,现在不吃；(3)否(结束本问卷调查)	
13	若是,您平时吃禽蛋(鸡蛋、鸭蛋等)的数量： (1)每天( )个；(2)每周( )个	

3. 日常生活活动量表(activity of daily living scale, ADL)

说明: ADL迄今已有40多种版本, 此处使用的是由14项组成的问卷, 包括与躯体生活自理相关的6个方面(上厕所、进食、穿衣、梳洗、行走和洗澡)和与使用工具的能力相关的8个方面(打电话、购物、散步、做家务、洗衣、使用交通工具、服药和自理财务)。

指导语: 以下表格列出了有关您平常要做的事情, 请问您在完成这些事情的时候在多大程度上需要别人的帮助?

得分含义: 1分 = 自己完全可以做; 2分 = 有些困难, 自己尚能完成; 3分 = 需要帮助; 4分 = 根本不能做。

当受试者从来不做但能够胜任时评定为1, 从来不做但有困难评定为2, 以此类推。

注意事项: 尽量让受试者自主作答, 若受试者无法作答, 则研究者应逐项读出题目, 确认受试者的答案后做出选择, 注意不可有任何倾向性引导, 如"您可以自己搭乘公共汽车, 对吧? (错误问法)"

题目	得分			
M1 自己搭乘公共汽车(知道乘哪一路车, 并能独自去)	1	2	3	4
M2 行走	1	2	3	4
M3 自己做饭(包括生火)	1	2	3	4
M4 做家务	1	2	3	4
M5 吃药(能记住按时服药, 并能正确服药)	1	2	3	4
M6 吃饭	1	2	3	4
M7 穿脱衣服	1	2	3	4
M8 洗漱	1	2	3	4
M9 洗自己的衣服	1	2	3	4
M10 洗澡	1	2	3	4
M11 购物	1	2	3	4
M12 定时上厕所	1	2	3	4
M13 打电话	1	2	3	4
M14 管理个人钱财	1	2	3	4
总分				

4. 神经精神问卷（neuropsychiatric inventory,NPI）

A. 妄想	有无此症状	频率	严重程度	使照料者的痛苦程度
	1 是 2 否	1 偶而：不超过每周一次 2 经常：大约每周一次 3 频繁：每周几次，但不到每天一次 4 非常频繁：每天一次或多次，或持续存在	1 轻度：存在妄想，但看起来危害不大，几乎没有给患者造成痛苦 2 中度：妄想给患者带来痛苦并具有破坏性 3 明显：妄想的破坏性很大，是破坏性行为的主要原因	0 没有、1 轻微、2 轻度、3 中度、4 严重、5 很重或极重
1. 患者坚信自己处境危险，其他人正计划伤害自己吗？				
2. 患者坚信其他人要偷自己的东西吗？				
3. 患者坚信自己的配偶有外遇吗？				
4. 患者坚信自己的房子里住着不受欢迎的外人吗？				
5. 患者坚信自己的配偶或其他人不是他们所说的人吗？				
6. 患者坚信自己住的房子不是自己的家吗？				
7. 患者坚信自己的家庭成员要抛弃自己吗？				
8. 患者坚信家里实际上有电视或杂志上的人物吗？				
9. 患者坚信什么异常的事情而我又没有问到吗？				

B. 幻觉	有无此症状	频率	严重程度	使照料者的痛苦程度
	1 是 2 否	1 偶而：不超过每周一次 2 经常：大约每周一次 3 频繁：每周几次，但不到每天一次 4 非常频繁：每天一次或多次，或持续存在	1 轻度：存在幻觉，但看起来危害不大，几乎没有给患者造成痛苦 2 中度：幻觉给患者带来痛苦并具有破坏性 3 明显：幻觉的破坏性很大，是破坏性行为的主要原因	0 没有、1 轻微、2 轻度、3 中度、4 严重、5 很重或极重
1. 患者说过听到了声音，或者其表现好像是听到了声音吗？				
2. 患者与实际上并不存在的人对过话吗？				
3. 患者说看到过别人没有看到的东西，或者其表现好像见到了别人看不见的东西（人物、动物、光线）				
4. 患者称闻到了气味，而别人并没有闻到吗？				
5. 患者说过感觉有东西在自己的皮肤上，或者看起来感觉有东西在自己身体上爬行或触摸自己吗？				
6. 患者说过什么原因不明的味道吗？				
7. 患者讲过其他不寻常的感觉体验吗？				

C. 激越 / 攻击	有无此症状	频率	严重程度	使照料者的痛苦程度
	1 是 2 否	1 偶而：不超过每周一次 2 经常：大约每周一次 3 频繁：每周几次，但不到每天一次 4 非常频繁：每天一次以上	3 轻度：行为有破坏性，但可用改变方式或安慰加以处理 2 中度：行为有破坏性，难以改变或管理 1 明显：激越的破坏性很大，是困难的主要原因；可能有伤害他人的危险	0 没 有、1 轻 微、2 轻 度、3 中 度、4 严 重、5 很 重 或极重
1. 患者厌烦那些想照顾自己的人，或者反对洗澡或更换衣服这样的活动吗？				
2. 患者非常固执，一定要按自己的方式行事吗？				
3. 患者不合作，拒绝他人的帮助吗？				
4. 患者有其他使自己难于与他人相处的行为吗？				
5. 患者生气地大喊大叫或谩骂他人吗？				
6. 患者摔门、踢家具或扔东西吗？				
7. 患者企图伤害或殴打他人吗？				
8. 患者有其他攻击或激越行为吗？				

D. 抑郁 / 心境恶劣	有无此症状	频率	严重程度	使照料者的痛苦程度
	1 是 2 否	1 偶而：不超过每周一次 2 经常：大约每周一次 3 频繁：每周几次，但不到每天一次 4 非常频繁：基本上持续存在	3 轻度：抑郁造成痛苦，但一般对改变方式或安慰有效 2 中度：抑郁造成痛苦，患者自发地诉及抑郁症状，且难以缓解 1 明显：抑郁造成很大的痛苦，且是患者所受痛苦的主要来源	0 没有、1 轻微、2 轻度、3 中度、4 严重、5 很重或极重
1. 患者有时候流泪或哭泣、似乎很悲伤吗？				
2. 患者的话或行为显得忧愁或意志消沉吗？				
3. 患者贬低自己，或说自己觉得像是一个失败者吗？				
4. 患者说自己是一个坏人或应该受到惩罚吗？				
5. 患者似乎非常缺乏勇气或说自己没有前途吗？				
6. 患者说自己是家庭的负担，或者说如果没有自己家庭会更好吗？				
7. 患者表示希望死去或谈到过自杀吗？				
8. 患者表现出其他抑郁或悲伤的征象吗？				

E. 焦虑	有无此症状	频率	严重程度	使照料者的痛苦程度
	1 是 2 否	1 偶而：不超过每周一次 2 经常：大约每周一次 3 频繁：每周几次，但不到每天一次 4 非常频繁：每天一次以上	3 轻度：焦虑造成痛苦，但一般对改变方式或安慰有效 2 中度：焦虑造成痛苦，患者自发地诉及焦虑症状，且难以缓解 1 明显：焦虑造成很大的痛苦，且是患者所受痛苦的主要来源	0 没有、1轻微、2 轻度、3 中度、4 严重、5很重或极重
1. 患者说自己对计划中的事情感到担心吗？				
2. 患者有时候觉得发抖、不能放松或过度紧张吗？				
3. 患者有时候除紧张以外无明显其他原因而出现或抱怨气短、大喘气或叹气吗？				
4. 患者诉说伴随紧张出现过胃内翻腾、心跳加速或加重吗？（症状无法用健康不佳解释）				
5. 患者回避某些使自己精神更紧张的地方或场合吗？				
6. 患者与你（或其照料者）分开时变得紧张不安吗？（患者靠着你，防止与你分开吗？）				
7. 患者表现出其他的紧张症状吗？				

F. 情感高涨 / 欣快	有无此症状	频率	严重程度	使照料者的痛苦程度
	1 是 2 否	1 偶而：不超过每周一次 2 经常：大约每周一次 3 频繁：每周几次，但不到每天一次 4 非常频繁：基本上持续存在	1 轻度：朋友和家人注意到了患者的情感高涨，但无破坏性 2 中度：情感高涨明显异常 3 明显：情感高涨非常显著；患者显得欣快，发现几乎什么东西都很慌张	0 没有、1 轻微、2 轻度、3 中度、4 严重、5 很重或极重
1. 患者看起来感觉非常好或者非常快乐，与自己平时不同吗？				
2. 患者在别人并不觉得好笑的事情中发现幽默或为此大笑吗？				
3. 患者似乎有孩童样的幽默感，经常不合时宜地咯咯笑或大笑吗（如他人遇到了不幸的事情时）？				
4. 患者常讲一些对别人来说几乎算不上幽默的笑话或评论吗？				
5. 患者经常玩儿童式的恶作剧，如掐人或玩"捉迷藏"取乐吗？				
6. 患者说大话，或声称自己有非凡的能力或财富，而实际上没那么回事？				
7. 患者表现出其他感觉非常好或非常快乐的症状吗？				

G. 情感淡漠 / 漠不关心	有无此症状	频率	严重程度	使照料者的痛苦程度
	1是 2否	1 偶而：不超过每周一次 2 经常：大约每周一次 3 频繁：每周几次，但不到每天一次 4 非常频繁：基本上持续存在	1 轻度：情感淡漠明显，但对日常活动几乎没有造成影响；与患者平常的行为略有不同；患者对要求自己参加活动的建议能作出反应 2 中度：情感淡漠很明显；可受照料者的哄骗或鼓励影响；只对强烈的事件有自发的反应，如亲近的亲戚或家人来访 3 明显：情感淡漠很明显，且一般对任何鼓励或外界事件都没有反应	0 没有、1 轻微、2 轻度、3 中度、4 严重、5 很重或极重
1. 患者似乎比往常缺乏自发性或活力吗？				
2. 患者不太愿意进行交谈吗？				
3. 患者与平常相比不太热心或缺乏感情吗？				
4. 患者做家务比以前少吗？				
5. 患者似乎对别人的活动和计划缺乏兴趣吗？				
6. 患者对朋友和家人不感兴趣了吗？				
7. 患者对自己平常喜欢的事情缺乏热情吗？				
8. 患者表现出不在乎做新事的其他征象吗？				

H. 脱抑制	有无此症状	频率	严重程度	使照料者的痛苦程度
	1 是 2 否	1 偶而:不超过每周一次 2 经常:大约每周一次 3 频繁:每周几次,但不到每天一次 4 非常频繁:基本上持续存在	1. 轻度:脱抑制明显,但可因引导或指教而产生反应 2 中度:脱抑制非常明显,难以被照料者克服 3 明显:脱抑制通常对照料者的任何干预均无反应,而且是造成烦恼和社交痛苦的主要来源	0 没 有、1 轻 微、2 轻度、3 中度、4 严 重、5 很重或极重
1. 患者做事冲动不考虑后果吗?				
2. 患者与素不相识的人交谈,好像自己以前认识对方吗?				
3. 患者对别人说一些别人不感兴趣或伤害别人感情的话吗?				
4. 患者说一些平时不说的粗话或与性有关的议论吗?				
5. 患者公开谈论一些平时在公众场合一般不说的很隐私或很秘密的事情吗?				
6. 患者过于随意,或触摸或拥抱他人,方式超出自己一贯的性格了吗?				
7. 患者表现出其他对自己的冲动失去控制的征象吗?				

I. 易激惹 / 情绪不稳	有无此症状	频率	严重程度	使照料者的痛苦程度
	1 是 2 否	1 偶而：不超过每周一次 2 经常：大约每周一次 3 频繁：每周几次，但不到每天一次 4 非常频繁：基本上持续存在	1 轻度：易激惹和情绪不稳明显，但可因引导或指教而产生反应 2 中度：易激惹和情绪不稳非常明显，难以被照料者克服 3 明显：易激惹和情绪不稳非常明显，通常对照料者的任何干预均无反应，而且是造成烦恼和社交痛苦的主要来源	0 没 有、1 轻 微、2 轻 度、3 中度、4 严重、5 很重或极重
1. 患者脾气很坏，容易因小事而发脾气吗？				
2. 患者情绪很快地从一种状态变成另一种状态，一会儿情绪很好，一会儿又发怒吗？				
3. 患者经常突然发怒吗？				
4. 患者没有耐心，对延误或等待计划中的活动难以适应吗？				
5. 患者脾气暴躁、容易发火吗？				
6. 患者爱与他人争吵、很难相处吗？				
7. 患者表现出其他的易激惹的征象吗？				

J. 异常的运动行为	有无此症状	频率	严重程度	使照料者的痛苦程度
	1是 2否	1 偶而:不超过每周一次 2 经常:大约每周一次 3 频繁:每周几次,但不到每天一次 4 非常频繁:基本上持续存在	1 轻度:异常活动明显,但对日常活动影响很小 2 中度:异常活动非常明显;可被照料者克服 3 明显:异常活动非常明显,照料者的任何干预均无效,且是痛苦的主要来源	0 没有、1轻微、2轻度、3中度、4严重、5很重或极重
1. 患者没有明确目的在房子里不停地踱步吗?				
2. 患者打开、拉开抽屉或壁橱乱翻东西吗?				
3. 患者反复地穿上脱下衣服吗?				
4. 患者有重复性的活动或一遍又一遍做事的"习惯"吗?				
5. 患者进行重复性的活动吗,比如系扣子、捡东西、缠绕绳子?				
6. 患者过于烦躁,似乎坐不住,或者晃动双脚,或者不停地敲击手指吗?				
7. 患者还反复地做其他事情吗?				

K. 睡眠 / 夜间行为	有无此症状	频率	严重程度	使照料者的痛苦程度
	1 是 2 否	1 偶而：不超过每周一次 2 经常：大约每周一次 3 频繁：每周几次，但不到每天一次 4 非常频繁：每天（每晚）一次或多次	1 轻度：出现夜间行为，但没有特别的破坏性 2 中度：出现夜间行为且干扰患者和照料者睡眠；可有一种以上的夜间行为 3 明显：出现夜间行为；可有数种夜间行为；患者在晚上非常痛苦，而且照顾者的睡眠受到明显影响	0 没有、1 轻微、2 轻度、3 中度、4 严重、5 很重或极重
1. 患者入睡困难吗？				
2. 患者晚上起床吗？（如果患者一晚上只起来一两次上厕所，上床后很快就入睡，则不算在内）				
3. 患者在晚上走动、踱步或从事其他不适宜的活动吗？				
4. 患者在晚上叫醒你吗？				
5. 患者在晚上醒来，穿上衣服，准备出去，认为当时是早晨，该开始一天的活动了？				
6. 患者早晨醒得太早吗（比患者自己的习惯早）？				
7. 患者白天睡眠过多吗？				
8. 患者夜里有其他让你苦恼的行为，而我们又没有谈到吗？				

L. 食欲和进食障碍	有无此症状	频率	严重程度	使照料者的痛苦程度
	1 是 2 否	1 偶而：不超过每周一次 2 经常：大约每周一次 3 频繁：每周几次，但不到每天一次 4 非常频繁：每天一次或多次，或持续存在	1 轻度：有食欲或进食改变，但未引起体重变化且无影响 2 中度：有食欲或进食改变，且引起轻度体重波动 3 明显：食欲或进食有明显改变，并引起体重波动，让患者感到痛苦，或者对患者产生干扰	0 没有、1 轻微、2 轻度、3 中度、4 严重、5 很重或极重
1. 患者食欲减退了吗？				
2. 患者食欲增加了吗？				
3. 患者体重减轻了吗？				
4. 患者体重增加了吗？				
5. 患者的进食行为有改变吗，如一次往嘴里送入过多的食物？				
6. 患者喜欢的食物种类有改变吗，如吃过多的甜食或其他特殊种类的食品？				
7. 患者最近形成了这样的进食行为吗，如每天只吃同一种类的食物，或严格按同样的顺序进食？				
8. 患者在食欲或进食方面还有其他我没有问到的变化吗？				

5. 中医五态人格测试量表(TCM five-pattern personality inventory, TCM-FPPI)

说明:中医五态人格测验源于中医理论编制而成,目的是了解人的人格特征与健康的关系。五态人之体质所含阴阳量有别,个性也就有差异,这是符合生理基础的。正常情况下,孤阴不生,独阳不长,所以正常人中不能有阴无阳或有阳无阴,但阴阳含量则可有多有少,且保持相对平衡与稳定。本量表共103题,共5个子维度:太阳、少阳、阴阳和平、少阴、太阴。

题号	题目	选项	
1	凡是我认为正确的事情,我都要坚持。	是□	否□
2	我对日常生活中感兴趣的事太多了。	是□	否□
3	别人对我特别好时,我常疑心他们另有目的。	是□	否□
4	好像我周围的人都不怎么了解我。	是□	否□
5	不管别人对我有什么看法,我都不在乎。	是□	否□
6	我与周围的人都合得来。	是□	否□
7	我说话做事,很有分寸。	是□	否□
8	我遇事镇静,不容易激动。	是□	否□
9	我时常感到悲观失望。	是□	否□
10	我读报纸时,对我所关心的事情看得详细些,有的我只看标题。	是□	否□
11	在排队的时候,有人插队,我就向他提意见,不惜与他争吵一番。	是□	否□
12	我喜欢人多热闹的场合。	是□	否□
13	我认为对任何人都不要太相信,比较安全。	是□	否□
14	我喜欢独自一人。	是□	否□
15	我自信心很强。	是□	否□
16	我经常是愉快的,很少忧虑。	是□	否□
17	我说话做事,不快不慢,从容不迫。	是□	否□
18	我不爱流露我的情感。	是□	否□
19	我优柔寡断,不能当机立断,所以把许多机会都丢掉了。	是□	否□

题号	题目	选项	
20	有时我办事为达到目的,也找关系,但次数不多。	是□	否□
21	我的朋友们说我是个急性子。	是□	否□
22	我对任何事情都抱乐观态度,对困难并不忧心忡忡。	是□	否□
23	我性情不急躁,也不疲沓。	是□	否□
24	当我要发火的时候,我总尽力克制下来。	是□	否□
25	我缺乏自信心。	是□	否□
26	我认为毫不动摇地维护自己的观点是必要的。	是□	否□
27	对不同种类的游戏和娱乐,我都喜欢。	是□	否□
28	我认为对人不能过于热情。	是□	否□
29	我不愿意同别人讲话,即使他先开口,我也只应付一下。	是□	否□
30	有时我也说一两句谎话。	是□	否□
31	我不轻率做决定,一旦做出决定后,也不轻易更改。	是□	否□
32	我的爱好很广,但我并不长期坚持某一项目。	是□	否□
33	我处理问题,必定反复考虑其正反两方面。	是□	否□
34	我的态度从容,举止安详。	是□	否□
35	就是在人多热闹的场合,我也感到孤独,或者提不起兴趣。	是□	否□
36	照我的意见做的事,即使失败了,我也并不追悔。	是□	否□
37	在公共场所,我不怕陌生人,常跟生人交谈。	是□	否□
38	我不愿针对别人的行为表示强烈的反对或同意。	是□	否□
39	我不喜欢交际,总避开人多的地方。	是□	否□
40	我认为一个人应具有不屈不扰的精神。	是□	否□
41	我容易对一个事情做出决定。	是□	否□
42	我很拘谨,我认为对事、对人都不能随随便便。	是□	否□
43	我常感到自己什么都不行。	是□	否□
44	太忙时,我就有些急躁。	是□	否□
45	我要做的事,不管遇到什么困难,也要争取完成。	是□	否□

题号	题目	选项	
46	有人夸奖我时,我就感到洋洋得意。	是□	否□
47	我不容易生气。	是□	否□
48	我性情温和,不愿与人争吵,也不与人深交。	是□	否□
49	我常担心会发生不幸事件。	是□	否□
50	我爱打抱不平。	是□	否□
51	我活泼热情,主动交朋友。	是□	否□
52	我觉得做事要有耐心,急也无用。	是□	否□
53	我常常多愁善感,忧虑重重。	是□	否□
54	要说服我改变主意是不容易的。	是□	否□
55	有人挑剔我工作中的毛病时,我就不积极了。	是□	否□
56	我对我的朋友和同事并不都是一样喜欢,对有的人好些,对有的人则差些。	是□	否□
57	我脚踏实地做事,但主动性不够。	是□	否□
58	我的情绪时常波动。	是□	否□
59	我总是昂首(头)挺胸。	是□	否□
60	在沉闷的场合,我能给大家添些生气,使气氛活跃起来。	是□	否□
61	我处理问题不偏不倚,所以很少出错。	是□	否□
62	我的朋友们说我办事稳健谨慎。	是□	否□
63	我没有什么爱好,兴趣很窄。	是□	否□
64	有人挑剔我的工作时,我必定与他争论一番。	是□	否□
65	我常争取机会到外地参观访问。	是□	否□
66	我说话做事不求快,慢腾腾的,有条有理。	是□	否□
67	我有时无缘无故地感到不安。	是□	否□
68	压是压不服我的,口服都不容易,更不用说心服。	是□	否□
69	我说话时常指手画脚。	是□	否□
70	出风头的事,我不想干。	是□	否□
71	我宁愿一人呆在家里而不想出去访朋会友。	是□	否□

题号	题目	选项	
72	我认为每人多少都有点私心,我自己也不例外。	是□	否□
73	我想做的事,说干就干,恨不能立即做成。	是□	否□
74	人少时我就感到寂寞。	是□	否□
75	我常悠闲自得。	是□	否□
76	我不容易改变观点,但我却不为此与人争辩。	是□	否□
77	我容易疲倦,且无精打彩。	是□	否□
78	我不怕打击。	是□	否□
79	我认为不需要谨小慎微,不要过于注意小节。	是□	否□
80	我对人处事都比较有节制。	是□	否□
81	我对什么事都无所谓。	是□	否□
82	别人说我开朗随和。	是□	否□
83	我从不冒险。	是□	否□
84	人家说我对人冷淡,缺乏热情。	是□	否□
85	我对人对事既热情又冷静。	是□	否□
86	朋友们说我办事有魄力,敢顶撞。	是□	否□
87	我不拘谨,往往有些粗心。	是□	否□
88	我的举止言行都很稳重。	是□	否□
89	我不想大有作为而得过且过。	是□	否□
90	我有时完不成当天的工作而拖到第二天。	是□	否□
91	我处理事情快、果断、但不老练。	是□	否□
92	我对人总是有礼貌而谦让的。	是□	否□
93	我宁愿依靠他人而不愿自立门户。	是□	否□
94	我的态度往往是和悦而严肃的。	是□	否□
95	假如人们说我主观,我不以为然。	是□	否□
96	我对事物的反应很快,从这件事一下就联系到别的事上了。	是□	否□
97	我觉得察言观色而后行事,是必要的。	是□	否□

题号	题目	选项	
98	我时常生闷气。	是□	否□
99	无论是高兴或不高兴的事,我都坦然处之。	是□	否□
100	我自信我的理想若能实现,就可以做出成绩。	是□	否□
101	我喜欢说笑话和谈论有趣的事。	是□	否□
102	我认为一个人一辈子很难一点违心的事都不做。	是□	否□
103	我常沉思默想,有时想得脱离现实。	是□	否□

(1)记分规则

每题得分:回答"是"记1分,回答"否"记0分。

原始分:本量表分为太阳、少阳、阴阳和平、少阴、太阴五种人格类型和掩饰部分。各部分单独计算原始分,即将各部分对应的题目得分相加。各部分包含的题目如下:

太阳(共20题):1/5/11/15/21/26/31/36/40/45/50/54/59/64/68/73/78/86/95/100

少 阳(共22题):2/6/12/16/22/27/32/37/41/46/51/55/66/65/69/74/79/82/87/91/96/101

阴阳和平(共10题):7/17/23/33/47/61/75/85/94/99

少阴(共21题):3/8/13/18/24/28/34/38/42/48/52/57/62/66/70/76/80/83/88/92/97

太 阴(共22题):4/9/14/19/25/29/35/39/43/49/53/58/63/67/71/77/81/84/89/93/98/103

掩饰(共8题):10/20/30/44/56/72/90/102

T分(标准化分数):参考五态人格测验使用手册,将原始分换算成T分,制作剖析图。

五态人格测验 T 分换算表

T 分	太阳（原始分）	少阳（原始分）	阴阳和平（原始分）	少阴（原始分）	太阴（原始分）
11					
12					
13	0				
14				0	
15					
16	1				
17				1	
18					
19	2			2	
20					
21		0			
22	3			3	
23		1	0		
24	4			4	
25		2			
26					
27	5			5	
28		3	1		
29					
30	6	4		6	0
31					
32			2	7	1
33	7	5			
34					2
35		6		8	

T分	太阳 （原始分）	少阳 （原始分）	阴阳和平 （原始分）	少阴 （原始分）	太阴 （原始分）
36	8		3		3
37		7			
38	9			9	4
39					
40		8		10	5
41	10		4		
42		9			6
43				11	
44	11	10			7
45			5		
46				12	8
47	12	11			
48				13	9
49	13	12	6		
50					10
51				14	
52	14	13			11
53			7		
54		14		15	12
55	15				
56		15		16	13
57					
58	16		8		14
59		16		17	
60					15
61	17	17			

T 分	太阳 (原始分)	少阳 (原始分)	阴阳和平 (原始分)	少阴 (原始分)	太阴 (原始分)
62			9	18	16
63	18	18			
64				19	17
65					
66	19	19	10		18
67				20	
68		20			19
69	20				
70				21	20
71		21			
72					21
73		22			
74					22
75					

(2)结果的解释:若被试在掩饰分量表得分大于5分,认为其作答的诚实度不够,向被试反馈:"问卷结果表明您作答时掩饰了某些信息,故本结果仅供参考,可能不准确。"

比较太阳、少阳、阴阳和平、少阴、太阴得分,得分越高,表示相应的人格倾向越明显。

1)太阳:傲慢、主观、冲动、有野心、有魄力、任性而不顾是非、暴躁易怒、不怕打击、刚毅勇敢、有进取心、能坚持自己的观点、敢顶撞等。

2)少阳:好社交、善交际、开朗、敏捷乐观、轻浮易变、机智、随和、漫不经心、喜欢谈笑、朋友多、喜娱乐活动、做事不易坚持等。

3)阴阳和平:态度从容、尊严而又谦谨、有品而不乱、不剧有喜怒、喜怒不形于色、居处安静、不受物惑、无私无畏、不患得患失、不沾沾自喜、能顺应事物发展规律等,是一种有高度平衡能力的性格。

4）少阴:冷淡沉静、心有深思而不外露、善辨是非、能自制、警惕性高、有嫉妒心、柔弱、做事有计划、不乱说、不轻举妄动、谨慎、细心、稳健、有持久能力、耐受性好等。

5）太阴:外貌谦虚、内怀疑虑、考虑多、悲观失望、胆小、阴柔寡断、与人保持一定距离、内省孤独、不愿接触人、不喜欢兴奋的事、不合时尚、保守、自私、先看他人之成败而定自己的动向、不肯带头行事等。